生物医学光子学

（第二版）

Biomedical Photonics

（Second Edition）

徐可欣　高　峰　赵会娟　著

科学出版社

北京

内 容 简 介

本书以作为生物体机能信息载体的光在研究生物医学光子学问题中的流向,依次介绍基础光子学系统(第一章)、人体中光与物质相互作用的基本知识和数学描述(第二章、第三章)、人体机能信息的获取所必需的共性理论和相关技术(第四章、第五章);然后通过两个具体的研究实例,即无创伤人体内成分测量(第六章)和无创伤人体光学成像(第七章),为读者提供生物医学光子学研究方法和技术构成的系统介绍和感性认识;最后本书还介绍了生物医学光子学研究领域的几个成功应用和热点研究内容(第八章)。

本书可供从事医学、工学、理学等应用研究的相关学者、工程技术人员、研究生和高年级本科生参考。

图书在版编目(CIP)数据

生物医学光子学 = Biomedical Photonics/徐可欣,高峰,赵会娟著. —2版. —北京:科学出版社,2011
 ISBN 978-7-03-031682-0

Ⅰ.生…　Ⅱ.①徐… ②高… ③赵…　Ⅲ.物理光子学-生物工程-生物光学　Ⅳ.R318.51

中国版本图书馆 CIP 数据核字(2011)第 118234 号

责任编辑:余　丁 / 责任校对:宋玲玲
责任印制:吴兆东 / 封面设计:耕　者

科 学 出 版 社 出版
北京东黄城根北街 16 号
邮政编码: 100717
http://www.sciencep.com

北京中石油彩色印刷有限责任公司 印刷
科学出版社发行　各地新华书店经销

*

2007 年 9 月第　一　版　开本:B5(720×1000)
2011 年 7 月第　二　版　印张:17
2022 年 7 月第八次印刷　字数:324 000
定价:80.00元
(如有印装质量问题,我社负责调换)

中国科学院科学出版基金资助出版

第二版说明

本书第一版自 2007 年 9 月出版以来，经过国内一些大学的使用，受到众多好评，并成为国家级精品课程"生物医学光子学"的指定教材。这些年来，生物医学光子学研究得到了更广泛的开展，为了适应这种新形式，我们对全书进行了修订和补充。

这次再版所作的修订主要有两方面：

一、在本书第一版之后，我们在教学中发现了一些欠妥之处，同时也收到了一些读者对本书的建议，在此次再版中一并进行了修订。

二、对一些内容进行了更新。例如光声层析成像在近几年得到了很大的发展，已经成为一个研究热点并取得了很多应用成果，为此，我们在第七章中增加了光声层析成像基本原理一节。

本书继承了第一版重基础、突出研究前沿的优点，以满足生物医学光子学研究领域的专业人员、研究生，以及刚刚进入该领域的高年级本科生的需要。

本书第一版出版后，得到了很多读者的关心，在此对为本书提出宝贵意见的读者表示深深的感谢。

由于作者水平有限，书中一定还存在不妥之处，请广大读者不吝赐教。

徐可欣

2010 年 12 月 20 日于天津

序

随着社会的进步，人类对自身的健康越来越重视。因此，和健康有关的基本生物医学问题的研究以及健康状况的监察、疾病的早期诊断、监测和根治等方法和手段的研究受到世界各国科技界的高度重视。

近年来，一个与此相关的新兴的交叉学科——生物医学光子学应运而生，并得到了飞速发展。生物医学光子学是关于光与生物组织相互作用、所产生的效应及其应用的学科。它是交叉于光学、光电子学、生物学、医学、电子学等诸多领域的新学科，其应用涉及从生物学研究、医学疾病诊断、治疗到预防的宽广的应用范围。与传统的技术与方法相比，光子学技术与方法具有多参量性、高特异性和高时空分辨等优点，在医治方面又具有微创甚至无创、无电离等优点。但是，生物医学光子学是一个新型研究领域，既有诸多的科学问题要研究，也有大量的生物医学工程技术问题要解决。

生物医学光子学给我国研究者带来了机遇，目前各大学和研究机构纷纷开展生物医学光子学研究和开设相应课程，然而国内外均缺少相关的教材和系统的参考书籍，使得初学者无论在基本概念的掌握还是对学科整体的了解都有所欠缺。因此出版生物医学光子学方面的入门教材和专著是非常必要的。

该书的作者具有十年以上在国内外研究机构从事生物医学光子学研究的经历，又具有在大学担当本科生和研究生"生物医学光子学"课程的教学经验，该书是基于他们相关的研究成果和讲授内容撰写而成的。该书从光和生物组织体相互作用的基本现象入手，系统、深入地介绍了所涉及的基本概念、基本原理和方法，通过介绍生物医学光子学中重要的应用实例，如无创伤成分检测和功能成像等，给读者提供了一个关于本学科知识和技术的简明主线。该书不但可以作为生物医学光子学方面的入门教材，也可以作为相关研究者的参考书。

希望作者的努力能对大家有所帮助。

中国工程院院士　牛憨笨

2007 年 7 月 7 日

前　言

　　光学方法在医学诊断和治疗中的应用具有悠久的历史，近年来，一个以光子学与生命科学相互融合和促进的新学科——生物医学光子学（biomedical photonics）随着激光、电子、光谱、显微及光纤等技术的发展而飞速地成长起来了。该学科的发展不但丰富了人们对于光与生物组织体相互作用机理的认识，而且还促进了光学在生物及医学领域的应用和各种新的医学诊断仪器的发明。

　　本书是在作者十余年国内外生物医学光子学研究工作基础上，以及所授课程讲义的基础上编写而成的。本书旨在通过系统地介绍生物医学光子学中的主要概念、理论、技术以及最近的一些科研发展的例子，为初学者和相关研究人员描绘出生物医学光子学相关内容的主线。

　　本书共分八章，其中第一章至第四章为基础篇，其余为应用篇。具体参加编写人员及分工为：第一章由徐可欣编写，第二章由赵会娟编写，第三章由高峰编写，第四章由赵会娟编写，第五章由刘蓉（5.1 节）、高峰编写，第六章由徐可欣、刘蓉编写，第七章由高峰编写，第八章由赵会娟编写，最后由徐可欣负责全文风格的统一工作。

　　在本书的撰写过程中，缪辉、黄呈凤制作了大部分插图，蒋景英进行了部分文字校对工作。同时，本书还引用了相关领域研究者的论文和资料，作者对上述人员表示深深的感谢。

　　本书的出版获得了中国科学院科学出版基金的支持。同时，也是和作者所在科研团队的努力及各部门对作者研究工作的支持分不开的，提供研究资助的单位有：国家自然科学基金委员会、科技部、卫生部、教育部、天津市科学技术委员会和天津大学。作者在此一并表示感谢！

　　最后作者要感谢牛憨笨院士在百忙之中为本书撰序。

徐可欣

2007 年 6 月于天津大学

目　录

第二版说明

序

前言

第一章　绪论 ··· 1

第二章　光与生物组织体的相互作用 ··· 8

　2.1　光与生物组织体相互作用的基本形式 ······························· 8

　2.2　组织体对光的吸收效应 ··· 10

　　2.2.1　吸收效应和吸收系数 ··· 10

　　2.2.2　分子吸收种类 ·· 11

　　2.2.3　生物组织中的吸收物质 ··· 14

　　2.2.4　朗伯-比尔定理 ·· 16

　2.3　组织体对光的散射效应 ··· 18

　　2.3.1　散射 ·· 18

　　2.3.2　弹性散射 ··· 19

　　2.3.3　非弹性散射 ·· 24

　　2.3.4　组织体出射光子的分类和修正的朗伯-比尔定理 ··········· 26

　2.4　组织体发光 ··· 28

　　2.4.1　生物组织的荧光效应 ··· 28

　　2.4.2　荧光发光的表征 ·· 31

　　2.4.3　生物组织的自体荧光与外荧光 ·································· 32

　2.5　光热效应和光声效应 ·· 34

　　2.5.1　热的产生 ··· 34

　　2.5.2　热在组织体中的传导 ··· 35

　　2.5.3　热对组织体的效应及其应用 ····································· 36

　　2.5.4　光声效应 ··· 37

　2.6　光化学效应 ··· 37

　参考文献 ··· 39

第三章　描述光在组织体中传播的数学模型 ··································· 41

　3.1　离散粒子统计模型：MC 模拟 ··· 42

3.2　连续粒子模型：玻耳兹曼辐射传输方程……………………… 49

3.3　扩散方程及其解…………………………………………………… 51

　　3.3.1　边界条件………………………………………………… 53

　　3.3.2　光源模型………………………………………………… 54

　　3.3.3　解析解…………………………………………………… 55

　　3.3.4　数值解…………………………………………………… 60

3.4　K-M 模型…………………………………………………………… 69

3.5　加-倍法……………………………………………………………… 72

　　3.5.1　一般理论………………………………………………… 73

　　3.5.2　组织薄层的反射与透射………………………………… 75

参考文献…………………………………………………………………… 75

第四章　生物医学光子学中的测量技术…………………………………… 78

4.1　光源………………………………………………………………… 78

　　4.1.1　光源的分类……………………………………………… 79

　　4.1.2　生物医学检测、临床诊断和治疗中的激光器………… 82

　　4.1.3　激光安全………………………………………………… 84

4.2　光电探测器………………………………………………………… 85

　　4.2.1　光电探测器种类………………………………………… 86

　　4.2.2　光电探测器的性能参数和光电探测器的选择………… 89

4.3　微弱光信号的电探测技术………………………………………… 92

　　4.3.1　探测器的噪声…………………………………………… 93

　　4.3.2　锁相放大技术…………………………………………… 95

　　4.3.3　取样积分器……………………………………………… 97

　　4.3.4　光子计数技术…………………………………………… 100

　　4.3.5　时间相关单光子计数…………………………………… 104

　　4.3.6　频域技术………………………………………………… 107

4.4　生物组织光学参数的直接测量方法……………………………… 109

　　4.4.1　分光光度法……………………………………………… 110

　　4.4.2　积分球技术……………………………………………… 111

参考文献…………………………………………………………………… 115

第五章　参数提取的定量数学方法………………………………………… 116

5.1　常用的化学计量学方法…………………………………………… 117

　　5.1.1　MLR 模型………………………………………………… 117

　　　5.1.2　PCR 模型 ……………………………………………………… 118

　　　5.1.3　PLS 模型 ……………………………………………………… 120

　　　5.1.4　校正模型的验证 ………………………………………………… 121

　5.2　X 射线计算机层析成像技术基本原理 ……………………………… 123

　5.3　扩散光学层析理论 ……………………………………………………… 125

　5.4　荧光扩散层析技术 ……………………………………………………… 133

　　　5.4.1　弱散射媒质中的荧光光谱技术 ………………………………… 134

　　　5.4.2　组织体中荧光传输过程的定量描述 …………………………… 135

　　　5.4.3　随机媒质中的荧光光谱技术 …………………………………… 138

　　　5.4.4　荧光扩散层析 …………………………………………………… 139

　参考文献 ……………………………………………………………………… 142

第六章　生物医学光子学在人体成分浓度检测方面的应用 ………………… 146

　6.1　无创伤人体血糖浓度检测 …………………………………………… 148

　　　6.1.1　人体血糖浓度无创测量的意义 ………………………………… 148

　　　6.1.2　人体血糖浓度无创测量的研究进展 …………………………… 149

　　　6.1.3　近红外光谱测量血糖浓度的理论基础 ………………………… 153

　　　6.1.4　人体血糖浓度无创测量的初步临床结果 ……………………… 173

　6.2　无创伤人体血氧检测 ………………………………………………… 178

　　　6.2.1　人体血氧饱和度及无创检测的意义 …………………………… 178

　　　6.2.2　人体血氧饱和度无创检测原理 ………………………………… 179

　　　6.2.3　动脉血氧饱和度测量原理 ……………………………………… 181

　　　6.2.4　肌血氧和脑血氧饱和度检测 …………………………………… 184

　6.3　结束语 …………………………………………………………………… 186

　参考文献 ……………………………………………………………………… 186

第七章　生物医学光子成像技术 …………………………………………… 192

　7.1　DOT ……………………………………………………………………… 193

　　　7.1.1　图像信息的获取 ………………………………………………… 194

　　　7.1.2　DOT 的系统构造 ………………………………………………… 196

　　　7.1.3　仿体模型的 DOT 举例 …………………………………………… 200

　　　7.1.4　DOT 的优点 ……………………………………………………… 200

　　　7.1.5　DOT 的应用 ……………………………………………………… 202

　7.2　荧光分子层析 …………………………………………………………… 208

　7.3　OCT ……………………………………………………………………… 212

7.3.1　提取早期到达光的技术 ……………………………………… 212

7.3.2　OCT 的工作原理 ………………………………………………… 213

7.3.3　分辨率及穿透深度 ……………………………………………… 215

7.3.4　OCT 的系统构造 ………………………………………………… 217

7.3.5　OCT 的优点及应用 ……………………………………………… 220

7.4　光声层析成像基本原理 …………………………………………… 221

7.4.1　基本物理参数 ……………………………………………………… 221

7.4.2　一般光声波动方程 ……………………………………………… 222

7.4.3　光声波动方程的解 ……………………………………………… 223

7.4.4　PAT 重建的一般方法 …………………………………………… 223

参考文献 ……………………………………………………………………… 224

第八章　生物医学光子学其他研究热点介绍 ……………………………… 229

8.1　激光扫描共聚焦显微技术 ……………………………………… 229

8.1.1　共聚焦成像原理 …………………………………………………… 229

8.1.2　激光扫描共聚焦显微镜装置 …………………………………… 231

8.1.3　荧光共聚焦显微镜 ……………………………………………… 232

8.1.4　激光扫描共聚焦显微镜的优点及在医学领域中的应用 ……… 234

8.2　光动力疗法 ………………………………………………………… 234

8.2.1　光动力诊断和治疗原理 ………………………………………… 235

8.2.2　光敏剂和激发光源 ……………………………………………… 236

8.2.3　光动力疗法的方法及优势 ……………………………………… 238

8.3　光镊 ………………………………………………………………… 239

8.3.1　光辐射压力、光梯度力 ………………………………………… 240

8.3.2　光学势阱 …………………………………………………………… 241

8.3.3　光镊装置 …………………………………………………………… 242

8.3.4　光镊的应用 ………………………………………………………… 244

参考文献 ……………………………………………………………………… 246

中英文名词对照表 ………………………………………………………… 247

第一章 绪 论

1. 光与生物的关系

人类利用光的方法可分为三类，即将光作为能量的载体、将光作为信息的载体和将光作为科学研究的工具。前两类是人类也包括大多数动物生来就能够享受或者利用的，而后一类则是人类主动地加以利用的活动。首先，作为能量载体的光，是人类生存不可缺少的物质，如果没有光合作用，植物将不能生长，地球生物链将从最基础的一环断裂；作为信息载体的光，也是我们日常生活中不可缺少的，没有光的照明我们的世界将是一片黑暗，因为人类摄取信息的重要途径就是通过眼睛来完成的。而将光作为科学研究的工具，帮助我们在认识世界的过程中发现了许多自然界的规律，远古以来我们的祖先就学会了将可见光应用于日常的科学研究中，如应用光学的原理进行地球半径和行星体间距离的测量，借助放大镜进行微小物体的观察。

将光应用于人体疾病的诊断，是从伦琴于 1895 年发现 X 射线开始的。而且更重要的是从那时起我们对于光的概念被扩展到了可见光以外的电磁波的范围。在近代，从 20 世纪 70 年代起人们就尝试应用红光和近红外光（near infrared, NIR）进行人的生理过程和脑功能的无创伤（non-invasive）监测的研究，80 年代又开始了尝试利用吸收光谱技术进行人体血液中糖浓度的无创伤检测的研究等，这些都属于生物医学光子学的研究范围。进入 21 世纪以来，光在人类医学中的诊断或者治疗的作用从来没有像今天这样普及和为人们所期待，光或者光学方法在一些疾病的早期发现、疾病的无创伤或者微创伤诊断和治疗、疾病的高效率治疗或与治疗机理有关的研究等方面越来越具有其他手段所不可替代的作用。

2. 生物医学光子学

首先必须定义什么是生物医学光子学（biomedical photonics）。生物医学光子学，顾名思义，是关于光子（photon）在生物、医学中应用的科学和技术。一般将生物医学光子学分为生物光子学和医学光子学两个部分。生物光子学是利用光子来研究生命的科学，具体地说是研究生物系统产生的光子以及光子学在生物学研究、生物系统改造、农业及环境检测方面的应用。而医学光子学是光子学和现代医学相结合的产物，主要包括医学光子学基础、医学光学诊断技术和医学光学治疗技术。

　　那么为什么叫生物医学光子学而不是生物医学光学呢？光具有波动性和粒子性，描述光的传播一般用光的波动理论，而解释光与物质的相互作用则需要考虑光的粒子性，其理论基础是量子力学。在我们将要涉及的有关光在疾病的诊断、治疗、预防等相关机理的研究中，一方面作为研究或者应用手段的仪器设备是至关重要的，需要大量地应用几何光学或物理光学等成熟的光学原理、光学仪器设计等成熟的光学技术，但是，不要忘记的是这一类手段大多是以现代光电子科学技术的发展为基础的，设备的核心也是由现代光电子器件所构成的；另一方面，我们必须考虑光的吸收、光的散射（scattering）、波长的选择、光的利用效率以及光对生物体的损害等问题，所以我们更多的是要处理光与物质的相互作用问题，即要考虑光的粒子性的问题。由于光子强调的是光的粒子性质而不是波的性质，所以在此使用生物医学光子学比生物医学光学的名字更为合适。当然这里所说的光子的频谱不局限于人眼可见光的频率范围，而应该包括从宇宙射线、伽马射线、X射线、紫外线、可见光、红外线、微波直到无线电波的频率范围。

3. 生物医学光子学的发展（理论基础、技术基础和发展动力）

　　生物医学光子学发展的物理基础应该归功于量子理论的建立。量子理论不但提供了关于电子、原子、分子以及光本身的基本知识，也奠定了分子生物学和基因学等学科的研究基础。在其基础上分子光谱技术得到了长足的发展，而分子光谱技术正是能使我们在分子水平上针对诸如分子间如何结合、DNA如何促使细胞成长以及疾病的发展过程等问题进行科学研究的技术基础。

　　生物医学光子学发展的技术基础得益于20世纪一系列技术革命成果，其中最为重要的应该是激光技术、微电子技术和纳米技术的发展及应用。激光由于其波长单一性、高能量集中性和好的方向性等诸多特殊性质，已经被广泛地作为光源使用在人体疾病的诊断或者癌症的射线治疗等医学应用领域。随着微电子技术的发展，光电传感器以及电路的小型化技术、成百上千个元器件集成于一个芯片上的大规模或超大规模集成电路技术和高质低价大规模量产技术的成功，不但大大地提高了元器件及光子学系统本身的性能，也使得无创伤地进行人体内的分子、组织、器官检测乃至成像成为可能，从而极大地扩展了生物医学光子学在我们日常生活中的应用范围，例如，超声波诊断、微波治疗、X射线断层扫描等早已普及应用，磁共振成像等高级诊断设备也日渐普及，光学相干层析成像（optical coherence tomography，OCT）技术也已经获得了成功的临床应用。近来纳米技术的发展，使得人们构建空间尺度在纳米量级的纳米粒子或系统成为可能，例如，人们正在研究应用纳米载体（nanocarries）实现药物的定位供给（targeted delivery of drugs），通过将药物精确地输送到病变部位进行定位治疗，减少药物对于正常机体的有害副作用，大大提高治疗效果。为什么这种药物载体系统的制作必须依靠纳米技术呢？这是因为治疗的通常做法是使药物载体在血液中移动至目标部位，如果药物载体的尺寸太小则会通过肾脏的过滤，随着尿而被排出体外，反之如果尺寸大于 400nm，则会被体内的异物排除系统排斥，因此要求载体系统的尺寸必须在 4~400nm。然而，这种纳米系统是无法应用通常的机械方法来实现的，必须巧妙地利用分子本身制作出纳米机器。所以纳米技术的发展给生物医学光子学提供了又一崭新的应用前景。

近几十年在生命科学、医学等研究领域，人们对于生命现象和疾病机理的探索研究不断深入，从 20 世纪 90 年代开始的基因排序工程，到 21 世纪开始的蛋白质工程、细胞工程等大的科研活动都不断地对研究手段提出了新的、更高的要求。例如，为了实现对细胞或蛋白的状态的实时观察以及细胞内分子或者传递信息物质的可视化，要求实现对细胞或蛋白进行标识和检测。而对于医疗的生活化、日常化、无创伤或低创伤等的期待，无疑是 21 世纪对于医疗技术提出的新要求。所以，人们对认识世界的不断追求和对于自身健康及生活质量的日益关切，事实上已经构成了并且会继续成为生物医学光子学发展的强大动力。

4. 生物医学光子学的发展特点

如前所述，生物医学光子学是为了满足人们在生命科学、医学等领域科学研究的要求，为了实现人们对于健康状态的诊断或者疾病的治疗等实际需求而不断发展并形成的，确切地说生物医学光子学是作为相关学科的基础研究或应用研究的辅助而发展起来的。生物医学光子学无论是对其他学科的研究成就的贡献，还是在医学领域中有意义的应用，都无外乎提供应用光子的生物医学研究方法或使用光子的生物医学仪器，而这些方法或仪器又都是以物理学、医学、工程学等学科的基础知识的充分融合为基础的，所以生物医学光子学的发展和成功应用除了对生物或医学学科本身的发展具有促进作用外，其本身也不断地对工学、物理学、化学等学科提出新的课题，更重要的是它的发展需要并促进了这些学科的交叉和技术的融合。

生物医学光子学不像化学、光学或者医学等可以比较明确地界定为一门在某一研究领域的学问，它是属于物理学、医学和工学等学科的交叉科学。

5. 本书在编写上的考虑

生物医学光子学在诸多专门研究和应用领域中已经有了大量的学术论文和专著，针对具体研究或应用方向的专著虽然容易将该领域的内容归纳并系统地介绍，但是内容上一般局限于专门的研究或者应用领域。而大多综合性的关于生物医学光子学的专著更像是手册，是由一些研究领域的权威学者分头负责编写而构成，虽然每一章均能自成体系，可使读者获益匪浅，但是由于生物医学光子学领域的涉及面太宽，初学者难以参考此类专著进入生物医学光子学的大门。所以我们感到迫切地需要一本既使读者容易入门，又能将本领域必备的几方面基础知识进行系统介绍的一本入门参考书，这就是编写本书的初衷。

可以将生物医学光子学所包含的内容按照其共性和个性分为两类，第一类涉及生物光子学和医学光子学研究和应用中的共性问题。首先是提供光与物质相互作用的条件和检测光与物质发生相互作用的结果时常用的手段和机理；其次是由于人体的特殊性所产生的共性问题，即在人体内光线的非直线传播和光程难以确定问题；再次是光子学系统所必须考虑的共性问题，如信号微弱和测量背景的变化的影响；然后是信号的抽取和处理的一般方法，如在多组分系统中的单一成分变化的抽出技术和图像重建技术；最后是光与生物体相互作用时必须考虑的共性问题和解决方法，如光造成的组织的损伤问题等。第二类是在各个具体的研究和应用时所需要涉及的内容，比如在光与物质相互作用的具体过程中，什么频率的光子与什么分子相互作用？这种相互作用的强弱程度如何以及如何进行检测系统的构筑？这些问题往往要涉及所研究对象的具体组成物质，如分子、细胞或者组织，以及它们的状态与疾病的定性或定量的关系等与专业知识。本书的主要内容将集中于第一类内容，且所举研究实例以医学光子学为主。第二类内容将不作为本书的重点，请读者参考相应的专著或者论文。

本书的构成是这样考虑的：首先根据作为生物体机能信息载体的光在研究生物医学光子学问题中的流向，依次介绍基础的光子学系统、人体中光与物质相互作用的基本知识和数学描述、人体机能信息的获取所必需的共性理论和相关技术，这些介绍旨在使读者能够基本把握进行生物医学光子学研究时所涉及的基本概念和共性技术；然后通过两个具体的研究实例，给读者一个具体研究方法和技术构成的系统了解和感性认识；最后本书介绍了几个生物医学光子学研究领域的成功应用和热点研究内容。

图 1.1 描述了进行生物医学光子学研究及应用时所包含的几个基本步骤和需考虑的几个特殊问题。光在这里作为信息的载体，而人体本身的状态是被研究的对象。首先光的发射系统将一束光照射到被研究的人体的某个部位上，光在人体该部位内以某种规律传播并不断地与组织发生相互作用，从而实现了人体信息对光信号的调制。如前所述，因为大多是在分子、细胞、组织等水平上研究被测物，只有通过光与组织的相互作用，即获得与组织相互作用后出射的光才能获得被测活体组织自身状态的信息，所以，所要做的就是要由接收系统接收到经过了与人体的被测部位发生过相互作用后而射出的光，通过比较出射光相对于入射光的变化或者不同个体之间的区别，再根据被测物的状态和光信息之间的物理模型，通过适当的定量分析给出被测物状态的判断，从而实现我们的目标。因此我们可以看到，生物医学光子学的研究，无论是诊断还是治疗首先需要考虑下面四

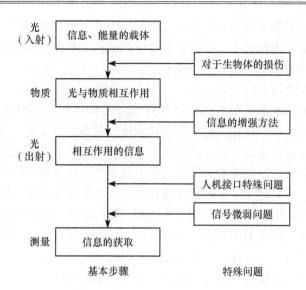

图 1.1　生物医学光子学研究的基本步骤和需考虑的特殊问题

个基本问题:

第一个基本问题是光与物质的相互作用特别是光与生物组织体的相互作用中的原理、方法和特点。这方面内容将在第二章进行讨论，包括生物组织中的主要吸收物质、分子的振动及分子吸收光谱的基本测量原理、组织体的发光、组织体对光的散射效应、光与生物组织的其他作用（光热、光声、光化学和光机械效应）。

第二个基本问题是光在人体中的传播的规律，将在第三章介绍。因为人体或者生物组织体大多是由多成分的物质构成的复杂且非均匀的介质，描述光在这种非均匀介质中的行为的理论和方法还远不能满足实际的要求。比如光的折射定律、反射定律、光的偏振、光的干涉、衍射等，它们只描述了光的宏观行为，即使这些法则可以在人体内应用，也必须要结合并考虑到人体内各处的不同光学性质和其对光的作用的叠加效果，况且在大多数场合由于人体的个体差异，其各处光学性质的分布或者差异本身就难以确定。所以本章将主要介绍描述光在组织体中传播的数学模型、描述组织体光学特性的参数以及目前常用的获得光在组织体内传播特性的方法。

第三个基本问题是用于人体的光发射系统和接收系统，将在第四章介绍。通常来源于人体的信号构成极其复杂且非常微弱，所以讨论常用的微弱信号检测方法及系统是本章的主要目的，对于在选择光的发射和接收系统时所要考虑的内容也将一并在这章中进行介绍。

第四个基本问题是物理模型和定量方法，将在第五章进行论述。主要内容包括：从多成分或多分子的信号叠加而成的人体组织的复杂光谱信号中定量地提取感兴趣的参数的方法和技术；在光不走直线的前提下实现人体组织的结构参数或功能参数的三维成像的数学方法和技术。

在介绍了四个基本问题后，第六章将通过介绍无创伤人体成分测量方法。通过该介绍，将展现给读者对具体的生物体或者活体进行应用时所遇到的特有问题，大家将会感到多学科知识的交叉和技术融合是非常重要的。首先将介绍血糖浓度的无创伤测量方法的研究。虽然血糖的无创伤检测方法还未能满足临床应用的精度要求，但它可以使读者对利用光谱方法进行活体成分检测的这个过程和一些共性问题有一个系统的了解。具体内容包括：被测部位组织中的主要成分的光的吸收原理；为了实现糖的浓度的定量检测，检测系统可达到的精度和定量方法与可实现的检测浓度极限的定量关系；被测人体在变化的背景下保证测量再现性的人机接口技术等。然后介绍人体血氧饱和度的无创伤测量技术。该方法已经成功地应用于临床，特别要比较分析血糖测量和血氧测量的不同之处，进而来体会无创伤人体成分测量方法的关键。

第七章将通过介绍无创伤人体光学成像的方法，使读者对利用光谱方法进行活体结构或功能的二维乃至三维成像方法有一个系统的了解。如第三章介绍的，光在人体组织内被吸收和被散射是同时存在的。一般来讲，被散射光的光将占有出射光的绝大部分，所以散射光的成像技术应该是为人们所首选的。但是由于出射光包含了吸收和散射的共同影响，信号构成更为复杂，且散射光在各个方向上均会产生，使得成像方法极其复杂而且降低了图像的分辨率。当然，人们也努力尝试利用在人体内近乎走直线的一部分光来进行组织体的成像，为此也研究了应用空间门或时间门来选择这些光子的检测方法和技术，人们采取这些方法的初衷在于，如果对这些走直线的光子检测成功，则图像重建的算法可以借用 X 射线成像的成熟技术，遗憾的是在高散射介质或者非薄层被测介质的场合，沿直线方向传播的光线的概率近乎为零，所以即便应用高性能的设备其应用场合也十分有限，此时必须发展基于漫射光的成像技术。第七章主要介绍漫射光成像和弹道光成像的各种原理和技术，通过对各种技术进行比较给出目前各种方法可以达到的水平，对于这些技术在诸如脑功能成像、乳腺癌的早期诊断等一些重要应用研究也给予系统的介绍。

另外，由于生物医学中被测对象为活体，除了以上的四个基本问题，还需要考虑如下四个特定的问题：

第一个特定问题是照射光的安全的问题，如果入射光子能量过高或照射时间过长，则被测的活体可能会产生光化学等作用而被损伤，这样不但偏离了无创伤检测的初衷，还会影响到检测结果的准确性。因此可入射到活体的光的最大能量和时间问题是生物医学光子学应用中不得不考虑的问题，这个内容也纳入第二章的光化学作用部分加以讨论。

　　第二个特定问题是测量装置与被测物的接口问题，该问题也缘于被测物大多呈柔软状态。如果测头与之接触，则会因接触压力的不同而产生不同的形变；即使测头与之不接触，被测量的活体也会相对于测头运动。这部分内容在第六章中通过无创伤血糖测量的具体例子来讨论。

　　由于一般生物医学光子学的研究和应用中所接收到的光信号非常微弱，所以第三个特定问题应为弱光检测技术，这部分内容归在讨论光的接收和发射系统的第四章中，作为在人体测量时所需要考虑的特殊技术加以论述。

　　第四个特定问题是对比度增强策略，在很多情况下需要通过加入示踪剂或增强剂等手段，来提高光学测量的灵敏度的和信号的特异性，这是在光与被测组织直接相互作用的效果不足以被探测时所经常采用的一种间接测量方法，这个问题也在第八章中结合激光动力治疗的方法来予以介绍。

　　根据作者的体会，为了开拓生物医学光子学的新研究领域并获得成功的应用，最重要的是要能够针对某一具体的目标创造出融合了不同学科基础知识的有效的实现方法，所以我们认为通过归纳生物医学光子学研究中经常碰到的四个基本问题和四个特定问题，以及属于生物医学光子学中最重要应用的无创伤成分检测和功能成像的例子，能够给读者提供一个关于本学科知识和技术的简明主线。

第二章　光与生物组织体的相互作用

　　我们的生活处处离不开光，我们眼中的世界之所以五彩缤纷，是因为不同物体对不同的光波有选择性的吸收、散射、透射和反射的结果。在自然界中，天空之所以是蓝色的是因为空气分子和微粒对入射的太阳光进行选择性散射的结果。我们的组织体同样也会对光有反射、吸收、散射等作用。当把一束光射向手指，我们之所以能够看到手指是因为光在手指表面发生了漫反射，同时我们会在手指背面的不同方向上隐约地看到有光透过，说明光被组织体散射而改变了方向。在阳光灿烂的天气里，我们会感受到晒在身上的暖暖阳光，也是因为组织体对光有吸收作用。

　　我们看到，在上面的现象中，光在传播过程中与媒质相互作用而使光的性质发生了某些变化，此时光作为信息的载体分别反映了物质对光的吸收、散射和反射等能力，而吸收、散射、反射等现象正是光和物质相互作用的结果，这一章就将对这些现象展开讨论。

2.1　光与生物组织体相互作用的基本形式

　　图 2.1 示出了光和生物组织体相互作用的几种表现形式或现象，包括吸收、反射、折射、散射、发光、光化学、光声等现象。吸收是光和生物组织体相互作用的一种基本形式，其结果是光强随着光在组织体中传播距离的增加而不断减小，未被吸收的光经组织体边界出射，就得到了透射光。而组织体的宏观或微观的不均匀性可导致光传播方向的改变，这一作用结果产生了反射、折射和散射现象。虽然研究光在组织体中传播时一般可以忽略组织的偏振效应，但偏振光的偏振状态随着组织体的不同或光传播距离的不同而改变的现象确实存在，例如，当偏振光入射到组织如眼组织、单层细胞、皮肤表层等时，可以通过测量偏振光经组织后偏振度的改变来获得组织和细胞的结构信息[1]。

　　上述的宏观现象都是通过微观的物理变化产生的，利用图 2.2 的分子能级

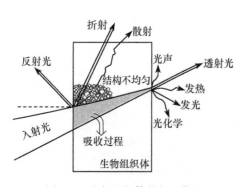

图 2.1　光与组织体的相互作用

图来解释发生在组织体内部的各种微观物理过程，从而将宏观的现象和物质结构联系起来。我们知道，分子的能级比原子的能级要复杂得多，除了电子态外，原子在分子中的不同自由度决定了分子具有不同的振动能级，因此分子的每一个电子能态通常包含有若干个可能的振动能级。在组织体内部，不同能级之间的跃迁对应着不同的物理过程。当具有合适能量的光入射到组织体上时，光吸收可能使电子向上跃迁到不同电子激发态的不同振动能级上，当然也有可能使分子实现不同的振动能级之间的跃迁；而电子从高能级向低能级的衰变过程中也可采用无辐射跃迁的方式向周围发出热而将多余的能量消耗掉，从而形成了光热、光声、光电导等现象；对于某些组织体，电子从最低激发态的最低振动能级开始的向下跃迁过程还可能采取发出一个光子但不改变其自旋的过程，所发生的光子即为荧光；对于某一类具有受激虚态的物质，处于基态某振动能级上的分子与入射光子碰撞后获得能量跃迁到受激虚态，如果分子从受激虚态向下跃迁时回到了电子基态中的其他振动能级时，此时不但会观察到和入射光同频率的光（瑞利散射）也会同时观察到比入射光频率大和小的光，称其发生了拉曼散射。

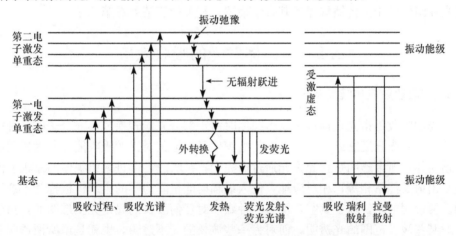

图 2.2 光和组织相互作用过程的能级表示

从上面的介绍可见，尽管光和生物组织体相互作用的形式很多，但影响光在组织体中传播的三个基本物理过程是反射（折射）、散射以及吸收，对于某一种生物组织体这三个过程以哪个为主，取决于生物组织的类型和入射光的波长。光学参数就是用来定量地描述生物组织体在某一波长下具有某种光学行为能力的量，除了用折射率（refractive index）描述反射和折射外，我们将引入吸收系数和散射系数（scattering coefficient）来分别描述组织体对光的吸收（absorption）和散射能力。进行光学参数的测量是生物医学光子学用于医学诊断的关键，由于组织体的多样性和光在组织体中传播过程的复杂性，光学参数通常是不能通过测量直接获得的，而必须建立在一定的理论模型基础上。我们知道，麦克斯韦电磁理论最重要的成就之一就是将电磁现象和光现象联系了起来，从而正确地阐明了光在媒质中传播的许多重要性质，如干涉、衍射等。然而麦克斯韦电磁理论在说明光的传播现象时对介质的本性做了过于粗略的假设，例如，没有考虑组成介质的原子、分子的电结构，因此在解释诸如色散等现象时遇到了困难，此时必须要利用量子理论。因此，当研究光与生物组织体相互作用时，以上两种理论被分别用来定量地描述光和生物组织体相互作用的不同过程，例如，在研究散射、反射和折射时我们采用经典理论在数学上建立光传播模型，而当研究光的吸收、发光以及接收时采用量子理论。

　　本章涉及的是组织光学（tissue optics）的基本内容，所谓组织光学是研究可见光和近红外光在生物组织体中的传播特点和规律的一门学问，其基本任务是确定在一定条件下光辐射能量在组织体内的分布，进而发展活体组织光学特性参数的测量方法。我们将在 2.2 节介绍吸收效应及其数学描述，在 2.3 节将介绍组织体对光的反射、折射和散射的产生机理及描述，而光对组织体作用的结果——发光、光热、光声和光化学作用将分别在 2.4 节到 2.6 节中予以讨论。本章不涉及光在组织体中的传播规律及其数学描述，相关内容请参看第三章。

2.2　组织体对光的吸收效应

2.2.1　吸收效应和吸收系数[2,3]

　　光的吸收是指光在通过生物组织体时由于部分光能转换成热或分子的某种振动从而导致光强度衰减的过程。生物组织体可根据其对光的吸收能力分为透明和不透明体，所谓透明是指允许光通过而完全不被吸收，即进入组织体的总辐射能量与出射的能量相等；相对应地，使入射辐射能量降为零的组织体被称为不透明的。要说明的是，除了真空，没有一种媒质对任何波长的光是完全透明的，只能是对某些波长范围的光透明，而对另一些波长的光不透明，也就是说所谓透明和不透明只是相对于某个波段而言的，例如，人体组织中的角膜和晶状体在可见光波段近似于透明体，但在红外波段却表现出强烈的吸收。根据吸收波段的不同，生物组织体也可被分为一般吸收组织体和选择性吸收组织体，对一定光谱范围内的所有波长光的衰减程度相同或相似的被称为一般吸收组织体，而只对某些特定波长的光有吸收或吸收比较强的被称为选择性吸收组织体。

　　描述组织体对光的吸收能力的参数有吸收系数（absorption coefficient）和吸收截面。吸收截面（absorption cross-section）定义为被吸收的光功率 P_{abs} 与入射光强 I_0 之比，即

$$\sigma_a = \frac{P_{abs}}{I_0} \tag{2.1}$$

很显然吸收截面具有面积的单位，如图 2.3 所示。假设均匀分布的吸收粒子的密度为 ρ（单位为 cm^{-3}），定义

$$\mu_a = \rho\sigma_a \tag{2.2}$$

式中，μ_a 被称为吸收系数，代表在单位长度上一个光子被吸收的概率，其单位为 mm^{-1} 或 cm^{-1}。对于一个小的路径 dx，光子在此路径上被吸收掉的概率为 $\mu_a dx$，因此吸收系数越大，代表组织体对该波长的光的吸收也越大。对于均匀（homogeneous）组织体，在 $650nm \sim 1.4\mu m$ 范围内，其吸收系数一般在 $0.003 \sim 0.3mm^{-1}$。$\frac{1}{\mu_a}$ 被称为吸收平均自由程（absorption mean free pathlength），代表两次吸收之间光子所行进的平均距离。

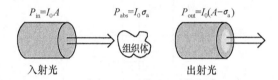

图 2.3　吸收的定义

2.2.2　分子吸收种类

我们知道，生命的基本单元是细胞，而细胞又是由分子组成的，例如，控制细胞化学作用的 DNA 本身就是一个分子。因此虽然生物体极其复杂，但从化学本质上说，生命就是由碳、氢、氧、氮、磷等原子组成的，各个原子之间以化学键相连而组成分子。

自由的基态原子当受到外界一定能量作用时，原子外层电子就会发生从基态到高能级的跃迁，也就是产生了原子吸收谱线。必须注意到，上面提到的一个很重要的条件是该原子为自由的，所谓自由是指原子间的相互作用可以忽略。然而，在生物组织体中原子并不是处于自由状态的，原子靠化学键聚在一起组成分子，而且组成的是大分子，很显然分子对电磁波的吸收与单个原子的吸收相比要复杂得多。

分子之所以能够吸收不同波长的光，是因为分子在不同的运动状态下处于不同的能级。除平动外，分子内部还存在三种运动方式，即电子相对于原子核的运动、原子核间的相对振动和分子的转动。按照量子力学的观点，分子所有这些运动状态都是量子化的，因此在分子能级图中，除了我们熟知的电子态外，原子在分子中的不同自由度导致了分子具有不同的振动能级（vibration level），而分子的不同旋转又造成了分子具有不同的转动能级（rotation level）。分子的每一个电子能态包含若干个可能的振动能态，而每一个振动能态又包含若干个转动能

态。这样的结构通常被表示成雅布伦斯基（Jablonski）图，图 2.4 是一个有机分子的典型雅布伦斯基图。在这里，基态用 S_0 表示，电子激发态分别用 S_1，S_2，…表示，V_1，V_2，V_3…表示每一个电子态中的振动级，I_1，I_2，I_3…表示每一个振动级内的转动能级。

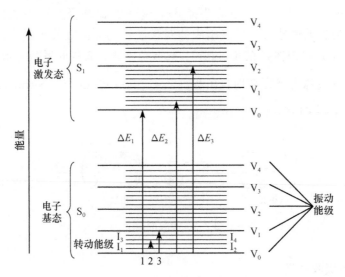

图 2.4　分子能级及可能的吸收

分子以光吸收的形式实现不同能级之间的向上跃迁，而向下跃迁可以采用无辐射或光辐射形式释放能量。分子可能吸收的总能量是实现电子态跃迁、转动能级间跃迁和振动能级间跃迁所需能量的总和，即

$$E = \Delta E_S + \Delta E_V + \Delta E_R + \Delta E_P \qquad (2.3)$$

式中，ΔE_S 是电子态跃迁所需的能量；ΔE_V 是由于原子间的振动而具有的能量；ΔE_R 是分子围绕其中心旋转所具有的能量；ΔE_P 代表分子的平动能，它只是温度的函数。式（2.3）表明，不同的入射光能可能引起不同的跃迁，例如当照射的光能不足以引起分子中电子能级的跃迁时，其有可能被分子吸收而引起振动或转动能级之间的跃迁。下面详细介绍各种跃迁机制。

1. 电子态间的跃迁

分子中与吸收光谱有关的三种电子是：构成单键（如 C—C、C—H 键）的 σ 电子，构成双键（如 C=C 键）的 π 电子以及未共享成键的 n 电子。分子中这些联系较松散的价电子在吸收光辐射能量后可以产生电子态间的跃迁，此时电子由一个低能级的轨道（即成键轨道）跃迁到高能级轨道（称为反键轨道，用上标 * 表示），分子也由基态变成为激发态。

根据量子理论，实现电子轨道之间的跃迁所需要的能量等于价电子的高、低能级轨道间的能量差，电子能级的级差较大，一般为 $1 \sim 20 eV$。各种电子跃迁所需能量大小的顺序是：$n \rightarrow \pi^* < \pi \rightarrow \pi^* \leqslant n \rightarrow \sigma^* < \pi \rightarrow \sigma^* < \sigma \rightarrow \pi^* < \sigma \rightarrow \sigma^*$，即 $\sigma \rightarrow \sigma^*$ 跃迁需要的能量最高，一般该吸收发生在真空紫外区，例如，C—H 的电子跃迁发生在 $100 \sim 150 nm$ 波段。$\pi \rightarrow \pi^*$ 跃迁需要的能量低于 $\sigma \rightarrow \sigma^*$ 跃迁，吸收峰一般发生在近紫外区（near ultraviolet），例如，C=O 的吸收发生在小于 $200 nm$ 波段。$n \rightarrow \pi^*$ 跃迁需要的能量较低，吸收峰一般位于近紫外和可见光（visible）区。总的来说，电子态之间的跃迁所引起的吸收出现在可见光、紫外（ultraviolet，UV）或波长更短的光谱区。

2. 振动能级间的跃迁

分子的振动可分为伸展振动和弯曲振动，所谓伸展振动是指原子沿着价键方向来回地运动，而弯曲振动是指原子在垂直于价键方向的运动。不同的分子振动状态具有不同的振动能级，振动跃迁就是当分子从一个振动态变到另一个振动态时的过程。当照射在组织体上的光辐射具有合适的能量时，就有可能被分子吸收而引起振动能级的跃迁。对于生物组织体，引起振动跃迁的能量通常对应在红外（infrared，IR）区域。某一个键吸收与其振动基频相等的红外线，称为基频吸收。如果设基频为 ν，会发现在 2ν 附近有时也会出现较弱的吸收，称之为倍频吸收。倍频吸收是由于分子由基态跃迁到第二、第三激发态所引起的，一般倍频峰的强度只相当于基频峰强度的 $1/10 \sim 1/100$。当一个分子同时存在有两个振动频率 ν_1、ν_2 时，则能在分子内耦合产生新的振动频率 $\nu' = \nu_1 + \nu_2$ 和 $\nu'' = \nu_1 - \nu_2$，分子由基态跃迁到 ν' 和 ν'' 这两个振动态所产生的吸收被分别称为合频吸收和差频吸收，这些频率也位于红外区，其吸收峰强度比基频吸收也弱得多。

3. 转动能级间的跃迁

分子的转动是指分子绕质心进行的运动，转动能级代表分子处于不同转动状态时所具有的能量。分子吸收了入射光的能量引起了不同转动能级间的转换，由图 2.4 可见，转动能级间的跃迁所需要的能量低于实现振动能级跃迁所需要的能量，通常其吸收谱位于红外区。由于转动吸收光谱是在振动吸收光谱的基础上所产生的附加的精细结构，因此使光谱图更加复杂。红外光谱区所测得的吸收表现了分子的振动与转动吸收的加和，红外光谱也因此又被称为分子光谱或振动光谱。

要注意的是当光辐射不足以引起分子中电子能级的跃迁时，并不意味着不会有任何变化发生，其辐射有可能被分子吸收引起振动或转动能级之间的跃迁，因此要把电子态跃迁和分子振动、转动的跃迁完全分开是不可能的。同时我们也还可以理解，由于转动、振动在电子态间形成了很多精细能级，因此可能发生的跃迁是多种多样的，分子吸收光谱应该是带状光谱而非线状光谱。

分子吸收光谱可以根据不同的跃迁类型分为紫外吸收光谱、近红外吸收光谱、红外吸收光谱、可见吸收光谱等。表2.1列出了各波段对应的跃迁，图2.5给出了各波段对应的光谱技术的名称。

表 2.1　各波段对应的跃迁

区　　域	波长/μm	波数/cm^{-1}	引起的能级跃迁类型
紫外区	0.01～0.38	10^6～26 316	电子态间跃迁
可见光区	0.38～0.75	26 316～13 300	电子态间跃迁、振动能级跃迁
近红外光区	0.75～2.5	13 300～4000	分子化学键振动的倍频和组合频
中红外区	2.5～25	4000～400	化学键振动的基频
远红外区	25～1000	400～10	骨架振动、转动

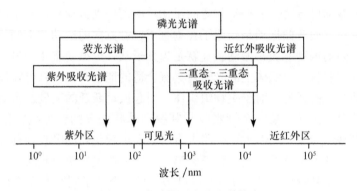

图 2.5　各波段对应的光谱技术

2.2.3　生物组织中的吸收物质[3]

我们知道，从组织水平上讲，人体是由组织、器官及系统构成的，人体组织有很多，如皮肤、肌肉、骨骼、血液、结缔组织等；从细胞水平上讲，细胞是生物体最小的结构和功能单位；从分子水平上讲，构成人体最重要的分子是生物大分子（蛋白质、核酸、糖类、脂类），另外人体也离不开水、维生素和微量元素，如蛋白质和水是形成肌肉的主要成分，健康的肌肉是由约73%的水和27%的蛋白质组成的，而无机物是骨的主要组成成分；从原子水平上讲，人体内含有六十余种元素，其中碳、氢、氧、氮共占96%，其余大多数称为微量元素。

组织体在紫外到红外光波段的吸收物质主要包括水、血液中的血红蛋白（hemoglobin）、血糖（glucose）、皮肤中的黑色素（melanin）、肌肉中的肌球素（myoglobin）、脂类（lipid）以及各个细胞中都存在的细胞色素（cytochrome c oxide，Cyt）。这些物质之所以有吸收是因为其具有生色团（chromophore），如蛋白质是由 20 种氨基酸组成的，芳香族氨基酸由于具有共轭双键，因此在紫外具有吸收。在讨论组织体的光吸收时经常要用到生色团的概念，这是由 Witt 在 1876 年引入的一个概念，他认为有机化合物的颜色是与化合物中存在的某种基团有关，这些基团吸收特定波长的光从而使物质具有颜色。生色团最初被定义为：能在一个分子中导致在 200～1000nm 波段内对光进行有选择性吸收的化学基团。要注意的是，生色团是一个广泛的概念，因为即使在 200～1000nm 波段这样窄的区域内有些光也是人眼感应不到的。事实上，现在生色团的含义在很多时候被更大地外延了，在很多文献中，生色团被用作了吸收物质的代名词。

在上述生物组织吸收物质中，蛋白质的吸收峰在波长 280nm 处，且随着波长的增加其吸收迅速下降，如图 2.6 所示。黑色素是皮肤的基本色素，也是皮肤中重要的吸收物质，它的吸收系数从紫外向可见光方向单向减小。在紫外到 600nm 波段，水的吸收都比较小，吸收系数小于 0.001mm^{-1}；在 600～900nm 波段，吸收系数小于 0.006mm^{-1}；当波长大于 900nm 以后，水的吸收随波长的增加迅速增大，波长 980nm 时的吸收系数达到了 0.05mm^{-1}。在近红外的一些区域和红外区，如图 2.7 所示，水成为生物组织体中占主导地位的吸收物，其他生色团对光的吸收信息实际上是淹没在水的吸收谱内的。在生物医学光子学检测领域，为了更好地获得其他吸收物质对光的吸收信息，一方面应使所采用的光波长尽量避开水的吸收峰，另一方面，要采取灵敏的检测技术和方法从水吸收的背景内提取出目标吸收物质的吸收信息。例如，由于水在 600～900nm 波段出现低吸收，在此波段，生物组织体的吸收主要依赖于黑色素和血红蛋白，从而不但使得在此波段的光有可能穿过几厘米深的组织体，实现深层组织的探测，而且可以得到血液氧合状态的信息，因此这一波段也被称为近红外光测量和治疗的光学窗口（NIR window），我们在第七章所要介绍的漫射光层析成像技术利用的正是这一特点。

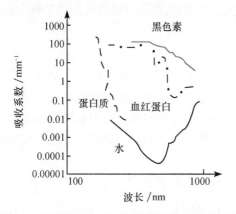

图 2.6　组织体中的几种主要吸收物质的吸收谱

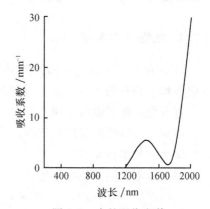

图 2.7　水的吸收光谱

血红蛋白因其存在于血液中且提供了血液的颜色而得名。血液主要由 55％ 的血浆、44％ 的红细胞、1％ 的白细胞组成，其他成分还包括血糖（占 0.09％）等。血浆的作用是悬浮红细胞，其组成成分为盐和水，其中水占 91％，因此其吸收特性类似于水。血红蛋白的主要任务是运送氧，氧进入血液后，首先溶解于血液的液体中形成分压。在氧分压高的肺部，氧与血红蛋白结合达到饱和，成为鲜红色的"氧合血红蛋白（oxy-hemoglobin)"。每个血红蛋白分子可以结合四个氧分子，因此每克血红蛋白可以结合 1.34mL 氧。心脏有节奏地收缩和舒张，使富含氧的动脉血由左心室泵入主动脉，然后通过动脉系统和微循环系统将氧气等营养物质运送到了氧分压低的其他组织，在此，血红蛋白很容易把氧释放给组织细胞，成为暗红色的"还原血红蛋白（deoxy-hemoglobin)"，或叫作"去氧血红蛋白"。最后，携带着二氧化碳和废物的血经由静脉系统返回右心房。氧合血红蛋白占血红蛋白的百分比称为氧饱和度，生物组织体生理或病理因素可以引起血液中氧饱和度的变化。氧合血红蛋白和还原血红蛋白具有不同的吸收光谱。利用血红蛋白的吸收谱以及氧合血红蛋白和还原血红蛋白在波长 800nm 附近时具有的近似相同的吸收谱可实现血氧无创检测，我们将在第六章中介绍这一部分内容。一般认为白细胞对光的吸收可以近似忽略不计。血糖也是血液中的一种吸收物质，其在血液中的份额很小，血糖的吸收光谱和利用血糖在 1300～1650nm 波段内较大的吸收以实现血糖无创检测的应用也将在第六章中介绍。

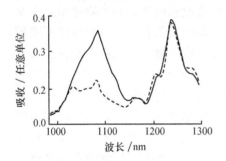

图 2.8　乳腺组织的吸收谱
虚线：正常组织，实线：肿瘤组织[3]

图 2.8 给出了癌乳腺组织和正常乳腺组织的红外吸收的例子[4]，可见，癌组织和正常组织的吸收光谱具有较大的差异，这也是利用光谱进行肿瘤检测的基础。

2.2.4　朗伯-比尔定理

1729 年布格（Bouguer）和朗伯（Lambert）先后发现：对于一个具有均匀的吸收粒子分布的媒质，设平行光在其中传播，一薄层材料所吸收的光能或光强度之百分数依赖于吸收物质、入射光波长和吸收层的厚度。若吸收物质的浓度一定，则对一连串吸收薄层求和或对确定厚度积分，可以得到透过的光强度和吸收层厚度之间的指数关系式。

对于厚度无限薄的吸收层 $\mathrm{d}l$，某一波长光强的减少为

$$-\frac{\mathrm{d}I}{I} = \varepsilon C \mathrm{d}l \qquad (2.4)$$

式中，ε 称为摩尔吸光系数（molar extinction coefficient，也叫摩尔消光系数），其单位为 $mM^{-1} \cdot cm^{-1}$ 或 $\mu M^{-1} \cdot mm^{-1}$（M 为物质的量浓度的符号）；C 为吸收物质的物质的量浓度，单位为 mol/L。摩尔吸光系数是吸收物质在特定溶剂中、特定波长处的特性，不随浓度 C（单位为 mmol/L）和光程的改变而改变。

设入射到媒质中的初始光强为 I_0，测量得到的透射光强为 I，对整个吸收介质的长度 l 积分 $\int_{I_0}^{I} \dfrac{dI}{I} = -\varepsilon \int_0^l C dl$，得

$$\ln\left(\frac{I}{I_0}\right) = 2.303 \lg\left(\frac{I}{I_0}\right) = -\varepsilon(\lambda) C l \tag{2.5}$$

或

$$I = I_0 e^{-\mu_a l} \tag{2.6}$$

式中，l 单位为 cm^{-1}。$A = \ln\left(\dfrac{I_0}{I}\right)$ 被称为吸光度（absorbance），式（2.6）一般称为朗伯定律。

比较式（2.5）和式（2.6），可得

$$\mu_a(\lambda) = \varepsilon(\lambda) C \tag{2.7}$$

1852 年，比尔（Beer）也导出了一个描述吸收和吸收物质的分子数目之间关系的相似公式，其表述为：对溶解在非吸收媒质中的吸收物质，溶液或媒质所吸收或通过的光强是溶液中吸收物质的浓度和光通过样品的光程长度的指数函数，或者说光密度（optical density，OD）即 $OD = \lg\left(\dfrac{I_0}{I}\right)$ 正比于溶液中的吸收分子的浓度，即

$$OD = \lg\left(\frac{I_0}{I}\right) = \alpha(\lambda) C l \tag{2.8}$$

式中，α 称为比消光系数（specific extinction coefficient）。根据其定义可知，比消光系数也是吸收物质在特定溶剂中、特定波长处的特性，它不随吸收物质的浓度和光程长度的改变而改变。对比式（2.5）和式（2.8）可见，$\alpha = \varepsilon/\ln10$，式（2.8）通常被称为朗伯-比尔定理（Lambert-Beer's law）。式（2.8）在光谱计量中应用时，为方便起见，浓度的单位也经常采用 g/100mL。

在朗伯-比尔定理中，吸收均发生于同一截面的容积内，吸收过程中吸收物质的行为互不相关，且没有荧光化合物存在，也没有发生由于光辐射而改变媒质性质的现象存在。对于具有 n 个吸收物质的溶液，根据式（2.8），总的光密度可写为

$$OD(\lambda) = \sum_{i=1,n} \alpha_i(\lambda) C_i l \tag{2.9}$$

朗伯-比尔定理是比色法和分光（吸收）光度法所依据的基本定律，而式（2.9）是测定混合物中各吸收物质含量的定量方法的理论基础。

描述物质对光的吸收程度随光波长变化的曲线通常称为吸收光谱，在实际中

光谱图通常是以吸光度或吸收系数作为纵坐标，以波长或波数作为横坐标表示的，而以波数为横坐标的方式在红外光谱中更为多见。

2.3　组织体对光的散射效应

当光在两种具有不同折射率的媒质，如皮肤和空气表面传播时会发生光的反射和折射，如图 2.9 所示。反射遵守菲涅耳（Fresnel）定律，即入射角等于反射角且入射光线和反射光线在同一个平面内。折射遵守斯涅耳（Snell）定律，即 $n_1 \sin\theta = n_2 \sin\alpha$。在激光医学的应用中，只有当光照射到角膜这样的透明介质时折射才起重要作用，而在通常的不透明介质如绝大多数的生物组织体中，由于吸收和散射的作用，折射效应是难以测量的。组织体的折射率在红外及近红外波段约为 1.37~1.45，其中水为 1.33，脂肪组织约为 1.45，牙等硬组织为 1.62，其他组织为 1.36~1.40，因此一般取为 1.4，即光在组织体中的传播速度约为 0.21mm/ps。

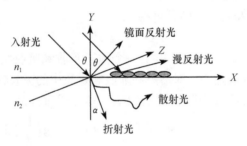

图 2.9　反射、折射、漫反射和散射

对于生物组织来说由于其表面的粗糙度大于辐射的波长，因此会出现漫反射，此时被反射的许多光束并不一定与入射光线处于同一平面内，因此漫反射不遵守反射定律。只有当组织体的表面是潮湿的时候，镜面反射才有可能超过漫反射。

当光垂直地照射某些媒质的时候，我们会在光的传播方向之外，甚至在媒质的侧面也会看到光束的轨迹，这种现象无法用反射或折射现象来解释。很显然，除了反射和折射之外还有其他的方式改变了光的传播方向，这种现象就是散射。那么散射和反射或折射有什么不同？什么样的情况下才会发生散射？

2.3.1　散射

散射是我们生活中非常普遍的现象，天空之所以呈现蔚蓝色是因为蓝光很容易被大气中的微粒散射，太阳将要落山时，太阳光穿透大气层到达观察者所经过的路程要比中午时长得多，蓝色和紫色的光已经被散射殆尽，只剩下橙色和红色的光，因此我们看见的太阳是红色的。在人体内部同样也会发生散射，其原因是组织体的密度、折射率、介电常数等在空间的杂乱分布。我们知道，任何物质都是由分子和原子组成，从原子的尺度来看（10^{-10} m），没有任何的组织在此量级上是绝对均匀的，我们把这一尺度称为微观尺度[4]。但是若以可见光波长为尺度（约为 10^{-7} m）来衡量组织体的原子组成，则此时组织体又是均匀的，我们称这一尺度为半微观的。在这种情况下，如果尺度达到可见光波长数量级的组织小块间存在折射率的较大差异，那么光线除了按照几何光学规律传播发生反射和折射外，还会发生散射。因此生物组织体对光的强散射性正是源于折射率的半微观上的不均匀性，也就是说在处理光在组织体内的传播问题时，不但光要被作为粒子（光量子），组织体也要被看作是由亚微米或微米量级尺度的离散颗粒组成的。如果组织体的不均匀尺度远大于波长的数量级，例如，处理组织体边界、组织体和探测器以及组织体之间的区域时，我们称之为宏观尺寸，此时往往只讨论组织体的宏观不均匀性和光的波动性，也就是只考虑所发生的光反射及折射现象。

根据光量子和被作用分子是否有能量的交换（能量吸收），可将散射分为弹性散射（elastic scattering）和非弹性散射（inelastic scattering），下面分别加以介绍。

2.3.2　弹性散射

所谓的弹性散射是指散射光和入射光具有相同的波长和波矢，即光量子和被作用分子间没有能量的交换。为了简单起见，我们首先考虑单个粒子的散射。

1. 单个粒子的散射、散射截面

首先考虑一个小球（单粒子），当一单色平面电磁波（在和传播方向垂直的任何一个平面上其波幅是相等的）照射到该单粒子时，我们可以把这个粒子分割为很多小的区域，每一个小区域由入射电磁波导致偶极矩，偶极子以入射电磁波的频率振动并向各个方向辐射电磁波，如果不考虑吸收，由一个颗粒向所有方向上散射的总的能量应该等于入射光在面积 σ_s 上的能量，σ_s 称为散射截面（scattering cross section），单位为 mm^2，其数学表示为：如果入射光强为 I_0，在被散射后，一部分功率 P_{sca} 将在空间各个方向上分布，散射截面定义为这部分被散射的功率与入射光的强度的比值，如图 2.10 所示，即有

$$\sigma_s(\hat{s}) = \frac{P_{sca}}{I_0} \tag{2.10}$$

式中，$\hat{s}$ 为平面电磁波相对于散射颗粒的传播方向。

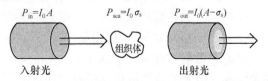

图 2.10　散射的定义

考虑处于媒质中的均匀球状颗粒，设小球和媒质具有不同的折射率，其对入射的平面电磁波的折射问题早在 20 世纪初就已经由德国科学家古斯塔夫·米（Gustav Mie）给出。Mie 从电磁理论出发建立了 Mie 散射理论，它可给出任意尺寸的各向同性（isotropic）的球形微粒对平面波散射的麦克斯韦方程的精确解。Mie 发现散射程度依赖于散射粒子的尺寸和入射光波长的比，也依赖于散射粒子的折射率和背景媒质的折射率之比，Mie 把它们定义为尺度参数 X 和相对折射率 m，即

$$x = \frac{2\pi a}{\lambda} n \tag{2.11}$$

$$m = \frac{n_s}{n} \tag{2.12}$$

式中，a 为散射粒子的半径；λ 为入射光波长；n 为背景媒质的折射率；n_s 为散射粒子的折射率。

根据尺度参数的大小，弹性散射可被分为三类：

1）当 $x \ll 1$ 时，散射被称为瑞利散射，也称为分子散射。瑞利散射的散射截面和散射光强度分别为

$$\sigma_s = \frac{8\pi a^2 x^4}{3} \left(\frac{m^2 - 1}{m^2 + 2} \right)^2$$

$$I(\theta) = \frac{a^2 x^4}{2r^2} \left(\frac{m^2 - 1}{m^2 + 2} \right)^2 (1 + \cos^2 \theta) I_i \tag{2.13}$$

式中，θ 为散射角；r 为散射颗粒到观察点的距离；I_i 为入射光强度。

因此可见，在其他条件固定的情况下，瑞利散射的特点是散射与波长的四次方成反比，散射截面以及散射光的强度随波长增加而减小。瑞利散射可以很好地解释大气对太阳光的散射，我们知道如果没有大气层对太阳的散射，在白天所看到的天空也将是漆黑一片，正是由于较短波长的蓝、靛、紫等色光很容易被大气中的微粒散射，因此晴天天空是蔚蓝的。正午的太阳由于是直射，穿过的大气层的厚度较小，阳光中被散射掉的短波长的成分不多，所以此时观察到的太阳基本是呈白色的。

我们还可以看出，散射光强度随观察方向而变化，并且由于瑞利散射和散射角余弦的平方有关，因此瑞利散射以前后向为对称（$\theta = 0$ 被认为是前向散射），如图 2.11 所示。

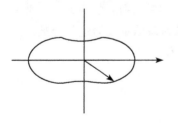

图 2.11　瑞利散射强度和观察方向的关系

2）当 $0.1 < x < 50$ 时，散射被称为 Mie 散射，也称大颗粒散射。

当散射粒子的尺寸和入射光的波长可相比拟时，式（2.13）不再适用。在此情况下，Mie 通过麦克斯韦方程得到的一个重要结论是散射幅度沿入射方向成定

向角分布并取决于散射体的大小，散射光强度和波长的关系可表示为 λ^{-y}（$0.4 \leqslant y \leqslant 0.5$），因此同瑞利散射相比，其对波长的依赖性更弱。另外当散射粒子的尺寸与光波长相近时，散射光强度的对称性将被破坏，如图 2.12 所示。随着散射颗粒尺寸的增大，沿入射光方向的散射光强度将大于逆入射光方向的散射光强度，也就是说散射具有强烈的前向（$\theta=0$）趋势，且随着颗粒尺寸的增加，散射的前向趋势也随之增大，并产生一系列次级极大，这种散射被称为 Mie 散射。

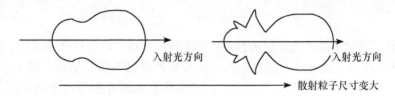

图 2.12　Mie 散射的散射光强随着粒子尺寸的变大具有更强烈的前向趋势

Mie 散射可以用来解释许多自然现象，如白云之所以是白色是因为其中的小水滴的尺寸接近于可见光波长，可见光在小水滴上产生 Mie 散射，又由于散射光强和光波长的关系不大，所以云雾看起来是白色的。

3）当 $x > 50$ 时，此时散射属于几何光学的范畴了，也就是光和该尺度组织作用时会遭遇反射和折射。

在实际中，对大多数的生物组织，光子更可能发生前向散射，这种现象无法用瑞利散射来解释。一般地讲，瑞利散射通常只发生在细胞组件（cellular component）内部，如胶原纤维的散射。对于大多数细胞结构（cellular structure），如线粒体（尺寸为 $0.5 \sim 2\mu m$）或黑色素（$0.1 \sim 2\mu m$），其尺度范围和常用的生物医学用光波长相比拟，因此从结构尺寸来讲线粒体和黑色素发生的是 Mie 散射，如图 2.13 所示。但是在实际中对生物组织体所观察到的散射对波长的依赖性却比 Mie 散射估计的要强，因此 Mie 散射和瑞利散射均不能很好地描述光在生物组织体发生的散射过程。在下面的讨论中我们可以看到，此时定义一个用来度量散射各向异性（anisotropic）的量或称为各向异性系数是非常必要的。

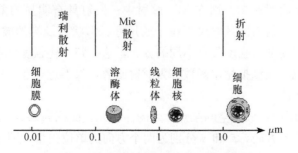

图 2.13　发生在组织体内的弹性散射

2. 散射系数

如果单位体积内有 ρ 个散射粒子, 每一个粒子的散射截面均为 σ_s, 与吸收系数类似, 可以定义一个散射系数

$$\mu_s(\lambda) = \rho\sigma_s(\lambda) \tag{2.14}$$

单位为 mm^{-1}。同样, 在具有多种散射体的混合媒质的情况下, 总的散射系数为

$$\mu_s(\lambda) = \sum_i \mu_{s,i}(\lambda) = \sum_i \rho_i \sigma_{s,i}(\lambda) \tag{2.15}$$

很显然散射系数是波长的函数, 对于生物组织体, 在近红外光波段, 散射系数一般在 $10mm^{-1}$ 左右, 且随着光波长的增加而略微下降。例如, 图 2.14 给出了人体真皮和表皮等在不同光波长下的散射系数[6]。

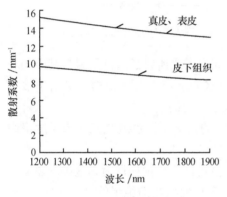

图 2.14 真皮、表皮和皮下组织的散射系数谱[5]

$\dfrac{1}{\sigma_s}$ 代表单位面积内一个光子与介质发生散射的次数, 因此, 根据散射系数的定义, 单位体积内发生的散射次数或称等效粒子数密度 N_ρ 为散射系数与散射截面的倒数之积, $N_\rho = \mu_s \dfrac{1}{\sigma_s}$。$\dfrac{1}{\mu_s}$ 被称为散射平均自由程, 代表两次散射之间光子所行进的平均距离。经过距离 l 后没有被散射的光的强度可以表示为

$$I = I_0 e^{-\mu_s l} \tag{2.16}$$

3. 相位函数和散射各向异性系数

前面讲过, 光入射到一个具有和背景不同折射率的粒子上时会发生散射。当粒子具有不同的尺寸参数时, 可能会发生瑞利散射或 Mie 散射等。在瑞利散射中, 散射是以前后对称的, 而在 Mie 散射中, 散射具有明显的前向型。因此散射角不但取决于入射角而且取决于粒子的尺寸、形状以及光的波长。一般地说, 不同的粒子可以使散射强度具有不同的分布, 这一归一化强度分布也被称为相位函数。确切地说, 应该把相位函数称为散射函数, 只不过现在相位函数成为了一种约定俗成的叫法。

如图 2.15 所示, 假设空间某点 r 处的体积元截面积为 dA, 厚度为 ds, 光从 $\hat{s}'$ 方向被散射到 $\hat{s}$ 方向, $\hat{s}'$ 和 $\hat{s}$ 分别为两个方向的单位矢量, 两个方向的夹角为 θ, dΩ 为 $\hat{s}$ 方向的单位立体角。相位函数 $p(\hat{s}, \hat{s}')$ 描述光从 $\hat{s}'$ 方向入射到一个

散射粒子上再被散射到 $\hat{s}$ 方向的程度，其单位为 sr^{-1}，因此相位函数是对单次散射的描述。相位函数具有不同的归一方法，其中一种是把相位函数处理成概率分布，可以得到

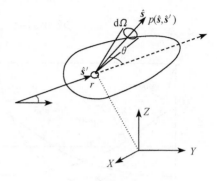

图 2.15　相位函数的定义

$$\int_{4\pi} p(\hat{s},\hat{s}')\mathrm{d}\Omega' = 1 \qquad (2.17)$$

因此 $p(\hat{s},\hat{s}')\mathrm{d}\Omega'$ 描述光从 $\hat{s}'$ 方向入射到一个散射粒子上被散射到 s 方向的某一立体角的概率，Ω' 为全部立体角。

假定从一个方向向另一个方向散射的概率仅和两个方向的夹角 θ 有关，即散射视为关于原传播方向轴对称，则 $p(\hat{s},\hat{s}')=p(\hat{s}'\cdot\hat{s})=p(\cos\theta)$。

进一步地，如果相位函数不依赖于 θ，则称为各向同性散射，根据式（2.17），此时 $p(\hat{s},\hat{s}')=\dfrac{1}{4\pi}$。相反，如果相位函数依赖于 θ，则称为各向异性散射，此时使用平均散射余弦（或称为各向异性系数）来描述相位函数的各向异性程度。各向异性系数定义为光子发生散射时散射角 θ 的余弦加权平均值

$$g = \langle\cos\theta\rangle = \frac{\displaystyle\int_{4\pi} p(\hat{s},\hat{s}')(\hat{s}\cdot\hat{s}')\mathrm{d}\Omega'}{\displaystyle\int_{4\pi} p(\hat{s},\hat{s}')\mathrm{d}\Omega'} = \int_{4\pi} p(\hat{s},\hat{s}')(\hat{s}\cdot\hat{s}')\mathrm{d}\Omega' \qquad (2.18)$$

由式（2.18）可见，g 的取值在 $[-1,1]$ 间，g 指出了散射的定向性，如图 2.16 所示。$g=0$ 表示散射是迷向的或各向同性的，$g>0$ 表示散射前向占优，而 $g<0$ 表示散射后向占优。生物组织体中的光传播通常具有前向占优特性，其典型各向异性系数为 $g=0.7\sim0.99$，对应 $8°\leqslant\theta\leqslant45°$。

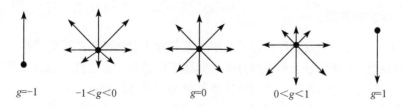

图 2.16　不同 g 值时的散射

典型的计算相位函数的理论公式包括：Henyey-Greenstein 函数、Rayleigh-Gans 函数、Reynolds 函数等。其中 Henyey-Greenstein 函数由于和实验结果符合较好，而被公认为可有效地描述前向散射。Henyey-Greenstein 函数表示为

$$p(\cos\theta) = \frac{1}{4\pi} \frac{1-g^2}{(1+g^2-2g\cos\theta)^{\frac{3}{2}}} \tag{2.19}$$

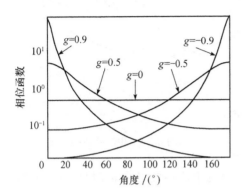

图 2.17　不同 g 值下的 Henyey-Greenstein 计算的相位函数

由式（2.19）可以估计到，当 $g=0.99$ 时，散射能量中的约 99% 是分布在前向的 5°立体角内。图 2.17 是不同 g 值情况下由 Henyey-Greenstein 函数计算出的相位函数随散射角的分布情况。

对于具有散射特性的物质，通常用漫射（diffusion）来描述光通过该物质后发生的方向不定的出射。当检测器与光源处于样品的同一侧时，检测器可以得到规则反射光（符合反射定律的镜面反射）和漫反射光。要注意的是此时的漫反射光不但包含了由于表面粗糙度大于辐射波长而在组织体表面产生的漫反射光，而且包括了经过样品内部的多次散射、吸收等过程后返回到组织体表面的散射光。同理当光源和探测器处于具有散射特性的样品的两侧时，探测器可以得到准直透射和经过了样品内部的多次散射、吸收等的漫透射光。要注意的是，在生物医学光子学研究中，扩散或漫射光（diffused light）通常是指由组织内部出射且经过了多次散射的光，组织表面发生的漫反射因不携带或较少携带组织内部的信息而不作为研究对象。

在生物医学光子学研究中，散射现象对诊断和治疗都具有重要的作用，由于散射取决于组织中的各种成分的大小和形貌，由疾病造成的这些变化会影响散射特性，因此可以通过测定携带了这些结构信息的漫射光进行疾病的诊断和确定最佳的治疗光剂量。

2.3.3　非弹性散射

在上面的讨论中我们只讨论了散射光波长和入射光波长相同的情况。事实上在散射过程中入射光量子和被测分子之间还可能进行能量交换，也就是说散射光波长和入射光波长不相等，我们称这类散射为非弹性散射（inelastic scattering）。非弹性散射可能发生在两种情况下，一是当光被移动着的微粒所散射，此时发生我们熟知的多普勒频移。另一种情况是发生了拉曼散射（Raman scattering），其产生的原因是分子振动态的变化使散射光产生频移，即

$$\Delta\nu = \nu_1 - \nu_0 \tag{2.20}$$

式中，$\Delta\nu$ 为分子两个振动态间的能量差；ν_1 和 ν_0 分别为出射光和激发光的光频。

尽管光的这种非弹性散射现象早在 1923 年就由德国科学家 Smekal 在理论上预言了，但直到 1928 年才由拉曼和 Kishnan 在液体实验中观察到，42 岁的拉曼也因此成为了第一个获得诺贝尔奖的亚洲人。因为拉曼的贡献，这种光的非弹性散射现象被冠为拉曼散射。

在解释拉曼散射时，玻恩和黄昆提出了虚的上能级概念，也被称为受激虚态。所谓受激虚态是指处于其上的分子极其不稳定，该态上分子的寿命远低于在基态上的寿命。图 2.18 是用于说明分子拉曼散射的能级图，处于基态 E_0 的电子受入射光子 $h\nu_0$ 的激发跃迁到受激虚态，从受激虚态向下的跃迁过程有两种，一是分子跃迁回基态时把能量 $h\nu_0$ 以光子的形式释放出来，即发生了弹性碰撞，产生的是强度相当于入射光强的 10^{-3} 的瑞利散射。另一种是分子向下跃迁到电子基态中的某个振动激发态 E_n 上，发出的能量为 $h(\nu_0 - \Delta\nu)$，而其与入射光的能量差 $h\Delta\nu$ 被分子吸收，此时即为发生了非弹性碰撞，频移量 $\Delta\nu = \dfrac{E_n - E_0}{h}$ 等于分子的振动频率，被称为拉曼频移。当然，受能量 $h\nu_0$ 的光激发后，处于电子基态的振动激发态 E_n 上的分子也会被激发到受激虚态的振动激发态上，此时的向下跃迁也有两种，一种是回到振动激发态导致瑞利散射，还有一种是回到 E_0 导致拉曼散射，但此时的散射光频为 $h(\nu_0 + \Delta\nu)$，也就是分子损失了 $h\Delta\nu$ 的能量。因而在散射谱图中我们可以发现有三条谱线，中央的是瑞利散射线，它的强度最强。在瑞利线的两侧出现两条散射线，低频一侧和高频一侧被分别称为斯托克斯线和反斯托克斯线，它们与瑞利线的频差为 $\Delta\nu$。斯托克斯线的强度比起瑞利线弱得多，约为后者的 10^{-6}。由于在常态下，分子的能量遵守玻耳兹曼统计规律，即低能态上的分子数目总是高于高能级上的分子数目，所以通常斯托克斯线的强度比反斯托克斯线的强度要强得多。

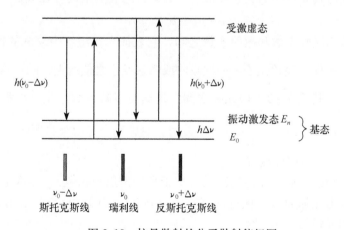

图 2.18　拉曼散射的分子散射能级图

要注意的是，拉曼散射的机制和后边要介绍的荧光机制不同，拉曼效应并不吸收激发光，因此不能用实际的上能级来解释，所以玻恩和黄昆提出了虚的上能级概念来解释拉曼效应。拉曼散射与入射光的波长无关，只与物质本身的分子结构和振动有关。当入射光子和分子相碰撞时，分子的振动能量或转动能量和光子能量相叠加，因此利用拉曼光谱可以把处于红外区的分子能谱转移到可见光区来

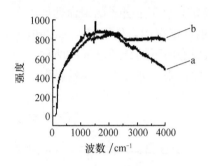

图 2.19　肺癌组织（a）和正常组织（b）的拉曼光谱[7]

观测。拉曼光谱包含了分子振动的信息，可被用于研究物质结构尤其是介质中分子的振动能级。然而拉曼散射强度是十分微弱的，在激光器出现之前，为了得到一幅完善的光谱，往往很费时间。激光器的出现使拉曼光谱学技术发生了很大的变革，拉曼光谱学的研究也变得非常活跃了，其研究范围也有了很大的扩展。图 2.19 示出了正常肺组织和癌变肺组织的拉曼光谱，其中癌组织在波数 1200cm^{-1} 和 1600cm^{-1} 处有两个特征峰[7]。

2.3.4　组织体出射光子的分类和修正的朗伯-比尔定理

大多数生物组织中同时存在吸收和弹性散射，例如，我们前面讨论的红细胞，它是组织体的一个主要吸收体也同时是一个主要散射体。这些同时存在吸收和散射的媒质被称为混沌或混浊介质（turbid medium）。为了同时描述吸收和散射效应，吸收截面和散射截面之和被定义为总衰减截面，即

$$\sigma_t = \sigma_a + \sigma_s \tag{2.21}$$

在假设粒子同时具有均一的吸收和散射效应时，总衰减系数可表示为

$$\mu_t = \mu_a + \mu_s = \rho\sigma_t \tag{2.22}$$

即总衰减系数为吸收系数和散射系数之和，它表征光在组织中衰减的概率指数。$\dfrac{1}{\mu_t}$ 称为平均自由程，表示光子在一次吸收或散射发生之前所走过的平均距离，对于生物组织体，其值在 $10\sim100\mu m$ 之间。根据总衰减系数，还可以很方便地定义反照率（albedo）$a = \dfrac{\mu_s}{\mu_a + \mu_s}$。当 $a=0$ 时，衰减完全是由吸收所致，$a=1/2$ 时 $\mu_a = \mu_s$，而 $a=1$ 时只有散射存在。

对于足够薄的媒质（光传播路径长小于平均散射自由程），多次散射可以被忽略，假设入射光强为 I_0，根据式（2.6）和式（2.16）可以得到经过厚度为 l 的组织体后的光强为

$$I = I_0 e^{-\mu_t l} \tag{2.23}$$

对于光学厚层媒质，由于多次散射作用增加了光子在组织体中传输的路径长度，因此也极大地增加了光子被吸收的可能性。为了体现散射对光损耗的影响，朗伯-比尔定理被改写为修正的朗伯-比尔定理（modified Lambert-Beer's law，MLBL）

$$OD = \alpha CBl + G \qquad (2.24)$$

式中，G 代表背景所引起的损耗；B 称为路径因子（differential pathlength factor，DPF），用来描述由散射引起的光传播路径的加长，B 和吸收系数以及散射系数有关，因此是光波长的函数。

对于生物组织体这样的混沌介质，如果以超短激光脉冲入射，则出射的光可以按照其在组织体中传播的时间被分为三类，分别为弹道光（ballistic light）、蛇形光（snakelike light）和漫散射光（扩散光，diffused light），如图 2.20 所示。在出射光中那些极少一部分不经过散射而从组织体出射的光被称为弹道光，其飞行时间满足 $ct \leqslant l_t$，其中 $l_t = 1/\mu_t$。通过用朗伯-比尔定律可计算得到在此时间内光子没有被散射的概率应该大于 $e^{-1} \approx 37\%$。从弹道光的定义可以看出其具有如下性质：光子具有相同的且最短的光子飞行时间；在光的入射方向出射；保持了入射光的相干性。很显然，对弹道光应用朗伯-比尔定律可以获得满意的结果。在出射光中那些经过少数几次散射就从组织体出射的光被称为蛇行光或准弹道光，蛇行光在组织体内的飞行时间略长于弹道光，其出射方向分布在入射光方向周围较小的立体角内，且基本保持了入射光的相干性，其飞行时间满足 $l_t < ct < l_t'$，其中 $l' = 1/(\mu_a + \mu_s')$。在此时间内光子没有被散射的概率应该小于 37%，但大于 $\exp\left(-\dfrac{l_t'}{l_t}\right)$。弹道光和蛇形光又被统称为早期到达光，可应用式（2.23）。要注意的是，由于组织体是高散射体，早期到达光占出射光的比例微乎其微。研究表明，在 800nm 光照下，在 36 个平均散射自由程之

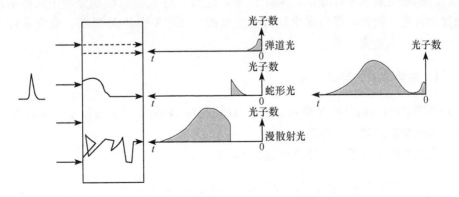

图 2.20 由组织体出射的光子的分类

后，弹道光被衰减 e^{36} 倍，也就是说即使使用最大的允许光强，弹道光的强度降到目前大多数检测系统的检测极限之下，此时对应的组织体的穿透深度只有 4mm。一种减低散射系数从而提高光穿透深度的方法是向组织中加入适当的清透剂（optical clearing agent）[8]，其原理是组织吸收了该清透剂之后可以使局部的相对折射率改变，从而有可能形成折射率匹配而减小散射系数。

由组织体出射的第三类光是经多次散射才从组织体出射的光，被称为扩散光或漫散射光。具体地可以把该类更细地区分为准漫射区（$l_t'<ct\leqslant10l_t'$）和漫射区（$10l_t'<ct$）。由于生物组织体是高散射体，因此扩散光占从组织体出射光的绝大部分。这些经漫射的光子经过了不同的路径到达组织体表面，它们在组织体内传播所经历的飞行时间差异很大，即组织体表面的出射光子数（或光强）是一个时间分布曲线（temporal profile），分布曲线的形状不但和组织体厚度有关，而且和组织体的光学参数有关。由于扩散光在组织体内经历了多次散射，其出射方向几乎是任意的，因此固定在某一个位置上的具有有限面积的探测器只能获得扩散光的很小一部分。

2.4　组织体发光

尽管我们肉眼看不到，事实上任何有生命的物质都发射一种强度为 $10\sim10^4$ 光子/（$cm^2\cdot s$）的超弱光子流，其发射光谱覆盖红外、可见到近紫外的宽谱区，称之为生物自发超弱发光。在这里我们不讨论组织体的自发放光，而只讨论由外因，比如光、电离辐射、超声、化学药物等外界因素所诱导的发光。

生物组织体在光的作用下可以发出荧光和磷光，一般在常温下，生物组织体只发荧光，磷光作用因很难被检测到而通常被忽略。有许多生物分子本身是发荧光的，如维生素 A、叶绿素、NADH 等，还有一些生物组织是分子中某些基团能发射荧光，例如，蛋白质中的芳香氨基酸，tRNA 中的 Y 碱基，而大多数的组织本身是不发荧光的。

2.4.1　生物组织的荧光效应

当用 280nm 的紫外光激发蛋白质或核酸时，会测量到中心位于 350nm 的荧光，那么荧光是如何产生的？

荧光的产生过程可用动力学过程表示为

$$S+h\nu_i \xrightarrow{I_i} S^* \tag{2.25}$$

$$S^* \xrightarrow{k_f} S+h\nu_f \tag{2.26}$$

式中，ν_i 和 ν_f 分别为吸收的光频和发射荧光的光频。前一个式子为光化学初级过程，光吸收速率为 I_i；后一个式子为荧光产生步骤。因此，荧光是物质在吸收了外来激发光并通过光化学过程后发射的波长长于激发光的光。

可以用图 2.21 和图 2.22 进一步解释荧光的产生过程。

大多数的有机分子包括偶数个电子，在基态上，成对的电子占据了大量的具有最低能量的轨道，根据泡利不相容原理，同一轨道上的电子具有方向相反的自旋，也就是净电子自旋为零，这样的态被称为单重态（singlet，S），因此基态是单重态。当分子受到激发后电子会跃迁到没有被占据的具有更高能量的轨道，电子在这个新轨道中的自旋可以和原来的方向一致也可以相反，如图 2.21 所示。如果电子具有和原来相同的自旋方向（即不改变其自旋方向），则这个激发态被称为单重态，否则称为三重态（triplet，T）。激发单重态的寿命很短暂，约为 $10^{-9} \sim 10^{-7}$ s，激发三重态不但具有比单重态更低的能量而且具有更长的寿命，在液体中三重态的寿命为 $10^{-7} \sim 10^{-2}$ s，在固体中为 $10^{-3} \sim 10$ s。

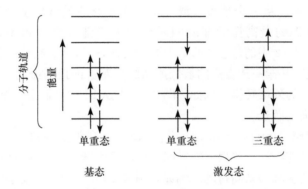

图 2.21　分子轨道上的自旋

假设组织体吸收了不同波长的光辐射产生了如图 2.22 的电子跃迁，电子由基态跃迁到第一单重激发态 S^* 及第二单重激发态 S^{**} 的不同振动能级，电子回到基态可通过如下两个阶段完成：首先是通过无辐射跃迁的方式回到第一单重激发态的最低振动态上，然后由此态通过辐射跃迁和无辐射跃迁方式回到基态。

所谓无辐射跃迁是指以放热的形式将多余的能量辐射给周围环境，它主要包括：

1）同一激发态中的振动弛豫。为了保证占据的最低振动级，电子将迅速地从高振动能级向同一激发态的低振动能级跃迁，这一跃迁过程被称为振动弛豫（vibrational relaxation，VR）。例如图 2.22 中电子从 S^{**} 的第 3 振动级到 S^{**} 的第 1 振动级之间的跃迁，以及从 S^* 的第 3 振动级到 S^* 的第 1 振动级之间的跃迁。

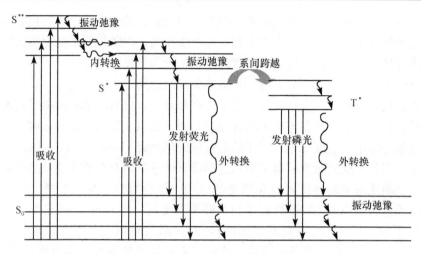

图 2.22　荧光和磷光的产生过程

2）内部转换。从一个单重（或三重）激发态的最低振动级到低一级单重（或三重）激发态的最高振动能级的跃迁称为内部转换（internal conversion，IC）。例如，图 2.22 中的从 S^{**} 的第 1 振动级到 S^* 的第 3 振动级之间的跃迁。

3）外转换。从第一激发态的最低振动级到基态的最高振动级可能采用的无辐射跃迁方式称为外部转换。例如，图 2.22 中从 S^* 的最低振动能级到基态的最高振动能级之间的跃迁。

4）系间跨越（intersystem crossing，ISC）。在单重态和三重态间，由于可能有重叠的振动能级，这些振动能级间也可能发生跃迁，它涉及电子自旋状态的改变，这种跃迁被称为系间跨越。例如，图 2.22 中 S^* 到 T^* 之间的跃迁。系间跨越的速度很小，经历的时间较长。

在电子从激发态向基态跃迁的第一阶段，通过连续的内部转移和振动弛豫这两个无辐射跃迁过程，处于高激发态的电子均迅速地跃迁回至第一激发单重态 S^* 的最低振动能级，并向周围介质放出热。

在第二阶段，电子从最低激发态 S^* 的最低振动能级向基态跃迁，可采取三种方式，其一是仍采用连续的外转换和振动弛豫过程，向周围组织发出热。第二种形式是发出一个光子但不改变其自旋，从而产生了荧光，即 $S^* \Rightarrow S' + h\nu'$，通常荧光的产生在 $10^{-6} \sim 10^{-9}$ s 内完成；第三种方式是发生由单重态到三重态之间的系间转移，而跃迁到三重态的重叠转动能级上，即 $S^* \rightarrow T^*$。从三重态的重叠转动能级的向下跃迁仍然采用振动弛豫过程直至到达三重态的最低振动能级 T_1。由 T_1 到 S_0 的跃迁可能采取辐射跃迁的方式发出磷光，即 $T_1 \Rightarrow S' + h\nu''$，也可能采取外转换和振动弛豫过程。由于 T^* 具有比 S^* 低的能量，因此磷光通常发生在较长的波长范围内。由于到达三重态的内部转换所需要的时间更长，因此磷光的发射比荧光的晚，且磷光的持续时间更长，可达毫秒甚至秒。

由于荧光的产生涉及了吸收和发射两个过程，因此在荧光分析中除了用吸收谱的概念外还经常用到激发光谱和发射光谱的概念。所谓激发光谱是描述不同激发波长的辐射引起物质发射同一波长荧光的相对效率，而如果保持激发光的波长和强度保持不变，得到的发射荧光的光谱分布被称为发射光谱。由上述的荧光产生机制可以看出以下几点：

1) 荧光光谱的形状和吸收光谱的形状极为相似，并且呈现出"镜像"现象，这是由于在 S^* 和 S 上各能级的间距基本相同。

2) 荧光的波长总是比激发波长稍长，荧光与入射光频率的差异被称为斯托克斯频移。

3) 因为不论电子开始被激发到哪一高能级，荧光的产生都是由第一单重激发态的最低振动能级开始的，因此发射光谱的形状和激发光的波长无关。

4) 吸收光时，分子可以由基态跃迁到几个不同的激发态，因而吸收光谱中常可呈现几个吸收带，而发射荧光时，电子仅由第一激发态的最低振动能级降落至基态，所以荧光光谱通常只有一个荧光带。

5) 由于组织体的吸收和激发光的波长有关，因此荧光发射的强度也和激发光的波长有关。实际上，在吸收一个光子之后，荧光发射的可能性就是我们下面要介绍的量子产额。

2.4.2　荧光发光的表征

荧光的发射一般用量子产额、荧光强度、荧光寿命和偏振来表征。

1. 辐射量子效率或产额（quantum yield）

辐射量子效率也称为量子产额，被定义为：$\eta = \dfrac{\text{发出的光子数目}}{\text{吸收的光子数目}}$。它表明了物质发射荧光的本领。尽管几乎所有物质都有吸收光谱，但不是所有物质都发荧光，产生荧光必须具备一定的条件，除了该物质分子必须能够吸收入射光外，还必须具备较高的荧光量子效率。因此，虽然可以说荧光团一定是生色团，但生色团不一定是荧光团，因为如果其 $\eta = 0$ 就不能发射出荧光，而会以其他方式（如热等）将激发能释放出来。

影响量子产额的因素主要有内部因素和外部因素。内部因素包括分子内可进行能量转换的振动能级的数目等。影响量子效率的外部因素主要是物质分子所处的环境，因为环境常常影响分子对能量的吸收和消耗，所以量子产额是一个化合物在恒定的温度、溶剂和其他环境条件下的一个本征的分子参数。

2. 荧光强度

假设强度为 I_0 的激发光入射到媒质中，则根据量子效率的定义和朗伯-比尔定理，能够检测到的荧光强度 I_F 为

$$I_F = \eta I_0 (1 - e^{-\varepsilon lC}) \tag{2.27}$$

式中，l 为样品的厚度；C 为样品中荧光剂的浓度；ε 为荧光剂的摩尔吸收系数。式（2.27）说明，照射光越强，被激发到激发态的分子数就越多，产生的荧光就越强，检测时的灵敏度就越高。

对于极稀的溶液，当 $\varepsilon lC \leqslant 0.05$ 时，由于 $e^{-\varepsilon lC} \approx 1 - \varepsilon lC$，式（2.27）可以简化为

$$I_F = \eta I_0 \varepsilon lC \tag{2.28}$$

也就是可以近似地认为产生的荧光光强和荧光物质的浓度成正比。

3. 荧光寿命

在 δ 脉冲激励下，荧光由其初始强度衰减到 $1/e$ 时所需要的时间称为荧光寿命，用 τ 表示。则时变荧光强度可表示为

$$I(t) = I_0 \exp\left(-\frac{t}{\tau}\right) \tag{2.29}$$

2.4.3　生物组织的自体荧光与外荧光

1. 自体荧光（intrinsic fluorescence 或 autofluorescence）

由生物组织体内固有的荧光团吸收一定波长的光而引起的荧光发射叫作自体荧光。

由于基态具有不同的振动能级，因而每种物质都会发出多个波长的特征荧光，也就是形成荧光带，当然，不同的物质也会发出不同的特征荧光。因此，不同波长的激光激励同一组织，其发出的自体荧光是有差别的，不同组织由于所含荧光物质种类及数量不同，即使被同种波长的激光激励时产生的自体荧光也不同。一般认为，与正常组织相比，病变组织由于其物理、化学特性均发生了变化，对应的自体荧光光谱将发生变化，因此自体荧光光谱的特异性差异反映了病变组织的特异性，这正是自体荧光光谱应用于医学诊断的基础。图 2.23 是正常乳腺组织、良性肿瘤乳腺组织和恶性肿瘤乳腺组织的荧光光谱图[6]。

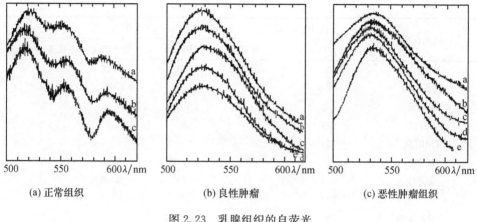

| (a) 正常组织 | (b) 良性肿瘤 | (c) 恶性肿瘤组织 |

图 2.23　乳腺组织的自荧光

2. 外荧光（extrinsic fluorescence）

对于大多数生物组织体来说，其大分子中不含荧光团，因此常需要用一些能发荧光的物质与生物组织大分子共价结合，利用荧光物质的荧光特性来标记所要研究的大分子中的某一基团，这些发荧光的物质分子就叫作外在荧光团，也被称为探剂（probe）。荧光探剂必须具备以下几个条件：①探剂与被研究分子的某一基因必须能特异性地、牢固地结合；②探剂的荧光必须对环境条件灵敏；③结合的探剂不应该影响被研究的大分子的结构特性。

荧光探剂种类繁多，例如在测定蛋白质时，目前常用的探剂有荧光胺（fluorescamine）、丹磺酰氯（dansyl-Cl）和邻苯二甲醛（OPA）等，这些探剂可在一定条件下与蛋白质分子中的氨基结合，但其共同的缺点是自身或其衍生物不稳定、荧光衰减快、水溶性低。常用的探剂还有荧光素的衍生物，如异硫氰酸荧光素（FITC）及氨基荧光素（DTAF），它们的优点是光子产额高，但斯托克斯位移小（约 30nm），因此和激发光谱重叠、背景干扰较严重。表 2.2 列出了一些常用探剂及其光谱特性。

表 2.2　常用荧光剂的光谱特性

荧光探剂	吸　　收		荧　　光		
	波长/nm	$\varepsilon \times 10^{-3}$	波长/nm	量子产额	荧光寿命/ns
丹磺酰氯	330	3.4	510	0.1	13
1,5-I-AEDANS	360	6.8	480	0.5	15
NBD	345	9.5		～1	
FITC	495	42	516	0.3	4
ANS	374	6.8	454	0.98	16

续表

荧光探剂	吸 收		荧 光		
	波长/nm	$\varepsilon \times 10^{-3}$	波长/nm	量子产额	荧光寿命/ns
芘	342	40	383	0.25	100
溴化乙啶	515	3.8	600	~1	26.5
荧光素	492	70	520	0.85	4.5
RBITC	550	12	585	0.70	3.0
TMRITC	550	50	580		
DANS	340	3.4	480~520	0.30	14
荧光铵	394	6.3	475	0.10	7
MDPF	390	6.4	480	0.10	
芘类衍生物	340		375~392		100
phycobiliprorin	510~620	700	580~660	0.50~0.98	

2.5　光热效应和光声效应

光子的行为会受组织体的影响从而使光可以作为诊断的工具，光也可以影响细胞或组织体，此时光就可以用来作为治疗的工具，光热效应（photothermal effect）就是光作为治疗工具的一种典型代表。光热效应是由于组织体在曝光时间内吸收了激光的能量并使其转化成了热，热效应的最终结果是造成了组织的损伤。光热效应是医学上最常用的一种激光与生物组织相互作用之一，也是产生光声效应（optoacoustic effect）的基础。

2.5.1　热的产生

当光入射到组织体时，组织体中的分子吸收光的能量跃迁到高的振动或转动能级，在从高能级向低能级的无辐射跃迁中，分子将能量释放给周围组织，从而引起了周围组织发热。

设入射到组织体表面的光强为 E，单位为 W/cm^2，曝光时间（exposure time）为 T，单位为 s，根据辐射率和组织体的吸收系数 μ_a，可以得到光热密度的表达式为

$$Q = \mu_a ET \tag{2.30}$$

其单位为 J/cm^3。ET 也常被称为辐照曝光量（irradiant exposure），单位为 J/cm^2。光热密度引起的组织体表面温升为

$$\Delta T = \frac{Q}{\rho C_p} \tag{2.31}$$

式中，C_p 为热容，用来描述组织体对热的储存能力（单位为 $J/(g \cdot ℃)$）；ρ 为

密度（单位为g/cm³），不同组织体对热的储存能力不同，例如水的 ρ 等于 1g/cm³，C_p 等于 4.18J/(g·℃)。

另一方面我们可以看到，当组织体表面被光照射之后，由于光被表面组织或浅层组织吸收，使得到达深层组织的辐射度减少，进而在深层组织内引起较小的温升，在深度 z 处可能引起的温升为

$$\Delta T(z) = \Delta T_0 e^{-\mu_a z} \tag{2.32}$$

当温升为表面温升的 1/e 时，对应的深度为 $\delta = \dfrac{1}{\mu_a}$，$\delta$ 也被称为光学穿透深度（optical penetration depth）。

式 (2.30)~式 (2.32) 表明，组织体内的温升或组织损伤的程度主要取决于辐射能量密度、曝光时间和组织体的参数。从辐射度的定义可知，辐射度的大小取决于光波长、功率密度以及光斑尺寸等的大小。在光热效应中，对热的产生和传播起主要作用的组织体的参数是组织体的吸收系数和热容。由于吸收系数也和入射光的波长有关，因此组织体内的温升对入射光波长具有很大的依赖性，在可见光和紫外区，由于黑色素和血红蛋白的吸收较高，热的作用主要取决于组织体中黑色素和血红蛋白这样的大分子的含量，在红外区，水的吸收系数以几个数量级大小增加，因此在此波段水对光热效应起到重要的作用。所以我们可以看到对于人体的不同部位，同样的曝光时间和光辐照密度，组织体所受到的损害程度是不一样的。

2.5.2　热在组织体中的传导

影响局部热损伤的另一因素是由于热量在组织体内的传输导致的热流失。组织体经激光曝光后，热传导使得热量传播到未被曝光的组织中，从而一方面导致未被曝光区域温度升高，另一方面也导致曝光区域温度降低。

研究热在组织中的传输实际上就是研究辐射在组织中的传播，第三章所描述的辐射传输方程及其近似解法均适用于描述热在组织体中的传播，我们在这里只介绍一些参数。

用 α 代表某种物质的热扩散率（thermal diffusivity），单位为 W/(m·K)，对于生物组织体 $\alpha \approx 0.06 + 0.57 \dfrac{\rho_{水}}{\rho}$。接着，再定义一个描述组织动态温度的参数——温度传导率（temperature conductivity）

$$\kappa = \frac{\alpha}{\rho C_p} \tag{2.33}$$

对于液态水和大多数的组织来说 $\kappa \approx 1.4 \times 10^{-7}$ m²/s。

温度经过传导后减少到其峰值的 1/e 时所经过的距离称为热穿透深度

(thermal penetration depth)，由式

$$d_{\text{therm}}(t) = \sqrt{4\kappa t} \tag{2.34}$$

决定。对于水，在 $1\mu s$ 内热量传导距离大约为 $0.7\mu m$。

当光学穿透深度 δ 等于热穿透深度 d_{therm} 时所经过的时间我们称为热弛豫时间 $T_{\text{relax}} = \dfrac{\delta^2}{4\kappa}$。弛豫时间可以理解为：当曝光时间 t 或光脉冲持续时间大于弛豫时间时，热的扩散距离将远大于光穿透深度，也就是说热可影响到光所穿过的所有组织，甚至会影响到光所不能达到的区域，此时常常伴随着显著的或可测量的热效应。相反，当光脉冲持续时间小于弛豫时间时，热传导距离小于光学穿透深度，热效应通常可以忽略。由于吸收系数以及光学穿透深度与波长有关，热弛豫时间也和光波长有关，计算表明，水在光波长为 $3\mu m$ 处具有最大的吸收也具有最小的弛豫时间，约为 $1\mu s$。在医疗实践中，为了减少热损伤对周围组织的影响，通常调整激光脉冲的持续时间使其小于 $1\mu s$，这就是所谓的"$1\mu s$ 法则"。

2.5.3　热对组织体的效应及其应用

光照射组织体后因为组织体的吸收作用而引起热效应，从而引起组织体温度的升高，温度升高可产生可逆和不可逆两种组织体损伤过程，损伤程度可分为体温过高、凝结、汽化和碳化。其中体温过高是可逆过程，而其他几种属于不可逆过程，如图 2.24 所示。

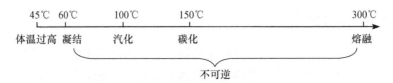

图 2.24　组织体受损伤的程度和温度的关系

体温过高：正常体温为 $37℃$，体温过高是指当组织体温度处于 $42\sim50℃$ 范围内的一种状态，如果此温度持续几分钟则大部分组织将坏死。

凝结：当组织体温度达到 $60℃$ 时，蛋白质和胶原蛋白会产生变性作用，导致组织产生凝结并且细胞坏死，宏观上可看到组织变暗。但要注意的是，当组织体的温度低于 $60℃$，例如采用不高于 $60℃$ 的热疗时，细胞是否存活还依赖于温度的持续时间和组织向周围散热情况。凝结作用的医学应用包括治疗肿瘤的激光诱导间质热疗法，其基本思想是把激光射到需要凝结的组织或肿瘤上，然后把肿瘤组织加热到 $60℃$ 以上使肿瘤组织凝结，和通常的外科手术相比，激光诱导间质热疗法很少发生大量的出血现象。

汽化：在 $100℃$ 时组织体中的水开始汽化并形成气泡，从而引起组织基团的

机械破裂和热分解。要注意的是水的汽化从某种意义上讲是有益的,这是因为汽化过程带走了一部分热,从而有助于防止附近其他组织温度的大量升高,只有当所有水分子都被汽化而曝光仍在持续时,组织的温度才会持续升高。

碳化:当组织温度升高到150℃时,组织开始碳化,组织体变黑,即碳化现象发生了。在激光的医学应用中,在任何病例中都应该尽量避免碳化作用的发生,这是由于组织会在比碳化温度低的温度下坏死。在临床上,碳化具有副作用,例如在外科手术中碳化作用会导致可见度降低。

熔融:当组织体的局部温度达到300℃时就会发生熔融现象,此时组织体的表面产生熔融物质和气泡。

要注意的是,组织体的损伤是曝光能量、曝光时间以及组织体特性的综合效应,如果提供了足够的功率密度和曝光时间,任何类型的激光器都可使组织体碳化和熔融。

2.5.4 光声效应[9]

脉冲激光器具有声光转换效率高的优点,因此通常被作为光声成像中的激励源。当脉冲光被空间展开并通过组织体时,组织体的吸收使样品内沉积了与组织光学参数相关的能量分布,从而短时间使组织体发热。周期性热流使周围的组织热胀冷缩,即产生热弹效应,热弹效应激发超声波,此效应称为光声效应。当激光脉冲消失后组织体恢复原状,因此热弹效应是具有可逆性的。尽管热弹效应的光声转换效率较低,例如对于液体其效率低于10^{-4},但此强度的超声信号在现有的技术条件下可被通常的超声设备检测到。当激光脉冲足够短时,产生的光声信号幅值与能量的沉积成正比,其空间模式由吸收系数的分布决定,因此光声图像能够反映组织体中的吸收体的分布,利用光声检测可以实现无创的组织参数分布的测量,即用光声图像实现光声诊断。

和X射线成像技术相比,光声成像(photoacoustic imaging,PI)对人体伤害很小。目前光声效应的图像分辨率可以达到和通常的超声检测相当的水平。而和超声检测相比,光声成像具有更高的对比度,这是由于普通超声成像依赖于超声探头发射超声波,其对比度来源于组织的声阻抗差异,而光声检测利用内源性超声,其对比度来源于组织体内部吸收系数的分布。不仅如此,和其他光学成像方法一样,光声检测还具有现有成像技术所不具有的功能成像能力。

光声成像的更多内容将在第七章中介绍。

2.6 光化学效应[5,10]

由光所引起的物质化学结构改变的所有过程被称为光化学反应(photochemical reaction）。光化学反应在日常生活中十分普遍，如光合作用、橡胶的老化、氧变为臭氧和照相底片的感光等。

光化学反应遵守三个定律。

1）光化学反应第一定律：只有被反应体系吸收辐射光才能产生有效的光化学反应。

2）光化学反应第二定律或爱因斯坦定律：在光化学反应的初始阶段，体系吸收一个光子就能或一般只能活化一个分子。在高功率密度激光的作用下一个分子还有可能与两个甚至多个光子进行能量交换，而发生光化学反应。

3）光化学反应第三定律：反应体系吸收的光强度 I_a 和入射光强度 I_0 之间遵循朗伯-比尔定理。

上面的定理表明：只有能被分子吸收的光子，才能在系统中导致化学反应，即光化反应具有波长选择性。

在光化学反应过程中，生色团化合物被注入组织体中，它能够和目标分子结合并在原来没有吸收能力的分子中引起光吸收，生色团在此也被称为光敏物质（photosensitizer）。如图 2.25 所示，在受到相应波长（可见光、近红外光或紫外光）光照后，光敏剂吸收光子能量，由基态变成激发态 S^*。处于单重态 S^* 上的光敏剂分子的向下跃迁可以采用光物理过程或光化学过程释放出能量而返回基态。

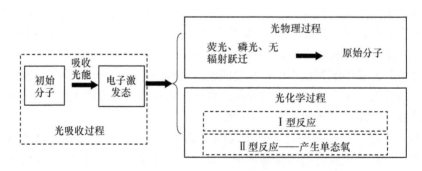

图 2.25　光物理和化学反应过程

正如我们在 2.4 节中所介绍的，物理过程通过产生荧光、磷光或无辐射跃迁的方式而释放能量。当处于 S^* 的分子通过系间跨越释放能量给周围物质从而跃迁到 T^* 后，其再向下的跃迁有可能引发后续的光化学反应，根据光敏剂分子是与基质反应还是与三重态氧分子反应可将光化学反应分为 Ⅰ 型和 Ⅱ 型反应两种。光敏剂分子直接与邻近的基质发生反应释放出能量回到基态 1S，称为 Ⅰ 型反应。例如，用 H-A 表示和氢键相连的基质，T^* 表示处于受激三重态的光敏物质，Ⅰ 型反应的一种形式可以表示为：

氢转移

$$T^* + H\text{-}A \longrightarrow SH^* + A^* \tag{2.35}$$

过氧化氢的形成

$$SH^* + {}^3O_2 \longrightarrow 1S + HO_2^* \tag{2.36}$$

在这里，三重态光敏物质首先与非氧的基质分子相互作用，结果是放出自由中性的原子团，如图 2.25 所示。进一步和三重态氧反应可以导致过氧化氢形成，如式（2.36）所示。I 型反应的另一种形式是放出离子化的基团并进一步反应形成过氧化负离子。

光致敏物质的三重态也可以直接与邻近的三重态氧分子相互作用，使氧分子的电子自旋发生改变从而使三重态氧分子接收能量转化为单重态氧，单重态的氧再和基质分子发生作用生成氧化的物质，这一过程称为 II 型反应。II 型反应可以表示为：

分子内部交换

$$T^* + {}^3O_2 \longrightarrow 1S + O_2^* \tag{2.37}$$

去活化

$$O_2^* + A \longrightarrow AO_2 \tag{2.38}$$

化学过程可以生成大量的活性氧，其中最主要的是单重态氧，活性氧能与多种生物大分子相互作用并使之氧化，从而损伤细胞结构或影响细胞功能，因而能够产生治疗作用。激光医学物理领域中广泛采用的光动力疗法（photodynamic therapy，PDT）的基础就是光化机理，具体原理我们将在第八章中介绍。

光化学作用一般发生在低功率密度（$1W/cm^2$）和长曝光时间（秒量级）下。根据光化学效应是电子态变化引起的还是分子键振动引起的，激发光化学过程的光波长可以位于紫外、可见和近红外波段甚至中红外和远红外波段。不同波长的光所引起的光化反应的效率是不同的。这一个特性可以用表征光化反应效率与激光波长相互关系的光化反应作用光谱曲线来表示。另外由于激光具有的高度时空相干性、能量集中性和好的方向性，其引发的光化学作用将更加激烈。

参　考　文　献

[1] 张镇西. 光与生物组织体的相互作用——原理与应用. 西安：西安交通大学出版社，2006

[2] Wang Lihong V，Wu Hsin-I. Biomedical Optics：Principles and Imaging. New Jersey：Wiley，2007

[3] Tuan Co-Dinh. Biomedical Photonics Handbook. New York：CRC Press，2003

[4] 沈世杰，刘炳玉，李清，等. 人乳腺癌组织的特征红外光谱研究. 光谱学与光谱分析，

2000，120（1）：28～30

［5］谢树森，雷仕湛. 光子技术. 北京：科学出版社，2004

［6］Maruo K，Tsurugi M，Chin J，et al. Noninvasve blood glucose assay using a newly developed near-infrared system. IEEE in Quantum Electronics，2003，9(2)：322～330

［7］佟偏，叶松，安利民，等. 鳞癌及其癌旁组织的共聚焦激光拉曼光谱分析. 吉林大学学报，2004，30(5)：813～816

［8］Wang R K K，Xu X Q，Tuchin V V，et al. Concurrent enhancement of imaging depth and contrast for optical coherence tomography by hyperosmotic agents. J. Opt. Soc. Am. B-Opt. Phys. ，2001，18：948～953

［9］苏翼雄. 二维光声成像技术在医学检测中的基础研究. 天津：天津大学博士论文，2006

［10］堀江一之，牛木秀治，威尼克 F M. 分子光子学——原理及应用. 张镇西等译. 北京：科学出版社，2004

第三章　描述光在组织体中传播的数学模型

我们知道对于纯吸收物质和弱散射物质，可以用朗伯-比尔定律描述可测量的出射量（如光强）与物质特性光学参数（吸收系数和散射系数等）之间的关系，那么对于生物组织体这样的高散射体，如何描述可测量的出射量与组织体的吸收系数和散射系数之间的关系呢？也就是如何用数学的方法描述光在组织体中的传播行为呢？宏观上讲，光在生物组织体中的传播可近似等价为随机媒质中的多次散射效应，而在历史上处理此类问题有两种不同的方法：解析理论（analytic theory）和输运理论（transport theory）[1~5]。

解析理论从基本的麦克斯韦波动方程出发，引入粒子的电磁吸收和散射特性，并获得相关统计量的微分-积分方程，这些统计量如方差和相关函数等。由于该理论原则上考虑了光波的多次散射、衍射和干涉效应，因此它在数学上是严格的，但在实际应用中该理论不可能得到完全包括这些效应的通用解，产生有用解的各种模型（如 Twersky 理论、图解法以及 Dyson 和 Bethe-Salpater 方程等）都是近似的，只适用于一定的参数范围。

另一方面，输运理论不是从波动方程出发，而是直接讨论能量通过包含粒子的介质时的输运问题。该理论的研究方法比较直接，但缺乏解析理论所具有的数学严谨性。尽管该理论在描述单粒子吸收和散射特性时考虑了光的衍射和干涉效应，但就输运理论本身而言并不包括波动效应。在输运理论中假定辐射场之间不存在相关性，因此只涉及功率叠加而非场叠加。输运理论又被称为辐射传输理论，由 Schuster 于 1903 年首创，它等价于分子动力学和中子传输理论中所用的玻耳兹曼辐射传输方程（radiative transfer equation，RTE），能够灵活地处理许多随机媒质中的物理现象，除这里所研究组织光学问题，该方程已被广泛地应用于大气光学、海洋光学和辐射能天际传播等学科[6,7]。

在组织光学领域，光传输过程建模的目标是发展任意组织内光子分布特性的准确快速的数学定量方法，预测实际应用所需要的内部光子密度分布和边界反射及透射光流量，它包括两个层次的含义：其一是建立精确模型作为评价其他特定应用模型的"金标准"；其二是针对组织光学具体应用中的特定条件发展快速有效的实用模型，作为反射或透射模式定量组织光谱或成像技术的理论基础。当忽略光的波动性时，组织体中光传播过程的精确建模即等价为一个全时域辐射传输方程的求解问题，而该方程的解析解在通常情况下是不存在的，折中方案包括采用基于统计技术，如蒙特卡罗（Monte-Carlo，MC）或随机行走的精确数值解以及基于简化过程的近似解，如扩散方程（又称为漫射方程）、Kubelka-Munk 理论（K-M 模型）、加-倍（adding-doubling，AD）法以及近年来发展的辐射传输离散坐标法和高阶近似法等。为使叙述更加明晰起见，图 3.1 给出了组织光学中主要的光传输模型及其层次关系，其中阴影部分为本章的主要论述内容，涵盖了当前各种应用领域常用的模型。

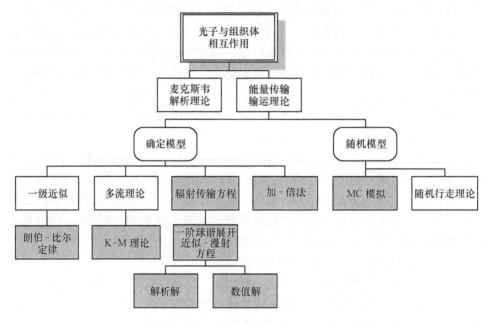

图 3.1　主要光传输模型的层次关系图，其中阴影框为当前
各种生物医学光子学应用领域常用的建模方法

3.1　离散粒子统计模型：MC 模拟

MC 模拟是广泛用于物理领域处理粒子输运问题的随机统计方法，又称随机抽样或统计实验方法[8~13]。MC 方法思想的正式提出可追溯到 20 世纪初，现代 MC 方法则是由 Fermi、Von Neumann 和 Ulam 等于第二次世界大战期间，在原子弹的秘密研究中为解决中子输运问题而建立起来的。其基本思想是首先建立一个与物理过程对应的概率模型或随机过程，并且通过一系列的随机数来模拟这个过程，然后通过对模型或过程的观察或抽样试验来计算所求参数的统计特征，最后给出所求解的近似值。1966 年 Kurosawa 首次将此方法引入到半导体输运问题研究中，此后 MC 方法便广泛用于研究各种媒质在不同条件下的粒子输运问题。1983 年 Wilson 等开始将 MC 方法应用到组织光学领域，探讨光子在组织体中的传输规律，自此，MC 方法作为一种普适的模拟手段广泛应用于组织体光谱与成

像技术中，研究的方面包括：光子传输的时间和空间分辨漫射特性分析，实用光传输模型有效性验证，光动力疗法（photodynamic therapy，PDT）中光辐射剂量分布定量和优化等，其中 Lihong V Wang（汪立宏）等在 1995 年发展了通用的 MC 程序，用于模拟多层组织内稳态光的传播过程。MC 光传输模型将光辐射处理成光子流，其中每个光子在组织体内按照与其物理行为相一致的规律和组织体随机发生作用，如随机行走、散射和吸收等，通过对这些随机事件的追踪和统计以获得待求的物理量。因此 MC 方法本质上是对光子与组织体的二次相互作用进行随机抽样。

MC 光传输模型通常以下列假设为基础：

1）假设光子为弹道粒子，忽略光的波动性如干涉和衍射效应。

2）组织体的光学特性由吸收系数 $\mu_a(r)$、散射系数 $\mu_s(r)$、平均散射余弦 g、折射率 n 决定，并且这些参数已知。

3）进一步假设相位函数与入射和散射的绝对方向无关而仅为相对散射角 $\theta = \cos(\hat{s} \cdot \hat{s}')$ 的函数。

4）散射是弹性碰撞，光子的能量散射前后保持不变。

5）组织体对光子的吸收不影响其光学特性。

6）其他现象如荧光效应等忽略不计。

MC 方法中比较关键的一步是用随机抽样的数来模拟随机事件。由计算机产生的随机数一般在某一区间（例如 0～1）内均匀分布，而实际数值模拟过程中要求所产生的随机数可以模拟某一随机事件，即要求该随机数具有一定的统计规律。由均匀分布的随机数转化成具有一定规律分布的随机数就是所谓的随机抽样过程。

现举例说明随机抽样原理。假设某随机变量 x 的统计分布规律为 $p(x)$，$p(x)$ 表示变量 x 的概率密度。变量 x 在区间 $[0, a]$ 取值，根据概率密度归一化原理则有

$$\int_0^a p(x)\mathrm{d}x = 1 \tag{3.1}$$

可以证明，概率密度函数 $p(x)$ 在区间 $[0, x]$ 的取值为 $[0, 1]$ 域均匀分布的一个随机数 R，则有

$$\int_0^x p(\xi)\mathrm{d}\xi = R \tag{3.2}$$

积分以后可以得到 $x = x(R)$，即用一个均匀分布的随机数表示了满足具有统计分布规律 $p(x)$ 的随机变量 x。

MC 模型有多种实现方法，其中最主要的有两种：模拟 MC 法（analogue Monte-Carlo，AMC）和方差减小 MC 法（variance reduction Monte-Carlo，VRMC）。

在 AMC 模型中，光子的权重保持为常数 1，在其连续随机行走过程中或被组织体彻底吸收，或离开所关心区域永不返回。光子的行进可以用图 3.2 表示。

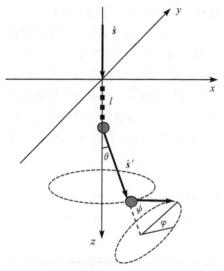

图 3.2 MC 模型中的光子行进方向表示

为了记录光子的轨迹，采用了三套坐标系，其中一个全域笛卡儿坐标系用来追踪光子，其 xy 平面和待研究的组织体表面重合，光的入射方向与 z 轴重合；另一个坐标系为全域的圆柱坐标系，其 z 轴与全域笛卡儿坐标系的 z 轴重合；最后一个坐标系为移动的球坐标系，用来计算散射角，其 z 轴动态变化但始终与光子的行进方向重合。AMC 具体实现过程为：

（1）初始化

假设从坐标系 o-xyz 的原点位置发射光子。通常 MC 模拟的是无限细笔型光束垂直入射情况，此时对每一个光子都有 $z=0$，$r=0$，$\theta=0$。

在实际物理问题中入射光束是具有一定截面的均匀平面光束、高斯光束且具有一定入射角度，这时 r，θ 应根据其相应的分布规律随机赋予初始值，当然这种方法非常费时，因为对于光源尺寸内的每一个入射位置都需运行一次 MC 模拟。在实际中，如果无限窄束光照射和宽束光照射下媒质没有改变且其光学参数不随时间发生变化，则宽光束的响应可以简单地用无限细笔型光束垂直入射时的响应（也称格林函数，Green's function）与宽光束光源的强度分布函数的卷积得到。

（2）光子行走距离的判定

总衰减系数是单位长度内发生吸收或散射的概率，可以证明，光子在组织体内自由行走的步长大于 l_1 的概率为

$$P(l \geqslant l_1) = \mathrm{e}^{-\mu_t l} \tag{3.3}$$

在步长为 （0，l_1） 之间发生吸收或散射的概率为

$$P(l < l_1) = 1 - P(l \geqslant l_1) = 1 - \mathrm{e}^{-\mu_t l} \tag{3.4}$$

随机抽样可得：光子与组织体两次交互作用之间的自由行程 l 的随机产生公式为

$$l_1 = -\frac{1}{\mu_t} \ln R_1 \tag{3.5}$$

式中，R_1 为 ［0，1］ 域均匀分布的随机数。

（3）在交互位置，光子与组织体作用方式的判定

在交互位置，根据待研究的组织体的局部光学参数值，光子的散射概率为 $P_s = \mu_s / \mu_t$，吸收概率为 $P_a = \mu_a / \mu_t$，于是可用另一个 ［0，1］ 域均匀分布的随机数 R_2 确定光子与组织交互作用，即若 $R_2 < P_s$，光子被散射而继续随机行走；否则，光子被彻底吸收，重新发射一个光子，重复以上过程。

（4）若光子被散射，其后的行进方向的判定

当光子不是被吸收而是被散射时，其散射方向由相对于原行进方向的经纬角 (φ, ψ) 决定。

纬角 ψ 由 Henyey-Greenstein 相位函数（2.19）控制，随机抽样可得

$$R_3 = \int_{-1}^{\cos\psi} p(\cos\psi)\mathrm{d}\cos\psi = \int_{-1}^{\cos\psi} \frac{1-g^2}{2(1+g^2-2g\cos\psi)^{3/2}}\mathrm{d}\cos\psi \qquad (3.6)$$

R_3 为另外 $[0, 1]$ 域均匀分布的独立随机数。由式（3.6）解得，当 $g \neq 0$ 时

$$\cos\psi = \frac{1}{2g}\left[1+g^2-\left(\frac{1-g^2}{1-g+2gR_3}\right)^2\right] \qquad (3.7)$$

当 $g=0$ 时，由 Henyey-Greenstein 相位函数的公式得：$p(\cos\psi)=\frac{1}{2}$，因此有

$$R_3 = \int_{-1}^{\cos\psi} p(\cos\psi)\mathrm{d}\cos\psi = \frac{1}{2}(\cos\psi+1) \qquad (3.8)$$

即

$$\cos\psi = 2R_3 - 1 \qquad (3.9)$$

考虑到散射是关于原传播方向轴对称的，所以经角 φ 为 $0\sim2\pi$ 之间均匀分布，即 $p(\varphi)=\frac{1}{2}$，根据随机抽样得

$$\varphi = 2\pi R_4 \qquad (3.10)$$

R_4 为 $[0, 1]$ 域均匀分布的独立随机数。

综合以上可得，散射之后的方向角可表示为

$$\begin{cases} \varphi = 2\pi R_4 \\ \psi = \begin{cases} \arccos\left\{\dfrac{1}{2g}\left[1+g^2-\left(\dfrac{1-g^2}{1-g+2gR_3}\right)^2\right]\right\}, & g \neq 0 \\ \arccos(2R_3-1), & g = 0 \end{cases} \end{cases} \qquad (3.11)$$

若光子原行进方向余弦为 $\hat{s}=[s_x, s_y, s_z]$，相对于该方向以角度 (ψ, ϕ) 散射，则新的行进方向余弦为 $\hat{s}'=[s_x', s_y', s_z']$ 为

$$\begin{cases} s_x' = \dfrac{\sin\psi}{\sqrt{1-s_z^2}}(s_x s_z\cos\varphi - s_y\sin\varphi) + s_x\cos\psi \\ s_y' = \dfrac{\sin\psi}{\sqrt{1-s_z^2}}(s_y s_z\cos\varphi - s_x\sin\varphi) + s_y\cos\psi \\ s_z' = -\sin\psi\cos\varphi\sqrt{1-s_z^2} + s_z\cos\psi \end{cases} \qquad (3.12)$$

或当 $|s_z| > 0.9999$ 时

$$\begin{cases} s_x' = \sin\psi\cos\phi \\ s_y' = \sin\psi\sin\phi \\ s_z' = (s_z/|s_z|)\cos\psi \end{cases} \qquad (3.13)$$

（5）散射后位置的决定

根据散射方向抽样确定散射后的新方向之后，则必然要解决新旧坐标如何变换的问题。这里采用直角坐标系，假设光子的当前位置为 (x, y, z)，那么光子经 l 步长发生散射时的新位置是 (x', y', z')，即

$$\begin{cases} x' = x + s'_x l \\ y' = y + s'_y l \\ z' = z + s'_z l \end{cases} \tag{3.14}$$

（6）边界的处理

光子通过如上（1）～（5）的过程有可能到达边界。如果根据坐标值的判断光子已经到达边界，则必须考虑当光子跨越不同组织体边界时将发生的内反射，发生内发射的概率由菲涅耳反射系数决定，即

$$R(\theta_i) = \frac{1}{2} \left[\frac{\sin^2(\theta_i - \theta_t)}{\sin^2(\theta_i + \theta_t)} + \frac{\tan^2(\theta_i - \theta_t)}{\tan^2(\theta_i + \theta_t)} \right] \tag{3.15}$$

式中，入射角 θ_i 和折射角 θ_t 满足 Snell 折射定律：$n_i \sin\theta_i = n_t \sin\theta_t$，这里 n_i 和 n_t 分别为组织体和环境之折射率。在 MC 模拟中，光子在边界是否发生内反射由一个 $[0, 1]$ 域均匀分布的独立随机数 R_5 决定。若 $R_5 < R(\theta_i)$，光子被内反射；否则，光子溢出边界。

当发生内反射时，反射光子的新行进方向由反射定律决定。

AMC 技术如其名称所示，被认为是对真实物理过程最直接的描述，它在统计上具有无偏估计特性，但其方差也最大，并且为了达到可信的统计结果，该算法需要追踪的光子数十分巨大（$>10^8$），因而模拟所需时间很长。在实际应用中为改善 MC 模拟的效率，人们广泛使用 VRMC 技术。VRMC 和 AMC 的主要区别在于对光子的处理，AMC 中光子的行为与真实物理过程一致，光子依概率或被完全吸收、或被散射。而在 VRMC 中，光子被处理成具有一定初始权值 W_0 的光子包，设 W_k 为第 k 次光子与组织体交互作用前的权重，$a = \mu_s/\mu_t$ 为反照率，则交互作用后的权值为

$$W_{k+1} = W_k a \tag{3.16}$$

权值更新后的光子包的散射规律同 AMC。当光子权值小于一给定阈值 W_{th}（比如 0.0001）后，该光子的继续传播对测量贡献甚微，但为了避免简单中断所带来的光子分布不连续性以及保持能量守恒原则，通常采用俄罗斯轮盘赌（Russian roulette）中断技术，它给予光子包 mW 权值的生存机会（例如 $m=10$），即若 $[0, 1]$ 域均匀分布的独立随机数 $R_6 \leqslant \frac{1}{m}$，则令 $W_{k+1} = mW_k$，光子包继续传播；否则，$W_{k+1} = 0$，光子包消失。

VRMC 的计算效率比 AMC 高得多，一般用 10^6 个光子包即可达到满意的近

似结果。由于 VRMC 模拟与真实物理现象有一定差异，因此其估计是有（下）偏的，但其方差最小。VRMC 模拟的流程如图 3.3 所示。

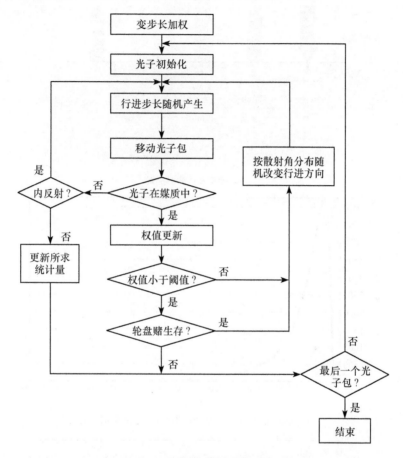

图 3.3　VRMC 模拟过程流程图

图 3.4 为半无限组织模型的时间分辨 MC 模拟。其中图 3.4（a）为模型及探测器配置：准直无限窄束光源垂直入射边界上的一点，媒质的光学参数为 $\mu_a = 0.01\text{mm}^{-1}$，$\mu_s = 10\text{mm}^{-1}$，$g = 0.9$，$n = 1.4$，注入 10^8 个光子，分别在离光源 5mm、10mm、20mm 处放置半径为 0.5mm、数值孔径为 0.27 的采集光纤。图 3.4（b）中的三条曲线分别对应在光源与探测器距离（source-detector separation，SDS）为 5mm、10mm、20mm 处出射光子强度随时间的变化。由图可见，随着 SDS 的增大，介质对入射光的吸收和散射作用增强，出射光的强度随之减小，光子最快出射时间（对应 SDS 的时间）也相应增大。图 3.4（c）为归一化的光子强度与时间关系曲线，随着 SDS 增大，曲线逐渐展宽，光子平均飞行时间增大。同时，由于出射光子的减少，曲线信噪比（signal to noise ratio，SNR）减小。在 AMD Athlon 3200＋，1GB DDR400 计算机上运行该程序并得到上述结果耗时约 3h33min。

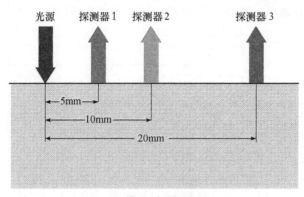

(a) 模型及探测器配置

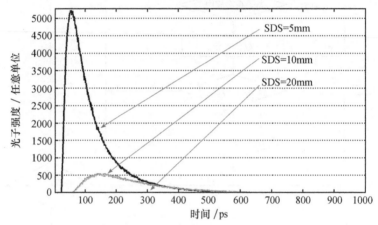

(b) 不同光源与探测器距离时出射光子强度随时间的变化

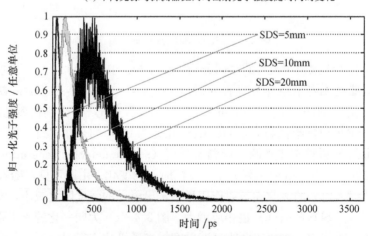

(c) 归一化的光子强度与时间关系曲线

图 3.4　半无限组织模型的时间分辨 MC 模拟

如上所述，MC 模型的基本优势是：①实现简单，模拟准确，其运行过程只需组织体的几个局部光学参数；②可模拟任意几何形状、边界条件和光学参数分布下的光传播行为；③能够在输出量中自然地引入本征的泊松噪声性能，从而有效地建立实验统计模型。尽管巨大的计算量限制了其在实际应用中的实用性，但作为一个模拟光子输运实际物理过程的最直接、最有效和最可信的方法，MC 模拟对基于其他光传输模型的光谱检测和成像技术的有效性验证起着十分重要的作用。

3.2　连续粒子模型：玻耳兹曼辐射传输方程

在正式建立玻耳兹曼方程之前，我们首先给出一些重要物理量的基本定义，包括辐射率、通量、能量密度及流量率等，其中最基本、最重要的量是辐射率。

考虑随机媒质中 r 点的波动能量流，波的频率、相位和振幅经受某种随机的时间变化，导致其功率通量密度矢量（poynting 矢量）的大小和方向也随时间连续变化。对于某个确定的方向 $\hat{s}$，位于中心频率 ν 的单位频宽、单位立体角内的平均功率通量密度称为谱辐射率（spectral radiance）或亮度（brightness），记为 $\phi_\nu(r, \hat{s}, t)$，单位为 $W \cdot m^{-2} \cdot sr^{-1} \cdot Hz^{-1}$。$\phi(r, \hat{s}, t) = \phi_\nu(r, \hat{s}, t)$。$\Delta\nu$ 称为辐射率（radiance），单位为 $W \cdot m^{-2} \cdot sr^{-1}$。参考图 3.5，在立体角 $d\Omega$ 内通过单位法向矢量为 $\hat{s}_0$ 的面元 dA、频率间隔 $d\nu$ 的功率为

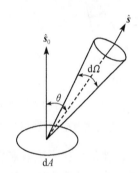

图 3.5　辐射率及功率关系

$$dP = \phi(r, \hat{s}, t)\cos\theta dA d\Omega d\nu \tag{3.17}$$

对辐射率 $\phi(r, \hat{s}, t)$ 在前向范围（$0 \leqslant \theta \leqslant \pi/2$）的 2π 立体角进行积分，称为前向通量密度

$$\Gamma_+(r, \hat{s}_0, t) = \int_{(2\pi)_+} \phi(r, \hat{s}, t)\hat{s} \cdot \hat{s}_0 d\hat{s} \tag{3.18}$$

同理，我们可定义后向通量密度为辐射率 $\phi(r, \hat{s})$ 在后向范围（$\pi/2 \leqslant \theta \leqslant \pi$）的 2π 立体角进行积分

$$\Gamma_-(r, \hat{s}_0, t) = \int_{(2\pi)_-} \phi(r, \hat{s}, t)\hat{s} \cdot (-\hat{s}_0)d\hat{s} \tag{3.19}$$

对于辐射表面，前向通量密度 Γ_+ 称为辐射出射度（radiant emittance），而当通量入射到表面上，后向通量密度 Γ_- 称为辐照度（irradiance）。Γ_+ 与 Γ_- 之和为总通量密度 Γ，即

$$\Gamma(r, \hat{s}_0, t) = \int_{4\pi} \phi(r, \hat{s}, t)\hat{s} \cdot \hat{s}_0 d\hat{s} = J(r, t) \cdot \hat{s}_0 \tag{3.20}$$

式中

$$J(\boldsymbol{r},t) = \int_{4\pi} \phi(\boldsymbol{r},\hat{s},t)\hat{s}\mathrm{d}\hat{s} \qquad (3.21)$$

称为通量密度矢量或光子流，代表了单位面积上净功率通量的大小和方向。除此之外，还定义一个 $\phi(\boldsymbol{r},\hat{s})$ 的全立体角积分标量，称为流量率（fluence rate or fluence）或强度（intensity），单位为 $\mathrm{W} \cdot \mathrm{m}^{-2}$。

$$\Phi(\boldsymbol{r},t) = \int_{4\pi} \phi(\boldsymbol{r},\hat{s},t)\mathrm{d}\hat{s} \qquad (3.22)$$

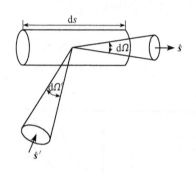

图 3.6 从 $\hat{s}$ 方向入射到体积 $\mathrm{d}s$ 上的辐射率被散射到 $\hat{s}$ 方向

而 $\Phi(\boldsymbol{r},\ t) = \dfrac{\Phi_1(\boldsymbol{r},\ t)}{c}$ 为能量密度，单位为 $\mathrm{J} \cdot \mathrm{m}^{-3}$；$\Phi(\boldsymbol{r},\ t) = \dfrac{\Phi_1(\boldsymbol{r},\ t)}{ch\nu}$ 为光子密度，单位为 m^{-3}。其中 c 为光在组织体中的传播速度，$h\nu$ 为单个光子的能量。

定义了上述基本量后，假设辐射率为不随时间变化，考察入射到一个具有单位截面、长度为 $\mathrm{d}s$ 的柱形体元上的辐射率 $\phi(\boldsymbol{r},\ \hat{s})$。如图 3.6 所示，设 ρ 为体元处的粒子密度，σ_a 和 σ_s 分别为吸收和散射截面，则体元包含 $\rho \mathrm{d}s$ 个粒子、被每个粒子吸收和散射的功率为 $\sigma_\mathrm{a}\phi(\boldsymbol{r},\ \hat{s})$ 和 $\sigma_\mathrm{s}\phi(\boldsymbol{r},\ \hat{s})$。由朗伯-比尔定律，通过体积元后的辐射率变化为

$$\mathrm{d}\phi(\boldsymbol{r},\hat{s}) = -\rho \mathrm{d}s(\sigma_\mathrm{a}+\sigma_\mathrm{s})\phi(\boldsymbol{r},\hat{s}) = -(\mu_\mathrm{a}+\mu_\mathrm{s})\mathrm{d}s\phi(\boldsymbol{r},\hat{s}) \qquad (3.23)$$

式中，$\mu_\mathrm{a}=\sigma_\mathrm{a}\rho$ 和 $\mu_\mathrm{s}=\sigma_\mathrm{s}\rho$ 分别为吸收和散射系数。

同时，从其他方向 $\hat{s}'$ 入射到该体元的一部分辐射率被散射到了 $\hat{s}$ 方向，使 $\phi(\boldsymbol{r},\ \hat{s})$ 增加。为确定这部分散射的贡献，我们考虑从 $\hat{s}'$ 方向入射到单粒子上的波。通过 $\mathrm{d}\Omega'$ 的入射通量密度为 $S_\mathrm{i}=\phi(\boldsymbol{r},\ \hat{s}')\mathrm{d}\hat{s}'$，根据相位函数的物理意义，光从立体角元 $\mathrm{d}\Omega'$ 入射至体积元内因被体积 $\mathrm{d}s$ 内的 $\rho \mathrm{d}s$ 个粒子散射而偏折，导致原考察方向辐射率的增加量为

$$\mathrm{d}\phi_{\hat{s}'\to\hat{s}} = \rho \mathrm{d}s\sigma_\mathrm{s}p(\hat{s},\hat{s}')\phi(\boldsymbol{r},\hat{s}')\mathrm{d}\hat{s}' \qquad (3.24)$$

式中，$p(\hat{s},\ \hat{s}')$ 为相位函数，且 $\int_{4\pi} p(\hat{s},\ \hat{s}')\mathrm{d}\hat{s}'=1$。将所有 $\hat{s}'$ 方向的入射通量相加即得散射到 $\hat{s}$ 方向的辐射率

$$\mathrm{d}\phi_2 = \int_{4\pi} \rho \mathrm{d}s\sigma_\mathrm{s}p(\hat{s},\hat{s}')\phi(\boldsymbol{r},\hat{s})\mathrm{d}\hat{s}' = \mu_\mathrm{s}\mathrm{d}s\int_{4\pi} p(\hat{s},\hat{s}')\phi(\boldsymbol{r},\hat{s})\mathrm{d}\hat{s}' \qquad (3.25)$$

此外，辐射率还可以由于体积 $\mathrm{d}s$ 内的源发射而增加。若将源项记为 $Q(\boldsymbol{r},\ \hat{s})$，

表示 $\hat{s}$ 方向上单位立体角内辐射的功率，则由此而引起的辐射率增加为

$$\mathrm{d}\phi_3 = Q(\boldsymbol{r},\hat{s})\mathrm{d}s \tag{3.26}$$

根据能量守恒原则，便得到辐射传输方程为

$$\frac{\mathrm{d}\phi(\boldsymbol{r},\hat{s})}{\mathrm{d}s} = -(\mu_a+\mu_s)\phi(\boldsymbol{r},\hat{s})+\mu_s\int_{4\pi}p(\hat{s},\hat{s}')\phi(\boldsymbol{r},\hat{s})\mathrm{d}\hat{s}'+Q(\boldsymbol{r},\hat{s}) \tag{3.27}$$

式 (3.27) 可进一步写为 Hamilton 算子形式，即

$$(\hat{s}\cdot +\mu_a(\boldsymbol{r})+\mu_s(\boldsymbol{r}))\phi(\boldsymbol{r},\hat{s}) = \mu_s(\boldsymbol{r})\int_{4\pi}p(\hat{s},\hat{s}')\phi(\boldsymbol{r},\hat{s})\mathrm{d}\hat{s}'+Q(\boldsymbol{r},\hat{s}) \tag{3.28}$$

对于随时间变化的辐射率 $\phi(\boldsymbol{r},\hat{s},t)$，时域辐射传输方程成立，即

$$\left(\frac{1}{c}\frac{\partial}{\partial t}+\hat{s}\cdot +\mu_a(\boldsymbol{r})+\mu_s(\boldsymbol{r})\right)\phi(\boldsymbol{r},\hat{s},t) = \mu_s(\boldsymbol{r})\int_{4\pi}p(\hat{s},\hat{s}')\phi(\boldsymbol{r},\hat{s},t)\mathrm{d}\hat{s}'+Q(\boldsymbol{r},\hat{s},t)$$

$$\tag{3.29}$$

辐射传输方程反映了媒质中各点的能量平衡关系，其精确解只在少数特殊情形下存在，如平行平板媒质条或迷向散射问题等。对于一般情况，通常使用近似解或数值解。

3.3 扩散方程及其解

扩散（漫射）方程（diffusion equation，DE）模型是对辐射传输方程的一阶球谐展开近似，由于它最终表示为相对简单的椭圆型偏微分方程形式，特别适于用诸如有限差分或有限元等数值方法有效求解，因而该模型可模拟任意几何形状和光学参数分布下的组织体内光的传播行为。扩散模型的推导已广见于许多文献与教科书中，其中共同步骤是将辐射率 $\phi(\boldsymbol{r},\hat{s},t)$、散射相位函数 $p(\hat{s},\hat{s}')$ 和光源项 $Q(\boldsymbol{r},\hat{s},t)$ 用球谐函数展开。

$$\begin{cases} \phi(\boldsymbol{r},\hat{s},t) = \displaystyle\sum_{n=0}^{\infty}\sum_{m=-n}^{n}\left(\frac{2n+1}{4\pi}\right)^{1/2}\phi_n^m(\boldsymbol{r},t)Y_n^m(\hat{s}) \\[2mm] Q(\boldsymbol{r},\hat{s},t) = \displaystyle\sum_{n=0}^{\infty}\sum_{m=-n}^{n}\left(\frac{2n+1}{4\pi}\right)^{1/2}Q_n^m(\boldsymbol{r},t)Y_n^m(\hat{s}) \\[2mm] p(\hat{s}\cdot\hat{s}') = \displaystyle\sum_{n=0}^{\infty}\sum_{m=-n}^{n}p_nY_n^m(\hat{s})\overline{Y}_n^m(\hat{s}') \end{cases} \tag{3.30}$$

式中，$Y_n^m(\hat{s})$ 为球谐函数；ϕ_n^m 为展开系数。对式 (3.30) 展开并取 $n=1$，即对 $n>1$，$\phi_n^m=0$，$p_n=0$。上述步骤即是取一阶近似，扩散方程也因此被称为 P_1 近似。

$$\phi(\boldsymbol{r},\hat{s},t) = \frac{1}{\sqrt{4\pi}}\phi_0^0(\boldsymbol{r},t)Y_0^0(\hat{s})+\sqrt{\frac{3}{4\pi}}\sum_{m=-1}^{1}\phi_1^m(\boldsymbol{r},t)Y_1^m(\hat{s}) \tag{3.31}$$

将 $\hat{s}$ 用球谐函数展开，式 (3.31) 进一步变为

$$\phi(\boldsymbol{r},\hat{s},t) = \frac{1}{4\pi}\Phi_1(\boldsymbol{r},t) + \frac{3}{4\pi}\hat{s} \cdot \boldsymbol{J}(\boldsymbol{r},t) \qquad (3.32)$$

式中，$\boldsymbol{J}(\boldsymbol{r},t)$ 为通量密度矢量或光子流。同理，对辐射传输方程的源项 $q(\boldsymbol{r},\hat{s},t)$ 作 P_1 近似，有

$$Q(\boldsymbol{r},\hat{s},t) = \frac{1}{4\pi}Q_0(\boldsymbol{r},t) + \frac{3}{4\pi}\hat{s} \cdot \boldsymbol{Q}_1(\boldsymbol{r},t) \qquad (3.33)$$

式中

$$\begin{cases} Q_0(\boldsymbol{r},t) = \displaystyle\int_{4\pi} Q(\boldsymbol{r},\hat{s},t)\mathrm{d}\hat{s} \\ \boldsymbol{Q}_1(\boldsymbol{r},t) = \displaystyle\int_{4\pi} \hat{s}\, Q(\boldsymbol{r},\hat{s},t)\mathrm{d}\hat{s} \end{cases} \qquad (3.34)$$

在下面的推导中，为了简单起见，光子能量密度 $\frac{1}{c}\Phi_1(\boldsymbol{r},t)$ 用光子密度 $\Phi(\boldsymbol{r},t) = \frac{1}{ch\nu}\Phi_1(\boldsymbol{r},t)$ 直接表示；相应地，光源项以光子密度源的形式表示，即 $q(\boldsymbol{r},t) = \frac{1}{h\nu}Q(\boldsymbol{r},t)$。将式 (3.32) 和式 (3.33) 代入式 (3.34) 可得

$$\frac{1}{c}\frac{\partial}{\partial t}\Big[\frac{c}{4\pi}\Phi(\boldsymbol{r},t) + \frac{3}{4\pi}\hat{s} \cdot \boldsymbol{J}(\boldsymbol{r},t)\Big] + \hat{s}' \cdot \Big[\frac{c}{4\pi}\Phi(\boldsymbol{r},t) + \frac{3}{4\pi}\hat{s} \cdot \boldsymbol{J}(\boldsymbol{r},t)\Big]$$

$$+ (\mu_a + \mu_s)\Big[\frac{c}{4\pi}\Phi(\boldsymbol{r},t) + \frac{3}{4\pi}\hat{s} \cdot \boldsymbol{J}(\boldsymbol{r},t)\Big]$$

$$= \mu_s\int_{4\pi}\Big[\frac{c}{4\pi}\Phi(\boldsymbol{r},t) + \frac{3}{4\pi}\hat{s}' \cdot \boldsymbol{J}(\boldsymbol{r},t)\Big]p(\hat{s},\hat{s}')\mathrm{d}\hat{s}' + \frac{1}{4\pi}q_0(\boldsymbol{r},t) + \frac{3}{4\pi}\hat{s} \cdot \boldsymbol{q}_1(\boldsymbol{r},t)$$

$$(3.35)$$

对式 (3.35) 进行全立体角积分可得

$$\frac{\partial\Phi(\boldsymbol{r},t)}{\partial t} + \quad \cdot \boldsymbol{J}(\boldsymbol{r},t) + \mu_a c\Phi(\boldsymbol{r},t) = q_0(\boldsymbol{r},t) \qquad (3.36)$$

式 (3.36) 通常称为连续性方程。将式 (3.36) 等号两边同点乘 $\hat{s}$，对全立体角积分可得

$$\Big(\frac{\partial}{\partial t} + \mu_a + \mu_s'\Big)\boldsymbol{J}(\boldsymbol{r},t) = -\frac{c}{3}\quad\Phi(\boldsymbol{r},t) + q_1(\boldsymbol{r},t) \qquad (3.37)$$

式中，μ_s' 称为约化散射系数 (reduced scattering coefficient)，且有

$$\mu_s' = (1-g)\mu_s \qquad (3.38)$$

式中，g 为前面所定义的平均散射余弦。为最终获得扩散方程的表示式，我们作以下两点假设：

1) 假设源为迷向的，即

$$q_1(\boldsymbol{r},t) = 0 \qquad (3.39)$$

2) 假设光流 $\boldsymbol{J}$ 的相对时间变化率远小于扩散损失

$$\frac{1}{|J|}\frac{\partial|J|}{\partial t} \ll c(\mu_a + \mu'_s) \tag{3.40}$$

上述假设导致式（3.37）退化为 Fick 定律

$$J(r,t) = -\kappa(r) \quad \Phi(r,t) \tag{3.41}$$

式中，扩散系数 κ 定义为

$$\kappa = \frac{c}{3(\mu_a + \mu'_s)} \tag{3.42}$$

将式（3.41）代入式（3.36）即可得到时变扩散方程

$$[\kappa \quad \Phi(r,t)] - \mu_a c\Phi(r,t) - \frac{\partial\Phi(r,t)}{\partial t} = -q_0(r,t) \tag{3.43}$$

根据式（3.41），组织体表面检测到的输出光流量（通量密度）为

$$\Gamma(\xi,t) = -\kappa\hat{s}_n \cdot \quad \Phi(\xi,t) \tag{3.44}$$

式中，ξ 为表面测量点位置，即 $\xi \in \partial\Omega$，$\partial\Omega$ 代表组织体 Ω 表面；$\hat{s}_n$ 为表面外法向单位矢量。由于上述扩散方程推导过程来源于 P_1 近似和式（3.39）及式（3.40）两点假设，因此其使用范围受到了限制，其中 P_1 近似的有效范围限于强散射媒质 $\mu'_s \gg \mu_a$，该近似对大多数生物组织体是成立的；式（3.39）则要求辐射源是迷向的，对准直光辐射而言，该假设意味着扩散方程的成立范围应为远区场。

3.3.1 边界条件

根据微分方程理论，上述扩散方程的求解必然要求合适的边界条件，其中最简单的情况当属零边界条件或称 Dirichlet 边界条件（Dirichlet boundary condition，DBC）[14]

$$\Phi(\xi,t)\,|_{\xi \in \partial\Omega} = 0 \tag{3.45}$$

上述边界条件所对应的物理意义是组织体被理想的全吸收物质包围，从而当光子跨越边界立刻被吸收，造成组织体边界外层光密度陡然降为零。该边界模型在扩散方程求解计算中的最大优势即为处理简单易行，但所得结果与其他模型或实验结果吻合较差。

考虑到实际情形下组织体并不陷于完全吸收物质中，因此有必要采用更一般的模型。对于无散射的环境媒质，下面考虑组织体和环境媒质具有匹配和不匹配折射率的情况。

假设边界处组织表面两边的折射率匹配，例如水和软组织的交界处，此时无光子由边界反射进入组织体，即

$$\phi(\xi,\hat{s},t) = 0, \quad \forall \hat{s} \cdot \hat{s}_n < 0 \tag{3.46}$$

在扩散方程模型下，该边界条件无法精确满足，为此，作为上述模型的近似可要求流入组织体内光流 Γ 为零，即

$$\Gamma(\xi,t) = \int_{\hat{s}\cdot\hat{s}_n<0} \phi(\xi,\hat{s},t)\hat{s}\cdot\hat{s}_n\mathrm{d}\hat{s} = 0, \quad \forall\, \xi\in\partial\Omega \tag{3.47}$$

对于扩散方程光传输模型，上述条件导致关系

$$c\Phi(\xi,t) + 2\kappa\hat{s}_n\cdot\ \Phi(\xi,t) = 0, \quad \forall\,\xi\in\partial\Omega \tag{3.48}$$

式（3.48）被称为罗宾边界条件（Robin boundary condition，RBC）或第三类边界条件，其物理上表示非散射媒质包围待测组织体，且边界处无内反射发生。若考虑组织体表面两边的折射率不匹配，即有内反射发生，式（3.47）可进一步修改为

$$\int_{\hat{s}\cdot\hat{s}_n<0} \phi(\xi,\hat{s},t)\hat{s}\cdot\hat{s}_n\mathrm{d}\hat{s} = \int_{\hat{s}\cdot\hat{s}_n>0} R(\hat{s})\phi(\xi,\hat{s},t)\hat{s}\cdot\hat{s}_n\mathrm{d}\hat{s}, \quad \forall\,\xi\in\partial\Omega \tag{3.49}$$

对应式（3.48），我们得到组织体表面两边的折射率不匹配时的 RBC 为

$$c\Phi(\xi,t) + 2\kappa\frac{1+R_f}{1-R_f}\hat{s}_n\cdot\ \Phi(\xi,t) = 0, \quad \forall\,\xi\in\partial\Omega \tag{3.50}$$

式中，R_f 为扩散传输内反射系数。根据 Egan 和 Hilgeman 从菲涅耳反射定律得到曲线的多项式拟合近似为

$$R_f \approx -1.4399n^{-2} + 0.7099n^{-1} + 0.6681 + 0.0636n \tag{3.51}$$

式中，n 为组织体对环境的相对折射率。另外 Keijzer 采用不同于 Egan 的方法导出的内反射系数为

$$R_f = \frac{2R_0/(1+R_0) + |\cos\theta_c|^3 + |\cos\theta_c|^2}{2/(1+R_0) + |\cos\theta_c|^3 - |\cos\theta_c|^2} \tag{3.52}$$

式中，$R_0 = (n-1)^2/(n+1)^2$；$\theta_c = \arcsin(1/n)$ 为临界角。

另一种处理实际边界条件的方法是将原物理边界外推一定距离，如图 3.7 所示，而在所得之虚拟边界上采用 Dirichlet 边界条件或罗宾边界条件，这种边界条件通常被称为外延边界条件（extended boundary condition，EBC）。根据此方法，当组织和环境具有匹配的折射率时，数值实验所得到真实和虚拟边界的距离近似为 $z_b = 2(\kappa/c)$。当组织和环境的折射率不匹配时，此距离为

$$z_b = 2(\kappa/c)\frac{1+R_f}{1-R_f}$$

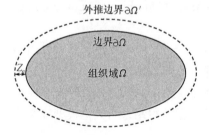

图 3.7　外推边界示意图
在 $\partial\Omega'$ 上符合 Dirichlet 边界条件

3.3.2　光源模型

实际组织光学测量系统中光源或通过传输光纤或经准直透镜直接馈入组织体，因此激励源实质为一正向入射至组织体表面极窄束准直光。由于组织体的强散射效应，入射准直光子在自由穿过组织体表面至一个近似等于光子自由程的深度 $l_s = 1/(\mu_a + \mu_s') = 1/\mu_s'$ 后（生物组织体中 $\mu_s' \gg \mu_a$，于是 $l_s \approx 1/\mu_s'$），其定向性

基本消失，光传播随即成为迷向的，故可视为该深度处的无向点源，用时空上的 δ 函数表示为 $q_0(r,t)=\delta(r-\zeta_s,t)$。其中 ξ_s 为准直光源在表面的位置。虽然上述特征是扩散方程光传输模型的应用基础，但它也导致在距源几个自由程的近场区域，扩散方程模型与物理结果存在一定的差异，因此有必要在扩散模型中直接考虑准直源效应以提高扩散方程的模型精度，扩大其应用范围。

在 Dirichlet 边界条件下，我们还可将准直源看作在组织体表面激励点向内流动的光子流，即

$$\begin{cases} \Phi(\xi,t)=0, & \xi\in\partial\Omega_1 \\ \kappa\hat{s}_n\cdot\ \Phi(\xi,t)=Q_sw(\xi)\delta(t), & \xi\in\partial\Omega_2 \end{cases} \quad (3.53)$$

式中，Q_s 为源强度；$w(\xi)$ 为位置加权函数，在极窄束准直源情形 $w(\xi)=\delta(\xi-\xi_s)$。对于罗宾边界条件，可在边界条件式（3.49）中包含源项以实现准直光源模型

$$\int_{\hat{s}\cdot\hat{s}_n<0}\Phi(\xi,\hat{s},t)\hat{s}\cdot\hat{s}_n d\hat{s}-Q_sw(\xi)\delta(t)=\int_{\hat{s}\cdot\hat{s}_n>0}R(\hat{s})\phi(\xi,\hat{s},t)\hat{s}\cdot\hat{s}_n d\hat{s}, \quad \forall\xi\in\partial\Omega$$

$$(3.54)$$

式中，$\hat{s}_n$ 为表面激励点外法线方向单位矢量。与（3.50）推导类似，有

$$c\Phi(\xi,t)+2\kappa(\xi)\frac{1+R}{1-R}\hat{s}_n\cdot\ \Phi(\xi,t)=4Q_sw(\xi)\delta(t), \quad \forall\xi\in\partial\Omega \quad (3.55)$$

上述处理方法的特点是将源视为边界向内光流并嵌入边界条件中，于是原扩散方程中的源项消失。这种处理较之自由程下的弥散点源模型更接近实际情况，并能够有效地考虑边界内反射效应。其不足之处是计算处理较为复杂些，实际应用中还是以使用 l_s 深度处的无向点源更为普遍。

3.3.3　解析解

虽然扩散方程的解析求解只在少数规则几何形状区域和均匀分布情形下可得，但它对数值求解方法的有效性验证及组织体类型测量和参数计算却具特殊重要的意义，下面加以介绍[15~20]。

在时域测量中，由于无限短的脉冲激励源可视为组织体边界下自由传输深度 l_s 处的弥向的无限短脉冲点源（光子在 $t=0$ 时刻同时入射），该冲击响应也因此被称为格林函数。格林函数对于解线性系统在实际光源激励下的响应问题具有很重要的意义。如果实际的光源为具有一定强度空间分布、时间分布、角度分布的光源，则此光源下的系统响应可表示为格林函数与光源分布函数的乘积在全空间、角度和时间域的积分。例如，假设投射到组织体表面的光源的光子密度分布为 $q(r,\hat{s}',t)$，系统的格林函数为 $G(r,\hat{s}',t)$，则 $q(r,\hat{s}',t)$ 下系统的响应为 $\int_{-\infty}^{\infty}\int_{4\pi}\int_{v}G(r,\hat{s}',t)q(r,\hat{s}',t)\mathrm{d}V'\mathrm{d}\Omega'\mathrm{d}t'$。为区别起见在后续将格林函数统一用

$G(\boldsymbol{r},t)$ 表示,由于关于 $\varPhi(\boldsymbol{r},t)$ 的格林函数表示为 $G^{(\varPhi)}(\boldsymbol{r},t)$,于是对应式 (3.43) 有

$$\cdot \left[\kappa(\boldsymbol{r}) \quad G^{(\varPhi)}(\boldsymbol{r},t)\right] - \mu_a(\boldsymbol{r}) c G^{(\varPhi)}(\boldsymbol{r},t) - \frac{\partial}{\partial t} G^{(\varPhi)}(\boldsymbol{r},t) = -\delta(\boldsymbol{r},t) \quad (3.56)$$

对于均匀媒质,上述方程的频域形式 $(\partial G^{(\varPhi)}(\boldsymbol{r}, t)/\partial t = \mathrm{j}\omega G^{(\varPhi)}(\boldsymbol{r}, \omega)\mathrm{e}^{\mathrm{j}\omega t})$ 可表示为

$$\kappa \quad ^2 G^{(\varPhi)}(\boldsymbol{r},\omega) - (\mu_a c + \mathrm{j}\omega) G^{(\varPhi)}(\boldsymbol{r},\omega) = \delta(\boldsymbol{r}) \quad (3.57)$$

在式 (3.56) 中令 $\partial G^{(\varPhi)}(\boldsymbol{r}, t)/\partial t = 0$ 或在式 (3.57) 中令 $\omega = 0$,即得稳态 (或直流) 扩散方程。对于均匀媒质,稳态 (或直流) 扩散方程表示为 $\kappa \cdot \ ^2 G^{(\varPhi)}(\boldsymbol{r}) - \mu_a c G^{(\varPhi)}(\boldsymbol{r}) = -\delta(\boldsymbol{r})$。

1. 无限媒质 (infinite medium) 格林函数的解析求解

作为其余各解析求解的基础,下面将首先建立无限媒质中的光学响应。为此,对式 (3.57) 两边取三维空间傅里叶变换

$$G_{\mathrm{inf}}^{(\varPhi)}(\boldsymbol{s},\omega) = 1/(s^2\kappa + \mu_a c + \mathrm{j}\omega) \quad (3.58)$$

式中,$\boldsymbol{s}$ 为频域空间矢量。对式 (3.58) 求空间的傅里叶逆变换,得

$$G_{\mathrm{inf}}^{(\varPhi)}(\boldsymbol{r},\omega) = \frac{1}{(2\pi)^3} \iiint_{\mathrm{inf}} \mathrm{d}^3\boldsymbol{s} \ \frac{\mathrm{e}^{\mathrm{j}\boldsymbol{s}\cdot\boldsymbol{r}}}{(s^2\kappa + \mu_a c + \mathrm{j}\omega)} \quad (3.59)$$

根据 $\mathrm{d}^3\boldsymbol{s} = s^2\sin\theta \mathrm{d}s \mathrm{d}\theta \mathrm{d}\phi$,并令 $\boldsymbol{r}$ 的方向与 $\hat{\boldsymbol{s}}$ 之 $\hat{\boldsymbol{s}}_z$ 方向一致,有

$$G_{\mathrm{inf}}^{(\varPhi)}(\boldsymbol{r},\omega) = \frac{1}{(2\pi)^2} \int_0^\pi \sin\theta \mathrm{d}\theta \int_0^\infty s^2 \mathrm{d}s \ \frac{\mathrm{e}^{\mathrm{j}sr\cos\theta}}{\kappa(s^2 + \alpha^2)} \quad (3.60)$$

式中,$\alpha = \sqrt{(\mu_a c + \mathrm{i}\omega)/\kappa} = A\mathrm{e}^{\mathrm{j}\tau}$,$A = \left[\dfrac{(\mu_a c)^2 + \omega^2}{\kappa^2}\right]^{1/4}$,$\tau = \dfrac{1}{2}\arctan\left(\dfrac{\omega}{\mu_a c}\right)$。考虑到 $\mu_a c > 0$,所以 $-\pi/4 < \tau < \pi/4$。进一步得

$$G_{\mathrm{inf}}^{(\varPhi)}(\boldsymbol{r},\omega) = -\frac{1}{2(2\pi)^2 \mathrm{j}r} \int_{-\infty}^\infty s\left[\frac{\mathrm{e}^{-\mathrm{j}sr}}{\kappa(s-\alpha_+)(s-\alpha_-)} - \frac{\mathrm{e}^{\mathrm{j}sr}}{\kappa(s-\alpha_+)(s-\alpha_-)}\right)\mathrm{d}s$$

$$(3.61)$$

式中被积函数为偶函数,且在复平面有两个一阶极点:$\alpha_+ = A\mathrm{e}^{\mathrm{j}(\tau+\pi/2)}$;$\alpha_- = -\alpha_+ = A\mathrm{e}^{\mathrm{j}(\tau+3\pi/2)}$,分别位于上下半平面,其中第一项 $\mathrm{Im}(s) \to -\infty$ 时趋于零,因此围道积分应在下半平面进行;反之式 (3.61) 第二项围道积分应在上半平面进行,于是根据留数定理

$$G_{\mathrm{inf}}^{(\varPhi)}(\boldsymbol{r},\omega) = \mathrm{e}^{-\alpha r}/4\pi r\kappa c \quad (3.62)$$

对上式求傅里叶反变换,得时域无限均匀媒质下的格林函数

$$G_{\mathrm{inf}}^{(\varPhi)}(\boldsymbol{r},t) = \mathrm{e}^{-(\mu_a c t + r^2/4\kappa t)}/(4\pi\kappa t)^{3/2} \quad (3.63)$$

于是由式 (3.63) 和式 (3.54) 可得

$$G_{\mathrm{inf}}^{(\varGamma)}(\boldsymbol{r},t) = -\kappa\hat{\boldsymbol{s}}_r \cdot \quad G_{\mathrm{hinf}}^{(\varPhi)}(\boldsymbol{r},t) = r\mathrm{e}^{-(\mu_a c t + r^2/4\kappa t)}/\left[2(4\pi\kappa)^{3/2} t^{5/2}\right] \quad (3.64)$$

式中，$\hat{s}_r$ 为 r 方向单位矢量。当连续以一定的速率注入光子，即稳态（steady state）时，无限均匀媒质下的格林函数为

$$G_{\mathrm{inf}}^{(\Phi)}(\boldsymbol{r}) = \frac{1}{4\pi\kappa} \frac{\exp(-\mu_{\mathrm{eff}}\boldsymbol{r})}{\boldsymbol{r}} \tag{3.65}$$

式中，$\mu_{\mathrm{eff}} = \sqrt{3\mu_a(\mu_a + \mu'_s)}$ 称为有效衰减系数（effective attenuation coefficient）。$1/\mu_{\mathrm{eff}}$ 称为穿透深度。

2. 平面半无限（semi-infinite）空间格林函数

对于如图 3.8 所示的半无限空间，格林函数可利用上述全空间解和镜像原理求得。我们仍然假定各向同性点光源位于组织体表面下 $z = z_0 = 1/\mu'_s$ 处。下面介绍镜像源的添加原理。

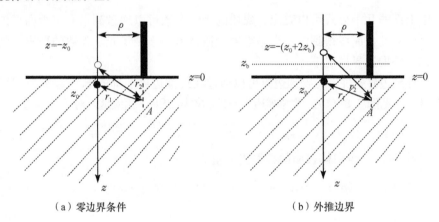

（a）零边界条件 　　　　　　　　（b）外推边界

图 3.8　平面半无限空间加入镜像源的方法

（1）零边界条件情况下

如图 3.8（a），在物理边界上采用 Dirichlet 边界条件，可在 $z < 0$ 半空间填充同媒质并在 $z = -z_0$ 处加入负镜像点源。则根据唯一性原理，此时 $z = 0$ 区域的解与原问题解相同，则可实现半无穷空间的零边界条件，这样实际的物理边界就可以移去，从而可根据全空间的解式（3.63）可得半无穷空间任意一点 A 处（$\boldsymbol{r} = (x, y, z)$）的解

$$G_{\mathrm{hinf}}^{(\Phi)}(\boldsymbol{r}, t) = (4\pi\kappa t)^{-\frac{3}{2}} \mathrm{e}^{-(\mu_a ct)} \{ \mathrm{e}^{-[\rho^2 + (z-z_0)^2]/4\kappa t} - \mathrm{e}^{-[\rho^2 + (z+z_0)^2]/4\kappa t} \} \tag{3.66}$$

式中，$\rho = \sqrt{x^2 + y^2}$。$\hat{s}_\rho$ 和 $\hat{s}_z$ 为 ρ 和 z 向的单位矢量，根据 Fick 定理，在边界上（$z = 0$）距源的距离为 ρ 的点测得到的漫反射光流量为

$$R(\rho, t) = G_{\mathrm{hinf}}^{(\Gamma)}(\rho, z = 0, t) = -\kappa\hat{s}_z \cdot G_{\mathrm{hinf}}^{(\Phi)}(\boldsymbol{r}, t) \mid_{z=0}$$

$$= z_0 (4\pi\kappa)^{-\frac{3}{2}} t^{-\frac{5}{2}} \mathrm{e}^{-(\mu_a ct)} \mathrm{e}^{-\frac{\rho^2 + z_0^2}{4\kappa t}} \tag{3.67}$$

当 $\rho^2 \gg z_0^2$ 时，从式（3.67）可以得到

$$\frac{\mathrm{d}}{\mathrm{d}t}\ln R(\rho,t) = -\frac{5}{2t} - \mu_a c + \frac{\rho^2}{4\kappa t^2} \tag{3.68}$$

$$\lim_{t \to \infty}\frac{\mathrm{d}}{\mathrm{d}t}\ln R(\rho,t) = -\mu_a c \tag{3.69}$$

式（3.69）说明，吸收系数可以通过对 $\ln R(\rho, t)$ 对 t 的曲线在 t 为无穷大时的斜率得到。另外扩散系数也可以通过 $\ln R(\rho, t)$ 的最大点计算得到。由于在 $\ln R(\rho, t)$ 与 t 的关系曲线上，顶点处斜率为零，如果设此时对应的时间为 t_{max} 并考虑到 $\kappa(\boldsymbol{r}) = \dfrac{c}{3(\mu_a + \mu_s')}$，则根据式（3.68）可得

$$\mu_s' = \frac{c}{3\rho^2}(4\mu_a c t_{max}^2 + 10 t_{max}) - \mu_a \tag{3.70}$$

由上面的几个公式可以看出，媒质的光学参数可以通过测量一定距离下扩散光随时间的变化曲线得到，这也是漫射光谱技术用于测量光学参数的理论基础。

（2）外推边界情况下

在外推边界条件下，物理边界可以通过在外推边界上部的 $z_0 + z_b$ 处放置镜像源而移去，见图 3.8（b）。参考零边界条件的推导结果，相应地，对于外推边界条件

$$G_{\mathrm{hinf-e}}^{(\varPhi)}(\boldsymbol{r},t) = (4\pi\kappa t)^{-\frac{3}{2}}\mathrm{e}^{-(\mu_a ct)}\left\{\mathrm{e}^{\frac{-[\rho^2+(z-z_0)^2]}{4\kappa t}} - \mathrm{e}^{\frac{-[\rho^2+(z+z_0+2z_b)^2]}{4\kappa t}}\right\} \tag{3.71}$$

根据 Fick 定律，组织体表面的检测光流量为

$$R(\rho,t) = G_{\mathrm{hinf-e}}^{(\varGamma)}(\rho,z=0,t) = \frac{1}{2}(4\pi\kappa)^{-\frac{3}{2}}t^{-\frac{5}{2}}\mathrm{e}^{-(\mu_a ct)}\left[z_0\mathrm{e}^{\frac{-r_1^2}{4\kappa t}} + (z_0+2z_b)\mathrm{e}^{\frac{-r_2^2}{4\kappa t}}\right]$$

$$\tag{3.72}$$

式中，$r_1 = \sqrt{z_0^2 + \rho^2}$，$r_2 = \sqrt{(z_0+2z_b)^2 + \rho^2}$，$z_b = 2\,(\kappa/c)$。

对于稳态输入情形，在表面上（$z=0$）距离源为 ρ 的点测得的反射光强为

$$R(\rho) = \frac{1}{4\pi}\left[z_0\left(\mu_{\mathrm{eff}} + \frac{1}{r_1}\right)\frac{\mathrm{e}^{-\mu_{\mathrm{eff}}r_1}}{r_1^2} + (z_0+2z_b)\left(\mu_{\mathrm{eff}} + \frac{1}{r_2}\right)\frac{\mathrm{e}^{-\mu_{\mathrm{eff}}r_2}}{r_2^2}\right] \tag{3.73}$$

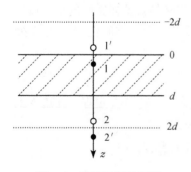

图 3.9　平面无限组织层

3. 平行平板（infinite slab）格林函数

厚度为 d 的无限组织层格林函数同样可利用全空间解和镜像原理求得。设激励点光源位于组织体表面下 $z=z_0=1/\mu_s$ 处，为了使光子密度在 $z=0$ 处满足 Dirichlet 边界条件（不考虑外延边界）应在 $1'$ 处加镜像元。为了在 $z=d$ 处满足 Dirichlet 边界条件，应在 2 和 $2'$ 处加镜像源用来分别抵消 1 和 $1'$ 在 $z=d$ 处的影响。而应在 2 和

$2'$处加镜像源后又会造成 $z=0$ 边界不满足边界条件，所以应在 $2nd\pm z_0$（$n=0$，±2，±4，…）放置无穷个镜像点源偶极子，如图 3.9 所示。于是很容易写出：

① $z=0$ 处的反射通量密度

$$R(\rho,t)=G_{\text{slab}}^{(\Gamma)}(\rho,z=0,t)=-\frac{e^{(-\mu_a ct-\rho^2/4\kappa t)}}{2(4\pi\kappa)^{3/2}t^{5/2}}\sum_{n=-\infty}^{+\infty}(z_{+n}e^{-z_{+n}^2/4\kappa t}-z_{-n}e^{-z_{-n}^2/4\kappa t})$$

(3.74)

式中，$z_{+n}=-2nd-4nz_d-z_0$，$z_{-n}=-2nd-(4n-2)z_d+z_0$。

② $z=d$ 处的透射通量密度

$$T(\rho,t)=G_{\text{slab}}^{(\Gamma)}(\rho,z=d,t)=\frac{e^{-(\mu_a ct+\rho^2/4\kappa t)}}{2(4\pi\kappa)^{3/2}t^{5/2}}\sum_{n=-\infty}^{\infty}(z_{+n}e^{-z_{+n}^2/4\kappa t}-z_{-n}e^{-z_{-n}^2/4\kappa t})$$

(3.75)

式中，$z_{+n}=(1-2n)d-4nz_d-z_0$，$z_{-n}=(1-2n)d-(4n-z)z_d+z_0$。

图 3.10 给出了半无限空间反射通量密度计算实例，其中源-探测器对的配置与图 3.4（a）类似，为了比较起见，对应的 MC 模拟结果也一同给出，可看出扩散方程计算与 MC 模拟结果有很好的吻合，表明扩散近似对强散射媒质中远源区域的光子传播行为的描述是可靠的。

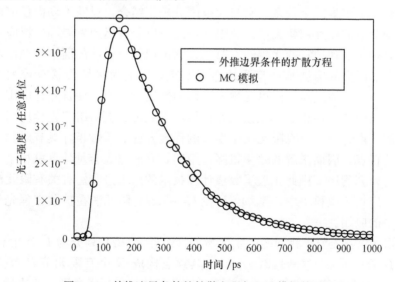

图 3.10　外推边界条件的扩散方程与 MC 模拟的对比

MC 模拟模型的吸收系数 $\mu_a=0.01\text{mm}^{-1}$，退化散射系数 $\mu_s'=1\text{mm}^{-1}$，光源与探测器距离为 10mm，入射 13 569 281 个光子。程序在 AMD Athlon 3200＋，1GB DDR400 计算机上耗时 24min

限于篇幅，以上仅给出了无限域、平面半无限域和无限平面层均匀组织扩散方程的解析解，关于其他规则几何结构均匀组织域扩散方程的解析解，如圆、圆柱和球等，可参考相关文献。

3.3.4　数值解

扩散方程的解析解只可在常用规则几何形状和均匀光学参数分布组织域条件下获得，这对其他数值求解方法的可靠性验证具有重要意义[21~25]。而对于组织光学研究中大量涉及的复杂几何形状和不均匀参数分布光子密度场分析问题，有效的求解方法只能是数值法。原则上求解非匀参数偏微分方程的数值方法主要包括有限元法（finite element method，FEM）、有限差分法（finite difference method，FDM）和有限体积法（finite volume method，FVM）等三种，它们的选择取决于具体的问题类别。一般而言，有限元法更适合于复杂边界情形，算法更为通用且精度高，而有限差分法和有限体积法则推导简便，但涉及解的稳定性问题。这里仅讨论扩散方程的有限元求解问题。

有限元法于 1943 年由 Courant 提出后，经 20 世纪五六十年代的迅猛发展，目前已成为求解各种场问题的最强有力的工具[26~28]。它摒弃了刻画自然规律的局部的、瞬时的数学描述，代之以大范围的、全过程的数学分析，其核心任务是实现从无限维空间到有限维空间的转化，将连续系统转变为离散型结构。有限元法是通过场函数分片多项式逼近模式来实现离散化过程的，其基函数是具有微小支集的函数系，它与大范围分析相结合，反映了场内任何两个局部地点场变量的相互依赖关系。有限元法之所以获得迅速发展和广泛应用，是因为它具有一系列独特的优越性：第一，它可用任意形状的网格分割区域，还可以根据场函数的需要疏密有致地布置节点，因而对区域形状有较大的适应性；第二，它可通过对不同单元规定不同的性质，从而方便自然地应用于各种非均匀介质问题，这正是其他数值方法最难于处理、而对组织光学应用问题至关重要的一点；第三，有限元法所生成的代数方程的系数矩阵具有对称、正定和稀疏的特点，因而求解的效率很高；第四，它能与大容量计算机相结合，编制通用的计算程序，因此代表了数值计算技术的巨大进步。有关有限元法的一般理论已广见于教科书中，本章仅讨论 Galerkin 有限元法在扩散方程光传输模型求解中的应用。

有限元法首先要求将问题的定义域 Ω（边界为 $\partial\Omega$）划分为 L 个互不相交、且覆盖 Ω 的单元 ω_l（$l=1,2,\cdots,L$），其顶点构成 D 个有限元节点 N_i（$i=1,2,\cdots,D$），有限元素的形状通常选为简单的几何体，包括三角形、四边形、棱柱形等。由此，扩散方程的解可表示为分域多项式基函数（或称形状函数）集 $\{u_i(\boldsymbol{r}),\ i=1,2,\cdots,D\}$ 的线性组合

$$\Phi(\boldsymbol{r},t) \approx \Phi^a(\boldsymbol{r},t) = \sum_{i=1}^{D} h_i(t)u_i(\boldsymbol{r}) = \boldsymbol{h}(t) \cdot \boldsymbol{u}(\boldsymbol{r}) \tag{3.76}$$

式中，$\boldsymbol{h}(t)=[h_1(t),h_2(t),\cdots,h_D(t)]^{\mathrm{T}}$，$\boldsymbol{u}(\boldsymbol{r})=[u_1(\boldsymbol{r}),\cdots,u_D(\boldsymbol{r})]^{\mathrm{T}}$ 分别称

为有限元剖分节点光子密度矢量和形状函数矢量，其中形状函数应满足以下关系

$$u_j(N_i) = \delta_{ij} \qquad (3.77)$$

式（3.77）表明基函数 $u_i(\boldsymbol{r})$ 的支撑域限于以 N_i 为顶点的单元内，其幂次取决于所用剖分单元的形状和节点数。对于简单的三节点三角元，其形状函数为二维线性多项式，如图 3.11 所示。

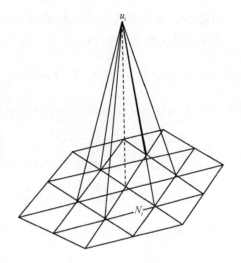

图 3.11　三角元素上的
线性形状函数示意图

1. 伽辽金（Galerkin）有限元法

有限元方程的建立主要有两种方法：变分法和加权余量法。由于在实际中所求问题对应的泛函通常不可知（没有找到或不存在），因此变分法的应用受到了很大的限制，在此情形下必须采用更具一般意义的加权余量法来推导有限元方程。根据权函数选择的不同，加权余量法又可分为配点法、矩量法、最小二乘法、子域法和 Galerkin 法等五种基本方法，它们都体现为在一定域内按某种平均意义消除残余量，其中 Galerkin 法作为 Ritz 变分法的推广，在计算精度、运算速度和数学处理等性能方面具有综合优势，因而在实际中被广泛采用。

当式（3.56）的解由式（3.76）所示的分域基函数展开时，其余量 $Y(\boldsymbol{r},\, t)$ 为

$$Y(\boldsymbol{r},t) = \Big[\quad (\kappa(\boldsymbol{r}) \quad) - \mu_a(\boldsymbol{r})c - \frac{\partial}{\partial t} \Big] \Phi^a(\boldsymbol{r},t) + q_0(\boldsymbol{r},t) \qquad (3.78)$$

加权余量法要求上述余量对试验函数的加权平均为零，即

$$\int_\Omega Y(\boldsymbol{r},t)\Psi(\boldsymbol{r})\mathrm{d}\Omega = \int_\Omega \Big\{ \Big[\quad (\kappa(\boldsymbol{r}) \quad) - \mu_a(\boldsymbol{r})c - \frac{\partial}{\partial t} \Big] \Phi^a(\boldsymbol{r},t) + q_0(\boldsymbol{r},t) \Big\} \Psi(\boldsymbol{r})\mathrm{d}\Omega = 0 \qquad (3.79)$$

式中，$\Psi(\boldsymbol{r})$ 为适当试验空间中的光滑试验函数。式（3.79）若对任意试验函数成立，则式（3.56）精确成立。展开式（3.79）并考虑基于格林公式导出的恒等式：$\int_\Omega [\Psi \quad \cdot (\kappa(\boldsymbol{r}) \quad \Phi) + \quad \Psi \cdot \kappa(\boldsymbol{r}) \quad \Phi]\mathrm{d}\Omega = \int_{\partial\Omega} \kappa(\boldsymbol{r})\Psi \frac{\partial\Phi}{\partial n}\mathrm{d}(\partial\Omega)$，可得

$$\int_\Omega \Big[\kappa(\boldsymbol{r}) \quad \Psi(\boldsymbol{r}) \cdot \quad \Phi^a(\boldsymbol{r},t) + \mu_a(\boldsymbol{r})c\Psi(\boldsymbol{r})\Phi^a(\boldsymbol{r},t) + \Psi(\boldsymbol{r})\frac{\partial}{\partial t}\Phi^a(\boldsymbol{r},t) \Big]\mathrm{d}\Omega$$

$$= \int_\Omega \Psi(\boldsymbol{r})q_0(\boldsymbol{r},t)\mathrm{d}\Omega - \int_{\partial\Omega} \Psi(\boldsymbol{r})\Gamma(\boldsymbol{r},t)\mathrm{d}(\partial\Omega) \qquad (3.80)$$

为使上述问题可解，试验函数必须满足平方可积条件，它要求 Ψ 属于 Sobolev 空间 $H^1(\Omega)$。式（3.56）的求解等价于求解对任意试验函数都满足式（3.80）

的解 Φ^a，该问题称为原问题的弱表示。具体地，Galerkin 法要求试验函数取为有限元基函数集 $\{u_i(\boldsymbol{r})$，$i=1, 2, 3, \cdots, D\}$，即

$$\int_{\Omega}\Big[\kappa(\boldsymbol{r})\nabla u_i(\boldsymbol{r})\cdot\nabla\Phi^a(\boldsymbol{r},t)+\mu_a(\boldsymbol{r})cu_i(\boldsymbol{r})\Phi^a(\boldsymbol{r},t)+u_i(\boldsymbol{r})\frac{\partial}{\partial t}\Phi^a(\boldsymbol{r},t)\Big]\mathrm{d}\Omega$$

$$=\int_{\Omega}u_i(\boldsymbol{r})q_0(\boldsymbol{r},t)\mathrm{d}\Omega-\int_{\partial\Omega}\Gamma(\boldsymbol{r},t)u_i(\boldsymbol{r})\mathrm{d}(\partial\Omega)$$

$$\forall u_i(\boldsymbol{r})：i=1,2,\cdots,D \tag{3.81}$$

将式（3.76）代入，则式（3.81）可写为矩阵方程形式

$$[\boldsymbol{K}(\kappa)+\boldsymbol{C}(\mu_a c)]\boldsymbol{h}(t)+\boldsymbol{B}\frac{\partial\boldsymbol{h}(t)}{\partial t}=\boldsymbol{Q}(t)-\boldsymbol{b}(t) \tag{3.82}$$

式中，$\boldsymbol{K}$、$\boldsymbol{C}$ 和 $\boldsymbol{B}$ 为 $D\times D$ 维矩阵；$\boldsymbol{Q}$ 和 $\boldsymbol{b}$ 为 $D\times 1$ 维矢量。其元素分别为

$$\begin{cases} K_{ij}=\int_{\Omega}\kappa(\boldsymbol{r})\nabla u_i(\boldsymbol{r})\cdot\nabla u_j(\boldsymbol{r})\mathrm{d}\Omega \\[2mm] C_{ij}=\int_{\Omega}\mu_a(\boldsymbol{r})cu_i(\boldsymbol{r})\cdot u_j(\boldsymbol{r})\mathrm{d}\Omega \\[2mm] B_{ij}=\int_{\Omega}u_i(\boldsymbol{r})\cdot u_j(\boldsymbol{r})\mathrm{d}\Omega \\[2mm] Q_i(t)=\int_{\Omega}u_i(\boldsymbol{r})q_0(\boldsymbol{r},t)\mathrm{d}\Omega \\[2mm] b_i(t)=\int_{\partial\Omega}u_i(\boldsymbol{r})\Gamma(\boldsymbol{r},t)\mathrm{d}(\partial\Omega) \end{cases} \tag{3.83}$$

由于有限元基函数 $u_i(\boldsymbol{r})$ 具有图 3.11 所示的支撑域，因此系数矩阵 $\boldsymbol{K}$、$\boldsymbol{C}$ 和 $\boldsymbol{B}$ 均为稀疏矩阵，其元素仅当 N_i 和 N_j 属于同一元素时为非零；而 $\boldsymbol{b}$ 矩阵仅当 N_i 为边界节点时有非零元素。

以上讨论将求解 Φ^a 的问题转变为稀疏矩阵的求解问题，即求解矢量 $\boldsymbol{h}$。通过内插运算，可进一步获得组织体内任意一点的光子密度近似值。

组织体内部光子密度的分布是光动力疗法应用领域关心的问题，在近红外成像领域主要关心的物理量为边界光流量 Γ

$$\Gamma(\boldsymbol{\xi},t)=-\sum_{i|N_i\in\tau(\boldsymbol{\xi})}\kappa(\boldsymbol{\xi})h_i(t)\hat{\boldsymbol{s}}\cdot\nabla u_i(\boldsymbol{\xi}),\quad \boldsymbol{\xi}\in\partial\Omega \tag{3.84}$$

式中，求和仅需在包含边界点的元素之顶点上进行。若令 $v(\boldsymbol{\xi})=[v_1(\boldsymbol{\xi}), v_2(\boldsymbol{\xi}), \cdots, v_D(\boldsymbol{\xi})]$，其元素为

$$v_i(\boldsymbol{\xi})=\begin{cases} -\kappa(\boldsymbol{\xi})\hat{\boldsymbol{s}}_n\cdot\nabla u_i(\boldsymbol{\xi}), & N_i\in\tau(\boldsymbol{\xi}) \\ 0, & \text{其他} \end{cases} \tag{3.85}$$

则式（3.84）可写为

$$\Gamma(\boldsymbol{\xi},t)=v(\boldsymbol{\xi})\boldsymbol{h}(t) \tag{3.86}$$

由式（3.82）和式（3.83）可见，为了求解此方程，必须求解 $\boldsymbol{b}_i(t)$ 和 $\boldsymbol{Q}_i(t)$，也就是解决边界问题和源的问题。

2. 边界条件的实现

根据前面的讨论，有限元求解中可考虑两种边界条件的实现：

1）零边界条件

$$\Phi(\xi,t) = 0, \quad \xi \in \partial\Omega \tag{3.87}$$

DBC 的实现很简单，只需将与边界节点相关的基函数置为零即可。由此式（3.82）中的 $\boldsymbol{b}$ 项消失，并退化为 $(D-D_\mathrm{b}) \times (D-D_\mathrm{b})$ 维，其中 D_b 为边界节点数。

2）罗宾边界条件

$$c\Phi(\xi,t) + 2\kappa(\boldsymbol{r})\frac{1+R_\mathrm{f}}{1-R_\mathrm{f}}\hat{s}_\mathrm{n} \cdot \Phi(\xi,t) = 0, \quad \xi \in \partial\Omega \tag{3.88}$$

这里 R_f 为式（3.51）或式（3.52）所定义的内反射系数。

对于罗宾边界条件的实现，式（3.81）中的边界积分项必须被显式地计算，为此将式（3.88）写为一般形式

$$\begin{cases} \dfrac{\partial\Phi(\xi,t)}{\partial n} = f(\xi)\Phi(\xi,t) + g(\xi) \\ f(\xi) = -\dfrac{c}{2\kappa(\xi)}\dfrac{1-R_\mathrm{f}}{1+R_\mathrm{f}} \qquad , \quad \xi \in \partial\Omega \\ g(\xi) = 0 \end{cases} \tag{3.89}$$

将式（3.89）代入式（3.81）的最后一项，矩阵方程式（3.82）修正为

$$\left[\boldsymbol{K}(\kappa) + \boldsymbol{C}(\mu_\mathrm{a}c) + \boldsymbol{F}(R_\mathrm{f})\right]\boldsymbol{h}(t) + \boldsymbol{B}\frac{\partial\boldsymbol{h}(t)}{\partial t} = \boldsymbol{Q}(t) \tag{3.90}$$

式中，矩阵 $\boldsymbol{F}$ 的元素为

$$F_{ij} = \frac{c}{2}\frac{1-R_\mathrm{f}}{1+R_\mathrm{f}}\int_{\partial\Omega} u_i(\boldsymbol{r})u_j(\boldsymbol{r})\mathrm{d}(\partial\Omega) \tag{3.91}$$

3. 激励源的实现

实际的物理源为边界上的准直点源。在有限元模型中该源结构可由两种方式近似表示：组织体表面下一个自由光程处的弥散点源，边界激励处的内向光子流，称为扩散源（diffuse source，DS）。

对弥散点源近似，有限元矩阵方程形如式（3.82），其中源矢量元素为

$$Q_i(t) = u_i(\xi_\mathrm{s})\delta(t) \tag{3.92}$$

根据形状函数的特性，Q_i 仅当 i 元素的节点时为非零。特别地，在零边界条件下，源点必须位于某个包含边界节点的元素内，否则，由于边界节点的形状函数

为零，源分布效应将受到抑制。有时为了放置靠近边界处激励源，需要对源点附近的网格进行局部加密以保证其位于某个内部元素中。

对于内向光子流源的实现方案，式（3.82）中的 $\boldsymbol{Q}$ 矢量消失，而源效应反映在边界积分项 $\boldsymbol{b}$ 中，为此又有零边界条件和罗宾边界条件两种情形。

零边界条件成为下列 Neuman-Dirichlet 混合边界条件

$$\begin{cases} \Phi(\xi,t) = 0, & \xi \in \partial\Omega_1 \\ \dfrac{\partial\Phi(\xi,t)}{\partial n} = \dfrac{1}{\kappa(\xi)} w(\xi)\delta(t), & \xi \in \partial\Omega_2 \end{cases} \tag{3.93}$$

这里 $\partial\Omega_1 \cup \partial\Omega_2 = \partial\Omega$ 为边界源作用段，对于极窄束准直光入射，$\partial\Omega_2$ 为边界上一点，$w(\xi) = \delta(\xi - \xi_s)$，则式（3.82）修正为

$$[\boldsymbol{K}(\kappa) + \boldsymbol{C}(\mu_a c)]\boldsymbol{h}(t) + \boldsymbol{B}\frac{\partial\boldsymbol{h}(t)}{\partial t} = -\boldsymbol{b}(t) \tag{3.94}$$

式中，矢量 $\boldsymbol{b}$ 的元素可表示为

$$b_i = -\delta(t)u_i(\xi_s) \tag{3.95}$$

对罗宾边界条件，根据式（3.50），边界条件成为

$$\begin{cases} \dfrac{\partial\Phi(\xi,t)}{\partial n} = f(\xi)\Phi(\xi,t) + g(\xi) \\ f(\xi) = -\dfrac{c}{2\kappa(\xi)}\dfrac{1-R_f}{1+R_f} & , \quad \xi \in \partial\Omega \\ g(\xi) = \dfrac{2Q_s\delta(t)}{\kappa(\xi)}\dfrac{1-R_f}{1+R_f}\delta(\xi-\xi_s) \end{cases} \tag{3.96}$$

于是式（3.82）成为

$$[\boldsymbol{K}(\kappa) + \boldsymbol{C}(\mu_a c) + \boldsymbol{F}(R_f)]\boldsymbol{h}(t) + \boldsymbol{B}\frac{\partial\boldsymbol{h}(t)}{\partial t} = \boldsymbol{d}(t) \tag{3.97}$$

式中，$\boldsymbol{d}$ 矢量元素为

$$d_i = 2\delta(t)\frac{1-R_f}{1+R_f}u_i(\xi_s) \tag{3.98}$$

式（3.82）中系数矩阵 $\boldsymbol{K}$、$\boldsymbol{C}$ 和 $\boldsymbol{B}$ 的构建分两步进行：首先构造每个有限元素 e 的 $D^e \times D^e$（D^e 为元素 e 的节点数）阶元素矩阵 $\boldsymbol{K}^e$、$\boldsymbol{C}^e$、$\boldsymbol{B}^e$，该步骤通过对式（3.83）在元素 ω_e 上求数值积分完成，计算中假设组织体光学参数在每个元素内为常数，但随元素不同而变化，即 $\mu_a(\boldsymbol{r}) = \mu_a(\tau_e)$、$\kappa(\boldsymbol{r}) = \kappa(\tau_e)$。之后每一元素矩阵按照其节点排序被组合，所形成的总系数矩阵具有对称、正定、稀疏和带状特征，其半带宽 W 取决于各元素中节点序号差的最大值 $\Delta D_{\max}$，即

$$W = 1 + \max_{e=1\to L}\Delta D^{(e)} = 1 + \Delta D_{\max} \tag{3.99}$$

式中，$\Delta D^{(e)}$ 为元素 ω_e 节点序号差的最大值。

通常，有限元模型需要稠密地剖分以达到必需的求解精度，这使得以减少有

限元方程存储和求解计算量为目的节点重排序优化技术成为必要。目前常用的节点优化技术主要有：列置换排序、逆 Cuthill-Mckee 排序（reverse Cuthill-Mckee ordering）和最小集度数排序等三种。最小集度数排序节点优化算法是一个复杂而强大的算法，可使稀疏矩阵的分解（Cholesky、LU 或 QR）更加稀疏，从而可在有限元方程的求解过程中有效地使用有限内存资源并减少计算量。

4. 时变有限元方程求解的时间差分格式

首先，设 $h(n) = h(n\tau)$（$n = 0, 1, 2, \cdots$）为节点变量在时间离散点 $n\tau$ 上的值，τ 为时间步距。对式（3.82）在一个时间步距上求积分[29]，得

$$\left[\boldsymbol{K}(\kappa) + \boldsymbol{C}(\mu_a c) \right] \int_{n\tau}^{(n+1)\tau} \boldsymbol{h}(t) \mathrm{d}t + \boldsymbol{B} \int_{n\tau}^{(n+1)\tau} \frac{\partial \boldsymbol{h}(t)}{\partial t} \mathrm{d}t = \int_{n\tau}^{(n+1)\tau} \left[\boldsymbol{Q}(t) - \boldsymbol{b}(t) \right] \mathrm{d}t$$

$$(3.100)$$

对式（3.100）左边的积分项应用加权梯度法，并对时间微分项分别在 $t = n\tau$ 和 $t = (n+1)\tau$ 处分别采用向前和向后差分，可得

$$\left[\theta(\boldsymbol{K}(\kappa) + \boldsymbol{C}(\mu_a c))\tau + \boldsymbol{B} \right] \boldsymbol{h}(n+1) + \left\{ (1-\theta) \left[\boldsymbol{K}(\kappa) + \boldsymbol{C}(\mu_a c) \right] \tau - \boldsymbol{B} \right\} \boldsymbol{h}(n)$$

$$= \int_{n\tau}^{(n+1)\tau} (\boldsymbol{Q}(t) - \boldsymbol{b}(t)) \mathrm{d}t \tag{3.101}$$

式中，θ 为积分格式控制因子，其中当 $\theta = 0$ 称为显格式，$\theta = 1$ 时称为隐格式，$\theta = 1/2$ 时称为 Crank-Nicholson 格式。若设激励源为时空域上的冲击脉冲：$q_0(\boldsymbol{r}, t) = \delta(\boldsymbol{r} - \boldsymbol{r}_s)\delta(t)$，边界条件为 Dirichlet 型：$\Phi(\partial\Omega) = 0$，则式（3.101）的隐格式为

$$\begin{cases} \left[(\boldsymbol{K}(\kappa) + \boldsymbol{C}(\mu_a c))\tau + \boldsymbol{B} \right] \boldsymbol{h}(0) = \boldsymbol{Q}^{(0)} \\ \left[(\boldsymbol{K}(\kappa) + \boldsymbol{C}(\mu_a c))\tau + \boldsymbol{B} \right] \boldsymbol{h}(n) = \boldsymbol{B} \boldsymbol{h}(n-1), \quad n \geqslant 1 \end{cases} \tag{3.102}$$

式中，源向量 $\boldsymbol{Q}^{(0)}$ 为

$$\boldsymbol{Q}^{(0)} = \int_{-0}^{+0} \boldsymbol{Q}(t) \mathrm{d}t = \int_{\Omega} \boldsymbol{u}(\boldsymbol{r}) \delta(\boldsymbol{r} - \boldsymbol{r}_s) \mathrm{d}\Omega = \boldsymbol{u}(\boldsymbol{r}_s) \tag{3.103}$$

在式（3.102）逐次迭代求解中，方括号中的表达式始终为常数，由此方程的整个求解过程只需进行一次 Cholesky 分解，而每次迭代所需的计算仅为一次矩阵相乘，以及一次 Cholesky 正向和反向置换。

5. 时变测量的特征数据的直接计算：积分光强和高阶时间矩

虽然用上节所述的有限元时间差分法求解时变扩散方程可获得边界任意点的时间点扩展函数（temporal point spread function，TPSF），继而通过数值积分法计算所需的特征量，但这种计算很耗时，因为在通常的组织体尺寸下 TPSF 的持续时间大约为几个纳秒，所以迭代所需的时间步数大约在 10^3 数量级。另一方

面，在组织光学的诸多应用（如光谱测量与成像等）中，人们并不需要关心全部的 TPSF 信息，而只需抽取表征 TPSF 特性的部分数值量以降低问题的复杂程度。因此这些特征量的直接计算是正向模型研究中的一个十分重要问题。

扩散方程的有限元模型允许对边界光流量 $\Gamma(\xi, t)$ 的各阶时间矩进行直接有效的计算，因而使用 TPSF 特征量的方法在有限元求解中被广泛地采用，这一方法避免烦琐耗时的时间差分方程求解过程，实现逆问题求解中正模型的快速求解。首先定义梅林变换（Mellin's transform）

$$m_k^{(\Gamma)}(\boldsymbol{r}) = \int_{-\infty}^{+\infty} t^k \Gamma(\boldsymbol{r}, t) \mathrm{d}t \tag{3.104}$$

由此积分光强 E 和高阶时间矩 $t^{(n)}$ 可表示为

$$\begin{cases} E = m_0^{(\Gamma)} \\ t^{(n)} = \dfrac{m_n^{(\Gamma)}}{m_0^{(\Gamma)}} \end{cases} \tag{3.105}$$

为导出有限元模型中 $\Gamma(\xi, t)$ 的特征量积分光强 E 的直接计算公式，对式（3.82）两边同求傅里叶变换得

$$\big[\boldsymbol{K}(\kappa) + \boldsymbol{C}(\mu_{\mathrm{a}} c) + \mathrm{j}\omega \boldsymbol{B}\big] \boldsymbol{H}(\omega) = \boldsymbol{Q}(\omega) - \boldsymbol{b}(\omega) \tag{3.106}$$

式中，$\boldsymbol{H}(\omega)$、$\boldsymbol{Q}(\omega)$ 和 $\boldsymbol{b}(\omega)$ 分别为 $\boldsymbol{h}(t)$、$\boldsymbol{Q}(t)$ 和 $\boldsymbol{b}(t)$ 的傅里叶变换。为进行下面推导，在此再定义

$$\begin{cases} \bar{\boldsymbol{h}} = \displaystyle\int_{-\infty}^{+\infty} \boldsymbol{h}(t) \mathrm{d}t \\ \bar{\boldsymbol{Q}} = \displaystyle\int_{-\infty}^{+\infty} \boldsymbol{Q}(t) \mathrm{d}t \\ \bar{\boldsymbol{b}} = \displaystyle\int_{-\infty}^{+\infty} \boldsymbol{b}(t) \mathrm{d}t \end{cases} \tag{3.107}$$

考虑到关系式 $\boldsymbol{A}(\omega)\big|_{\omega=0} = \displaystyle\int_{-\infty}^{+\infty} \boldsymbol{A}(t) \mathrm{d}t$，对式（3.106）取 $\omega = 0$ 得

$$\big[\boldsymbol{K}(\kappa) + \boldsymbol{C}(\mu_{\mathrm{a}} c)\big] \bar{\boldsymbol{h}} = \bar{\boldsymbol{Q}} - \bar{\boldsymbol{b}} \tag{3.108}$$

于是，边界积分光强 E（或称 $m_0^{(\Gamma)}$）可计算为

$$E(\xi) = v(\xi) \bar{\boldsymbol{h}} \tag{3.109}$$

式中，$v(\xi)$ 的定义见式（3.85）。进一步，导出有限元模型中 $\Gamma(\xi, t)$ 的特征量高阶时间矩的直接计算公式。根据高阶时间矩的定义式（3.105）可知，在获得 $m_0^{(\Gamma)}$，只需再获得 $m_n^{(\Gamma)}$ 即可得到 $t^{(n)}$。为此，将式（3.104）对 ω 两边求导，可得

$$\big[\boldsymbol{K}(\kappa) + \boldsymbol{C}(\mu_{\mathrm{a}} c) + \mathrm{j}\omega \boldsymbol{B}\big] \frac{\partial^n \boldsymbol{H}(\omega)}{\partial \omega^n} + \mathrm{j}n\boldsymbol{B} \frac{\partial^{n-1} \boldsymbol{H}(\omega)}{\partial \omega^{n-1}} = \frac{\partial^n \big[\boldsymbol{Q}(\omega) - \boldsymbol{b}(\omega)\big]}{\partial \omega^n}$$

$$\tag{3.110}$$

若源为时间上的 δ 函数，则根据其傅里叶变换为常数的特点，以及式（3.94）和

（3.97）对不同边界的处理，可得

$$
\begin{cases}
\big[\boldsymbol{K}(\kappa)+\boldsymbol{C}(\mu_{\mathrm a}c)+\mathrm j\omega\boldsymbol{B}\big]\dfrac{\partial^{n}\boldsymbol{H}(\omega)}{\partial\omega^{n}}+\mathrm jn\boldsymbol{B}\,\dfrac{\partial^{n-1}\boldsymbol{H}(\omega)}{\partial\omega^{n-1}}=0,\text{零边界条件}\\[4mm]
\big[\boldsymbol{K}(\kappa)+\boldsymbol{C}(\mu_{\mathrm a}c)+\boldsymbol{F}(R)+\mathrm j\omega\boldsymbol{B}\big]\dfrac{\partial^{n}\boldsymbol{H}(\omega)}{\partial\omega^{n}}+\mathrm jn\boldsymbol{B}\,\dfrac{\partial^{n-1}\boldsymbol{H}(\omega)}{\partial\omega^{n-1}}=0,\text{罗宾边界条件}
\end{cases}
$$

$$\text{（3.111）}$$

对式（3.111）在 $\omega=0$ 取值，且考虑到

$$
\boldsymbol{m}_n^{(h)}=\int_{-\infty}^{\infty}t^n h(t)\mathrm dt=\frac{\sqrt{2\pi}}{(-\mathrm j)^{n-1}}\left.\frac{\partial^n\boldsymbol{H}(\omega)}{\partial\omega^n}\right|_{\omega=0}
\tag{3.112}
$$

可得

$$
\begin{cases}
\boldsymbol{m}_n^{(h)}=\mathrm jn\big[\boldsymbol{K}(\kappa)+\boldsymbol{C}(\mu_{\mathrm a}c)\big]^{-1}\boldsymbol{B}\boldsymbol{m}_{n-1}^{(h)},\text{零边界条件}\\[3mm]
\boldsymbol{m}_n^{(h)}=\mathrm jn\big[\boldsymbol{K}(\kappa)+\boldsymbol{C}(\mu_{\mathrm a}c)+\boldsymbol{F}(R)\big]\boldsymbol{B}\boldsymbol{m}_{n-1}^{(h)},\text{罗宾边界条件}
\end{cases}
\tag{3.113}
$$

因此

$$
m_n^{(\Gamma)}(\xi)=v(\xi)\boldsymbol{m}_n^{(h)}
\tag{3.114}
$$

由此高阶时间矩 $t^{(n)}$ 的求解步骤可总结如下：

解方程（3.108）求得 $\boldsymbol{m}_0^{(h)}$，并由式（3.109）计算 $m_0^{(\Gamma)}$。

设 $n=1$

Repeat

解方程（3.113）求得 $\boldsymbol{m}_n^{(h)}$，并由式（3.114）计算 $m_n^{(\Gamma)}$。

$$
t^{(n)}=m_n^{(\Gamma)}/m_0^{(\Gamma)}
$$

$$
n=n+1
$$

Until n 达到预定值

6. 频域测量模式——强度调制光源下的激励

频域测量是组织光学的另一种主要的测量模式，该模式采用高频（几百MHz）调制的连续光作为激励，设光源的初始相位角为 0，则入射光可以表示为

$$
q_0(\boldsymbol r,t)=Q_{\mathrm s}(1+M_{\mathrm{in}}\mathrm e^{\mathrm j\omega t})\delta(\boldsymbol r-\zeta_{\mathrm s})
\tag{3.115}
$$

式中，ω 为调制角频率；$\zeta_{\mathrm s}$ 为表面上的一点；$Q_{\mathrm s}$ 和 M_{in} 分别为直流分量和调制度。由组织表面出射的光亦为一调制光，但在输入光的基础上引入了相移和调制度的衰减。在表面 ζ 点的输出光可表示为

$$
\Gamma(\xi,t)=\Gamma_{\mathrm s}(\xi)\big[1+M_{\mathrm{out}}(\xi)\mathrm e^{\mathrm j\omega t+\varphi(\xi)}\big]
\tag{3.116}
$$

频域模式中的测量特征量为输出调制深度 $M_{\mathrm{out}}(\xi)$ 和相移 $\varphi(\xi)$。根据扩散方程光子传输模型，式（3.116）的直流输出分量 $\Gamma_{\mathrm s}(\xi)$ 可表示为

$$
\begin{cases}
\big[\boldsymbol{K}(\kappa)+\boldsymbol{C}(\mu_{\mathrm a}c)\big]\bar{\boldsymbol h}=\bar{\boldsymbol Q}-\bar{\boldsymbol b}\\[2mm]
\Gamma_{\mathrm{DC}}(\xi)=v(\xi)\bar{\boldsymbol h}
\end{cases}
\tag{3.117}
$$

式（3.117）计算中源项为 $q_0(\boldsymbol{r})=Q_s\delta(\boldsymbol{r}-\zeta_s)$ 为源项。式（3.116）的交流分量 $\Gamma_s(\xi)M_{\text{out}}(\xi)\mathrm{e}^{\varphi(\xi)}$ 可表示为

$$\begin{cases}[\boldsymbol{K}(\kappa)+\boldsymbol{C}(\mu_a c)+\mathrm{j}\omega\boldsymbol{B}]\boldsymbol{H}(\omega) = \boldsymbol{Q}(\omega)-\boldsymbol{b}(\omega)\\ \Gamma_{\text{AC}}(\xi) = v(\xi)\boldsymbol{H}(\omega)\end{cases} \tag{3.118}$$

式中，$q_0(\boldsymbol{r})=Q_s M_{\text{in}}\delta(\boldsymbol{r}-\xi_s)$ 为源项，于是测量值的计算为

$$\begin{cases}\varphi(\xi) = \text{Arg}[\Gamma_{\text{AC}}(\xi)] = \arctan\left[\dfrac{\text{Im}(\Gamma_{\text{AC}}(\xi))}{\text{Re}(\Gamma_{\text{AC}}(\xi))}\right]\\ m(\xi) = \text{Abs}[\Gamma_{\text{AC}}(\xi)]/\text{Abs}[\Gamma_{\text{DC}}(\xi)]\end{cases} \tag{3.119}$$

为了方便求解，可将式（3.118）写为实矩阵形式

$$\begin{bmatrix}\boldsymbol{K}(\kappa)+\boldsymbol{C}(\mu_a c) & -\boldsymbol{B}\\ \boldsymbol{B} & \boldsymbol{K}(\kappa)+\boldsymbol{C}(\mu_a c)\end{bmatrix}\begin{bmatrix}\text{Re}\boldsymbol{H}(\omega)\\ \text{Im}\boldsymbol{H}(\omega)\end{bmatrix}=\begin{bmatrix}\text{Re}(\boldsymbol{Q}(\omega)-\boldsymbol{b}(\omega))\\ \text{Im}(\boldsymbol{Q}(\omega)-\boldsymbol{b}(\omega))\end{bmatrix} \tag{3.120}$$

式中，系数矩阵虽保持正定性，但对称性丧失，因此 Cholesky 分解不再适用，只可用一般的 LU 分解求解。另一种求解方案是采用共轭梯度迭代法，该法虽然较 Cholesky 分解加前后向置换快 2~5 倍，但比单独的前后向置换慢 10 倍左右。由于组织光学应用问题中常为多源激励情形，LU 分解只需计算一次，而共轭梯度迭代则需对每一个激励源重复计算，因此实际中方法的选择应视激励源的数量而定。

最后给出一个非匀质圆柱域扩散方程有限元法计算实例，该组织域的结构及源-探测器对的配置如图 3.12（a）所示，图 3.12（b）为有限元剖分网格，包括 10 000 个四面体元和 6000 个节点，图 3.12（c）给出了计算所得的激励源对面九

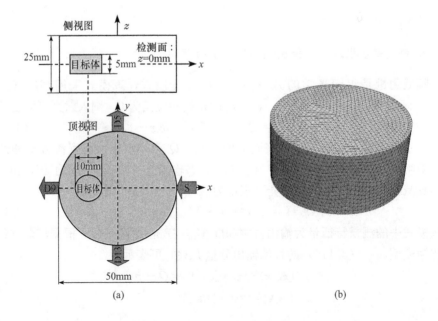

(a)　　　　　　　　　　　　　　　　(b)

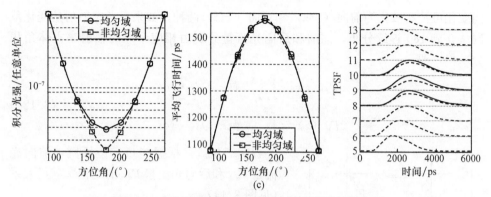

(c)

图 3.12 非匀质圆柱组织域扩散方程有限元计算实例

(a) 域结构及源-探测器对的配置，其中背景域的吸收系数 $\mu_a = 0.01\text{mm}^{-1}$，约化散射系数 $\mu_s' = 1\text{mm}^{-1}$，目标异质体中心位于 $x = -12.5\text{mm}$，$y = 0\text{mm}$，吸收系数 $\mu_a = 0.03\text{mm}^{-1}$，约化散射系数 $\mu_s' = 3\text{mm}^{-1}$；(b) 有限元剖分网格示意图，共有 1885 个节点和 8637 个四面体元素；(c) 激励源对面九个等距分布探测点处的瞬态光流 $\Gamma(t)$ 及其积分强度 E 和平均飞行时间 $t^{(n)}$，其中实线和虚线分别表示对均匀域（目标异质体放入前）和非均匀域（目标体放入后）计算结果

个等距分布探测点（源和探测器间的逆时针夹角为 $90° \sim 270°$）处的瞬态光流 $\Gamma(t)$ 及其积分强度 E 和平均飞行时间 $t^{(n)}$。可看到基本的物理事实是：高吸收的目标体引起积分光强的明显下降，而高散射的目标体则造成平均飞行时间的显著增加，这些现象在距目标体最近的 $180°$ 夹角探测点（D9）表现尤为明显。

3.4 K-M 模型

作为辐射传输问题的一个简化，考虑平行平板均匀媒质条被一平面波正向入射，如图 3.13 所示，这是沿传播方向的轴对称问题，其中辐射通量密度仅为传播深度 z 的函数：$\Gamma = \Gamma(z)$。然而，即便如此也无法求得任意相位函数下光流分布的解析表达式。在实际中常采用称为二流理论（two-flux theory）和四流理论（four-flux theory）的近似方法，实验证明该近似所得结果与实验测量吻合良好[30~32]。

二流理论是一种被称作多流理论（multi-flux theory）的特殊形式，由于只考虑了两个方

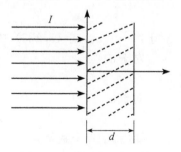

图 3.13 平面波正向入射均匀媒体条

向的通量，故被称为二流理认，是由 Kubelka 和 Munk 于 1931 年根据分别在前向和后向传播的二束光通量密度模型提出的一种模型，故称 Kubelka-Munk 理论，简称 K-M 模型，它适合于对扩散光照射在强散射媒质时的分析。当仅考虑入射光沿组织层表面法向的扩散传播过程，一个微分距离 dz 内，其光流传播方

向变化可被离散化为前向（＋z）和背向（－z）两种，如果只考虑散射角变化范围从 0°到 180°连续分布，前向和后向光流量分别由相应半球的辐射率立体角积分求得，即

$$\Gamma_{d+}(z) = \int_{\hat{s}\cdot\hat{s}_z>0} \phi(z,\hat{s})\hat{s}_z \cdot \hat{s}\mathrm{d}\hat{s}$$

$$\Gamma_{d-}(z) = \int_{\hat{s}\cdot\hat{s}_z<0} \phi(z,\hat{s})\hat{s}_z \cdot \hat{s}\mathrm{d}\hat{s} \tag{3.121}$$

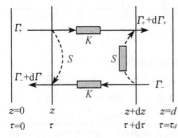

$\Gamma = \Gamma_{d+} + \Gamma_{d-}$。根据能量守恒原则，前向光流量 Γ_{d+} 和后向光流量 Γ_{d-} 的变化率满足关系（见图 3.14）

$$\begin{cases} \dfrac{\mathrm{d}\Gamma_{d+}(\tau)}{\mathrm{d}\tau} = -(K+S)\Gamma_{d+} + S\Gamma_{d-} \\[2mm] \dfrac{\mathrm{d}\Gamma_{d-}(\tau)}{\mathrm{d}\tau} = -S\Gamma_{d+} + (K+S)\Gamma_{d-} \end{cases}$$

图 3.14　前向和后向传播的通量密度　　　　　　　　　　　　　　(3.122)

式中，$\tau = (\mu_a + \mu_s)z$ 称为光学距离，K 和 S 为 K-M 系数，分别代表吸收和散射效应的无纲量系数。设 Γ_{d+} 和 Γ_{d-} 为指数衰减形式，即 $\exp(\alpha\tau)$，则

$$\begin{cases} [\alpha + (K+S)]\Gamma_{d+} - S\Gamma_{d-} = 0 \\ S\Gamma_{d+} + [\alpha - (K+S)]\Gamma_{d-} = 0 \end{cases} \tag{3.123}$$

为得到 Γ_{d+} 和 Γ_{d-} 的非零解，必须有

$$\begin{vmatrix} \alpha + (K+S) & -S \\ S & \alpha - (K+S) \end{vmatrix} = 0 \tag{3.124}$$

解得

$$\alpha_{\pm} = \pm\sqrt{K(K+2S)} = \pm\alpha_0 \tag{3.125}$$

对于每一个 α，式 (3.123) 中的一个方程可以给出 Γ_{d+} 和 Γ_{d-} 的比值。

　　对于 α_+

$$A_+ = \Gamma_{d+}/\Gamma_{d-} = (K+S+\alpha_0)/S \tag{3.126}$$

　　对于 α_-

$$A_- = \Gamma_{d-}/\Gamma_{d+} = 1/A_+ \tag{3.127}$$

Γ_{d+} 和 Γ_{d-} 的完全解是 $\alpha_+ = \alpha_0$ 和 $\alpha_- = -\alpha_0$ 两个解的线性组合，即

$$\begin{cases} \Gamma_{d+}(\tau) = C_1 \mathrm{e}^{\alpha_0\tau} + C_2 \mathrm{e}^{-\alpha_0\tau} \\ \Gamma_{d-}(\tau) = C_1 A_- \mathrm{e}^{\alpha_0\tau} + C_2 A_- \mathrm{e}^{-\alpha_0\tau} \end{cases} \tag{3.128}$$

式中，C_1 和 C_2 需要用边界条件决定。考虑如下边界条件：在 $\tau=0$ 处只有前向的通量密度，即 $\Gamma_{d+}(0) = \Gamma_0$，而在 $\tau = \tau_d$ 处没有后向通量密度，即 $\Gamma_{d-}(\tau_d) = 0$，则

$$C_{1,2} = \pm\frac{A_{\mp}\exp(\alpha_{\mp}\tau_d)}{A_-\exp(\alpha_-\tau_d) - A_+\exp(\alpha_+\tau_d)} \tag{3.129}$$

由此得到 $\tau = 0$ 时的反射和 $\tau = \tau_d$ 时的传输率为

$$\begin{cases} R = \dfrac{\Gamma_{d-}(0)}{\Gamma_0} = A_- \left[\dfrac{1 - \exp(-2\alpha_0 \tau_d)}{1 - A^2 \exp(-2\alpha_0 \tau_d)} \right] \\ T = \dfrac{\Gamma_{d+}(\tau_d)}{\Gamma_0} = \dfrac{(1 - A^2)\exp(-\alpha_0 \tau_d)}{1 - A^2 \exp(-2\alpha_0 \tau_d)} \end{cases} \tag{3.130}$$

K-M 模型中最主要的问题是如何用 μ_a 和 μ_s 来表示 K 和 S。对于最简单的迷向辐射，即只有漫散射存在因而辐射率和方向角无关的情形：$K = 2\mu_a/(\mu_a + \mu_s)$，$S = \mu_s/(\mu_a + \mu_s)$，得 $\alpha_\pm = \pm 2\sqrt{\mu_a(\mu_a + \mu_s)}$，由于 $\tau_d = (\mu_a + \mu_s)d$，因此可以按照式（3.130）计算传输和反射光流。而对一般情形上述系数呈现较为复杂的表示。

K-M 模型只适用于漫射通量密度的传播，而对现代应用中常见的准直入射问题，则仅用两个漫射通量密度描述就不再可能了，此时可采用四流理论：将辐射通量密度的传播用前向和后向传播的准直量 F_{c+} 和 F_{c-}，加上扩散量 F_{d+} 和 F_{d-} 来表示。由能量守恒原则，我们同理可得图 3.15 所示的四流理论的表达式

$$\begin{cases} \dfrac{dF_{c+}}{d\tau} = -(k + S_1 + S_2)F_{c+} \\ \dfrac{dF_{c-}}{d\tau} = -(k + S_1 + S_2)F_{c-} \\ \dfrac{dF_{d+}}{d\tau} = -(K + S)F_{d+} + SF_{d-} + S_1 F_{c+} + S_2 F_{c-} \\ \dfrac{dF_{d-}}{d\tau} = (K + S)F_{d-} - SF_{d+} - S_1 F_{c-} - S_2 F_{c+} \end{cases} \tag{3.131}$$

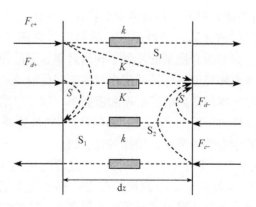

图 3.15　四流理论示意图

用如同二流理论的处理方式可得到这一组方程的解，其中含有四个未知数 C_1、C_2、C_3 和 C_4，

$$\begin{cases} F_{c+} = C_1 e^{-\lambda\tau} \\ F_{c-} = C_4 e^{\lambda\tau} \\ F_{d+} = C_1 A_1 e^{-\lambda\tau} + C_2 e^{-\alpha_0\tau} + C_3 e^{\alpha_0\tau} + C_4 A_4 e^{\lambda\tau} \\ F_{d-} = C_1 B_1 e^{-\lambda\tau} + C_2 A_2 e^{-\alpha_0\tau} + C_3 A_3 e^{\alpha_0\tau} + C_4 B_4 e^{\lambda\tau} \end{cases} \tag{3.132}$$

式中，$\lambda = k + S_1 + S_2$，$\alpha_0 = \sqrt{K(K+2S)}$，$A_1 = B_4 = \dfrac{SS_2 + (K+S+\lambda)S_1}{\alpha_0^2 - \lambda^2}$，

$$A_4 = B_1 = \frac{SS_2 + (K+S-\lambda)S_1}{\alpha_0^2 - \lambda^2},$$

$$A_2 = \frac{1}{A_3} = \frac{K+2S-\alpha_0}{K+2S+\alpha_0}。$$

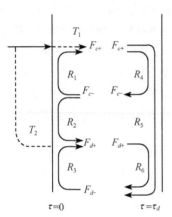

图 3.16　四流理论的边界条件

考虑边界处反射效应的边界条件为

$$\begin{cases} F_{c+}(0) = T_1 F_0 + R_1 F_{c-}(0) \\ F_{c-}(0) = R_4 F_{c+}(\tau_d) \\ F_{d+}(0) = T_2 F_0 + R_2 F_{c-}(0) + R_3 F_{d-}(0) \\ F_{d-}(\tau_d) = R_5 F_{c+}(\tau_0) + R_6 F_{d+}(\tau_d) \end{cases}$$

$$\tag{3.133}$$

式中，常数 T_1，T_2，R_1，$\cdots$，R_6 的意义见图 3.16。除上述二流和四流模型，还有更复杂的七流模型。

3.5　加-倍法

　　加-倍法是辐射传输方程的一种数值求解技术，其优点是算法中包含了对各向异性散射、内部反射的计算，相对于 MC 模拟而言它还具有计算速度快的优点。其基本原理为：如果两介质层的反射率和透射率分别已知，则由两层叠合的组合层的反射率和透射率可通过计算两层之间的来回反射及透射而得到。因此只要得到了合适的单位厚度的薄层的反射率和透射率，就可以求得任意厚度的媒质的反射和透射率。同样可以将加-倍法扩展到特性不同的媒质中，通过将不均匀媒质分为若干已知光学参数的薄层，用加-倍法求和。

　　加-倍法的建立基于如下几个假设条件：①过程与时间无关，即是稳态的；②组织厚度有限且内部各层光学参数均匀分布，都平行于表面而又无限延展；③具有相同亮度的准直光源或漫射光源垂直入射表面。这些假设通常限制了组织样品的形状，但是并不违背已知光线在组织中的传输规律，依然符合组织光学的众多要求。当这些假设不成立时，我们就必须用 MC 模拟进行精确计算其通量。加-倍法的优点是对反照率 $a = \mu_s / (\mu_a + \mu_s)$ 无任何限制，因此极大地扩展了辐射

传输理论的应用范围。

3.5.1　一般理论

下面在忽略内部光源的情况下推导加-倍法理论。首先假设入射光的方向为向下，且与入射光方向相同（图 3.17 中向下的方向）的光辐射率以正号表示，与入射光方向相反的光辐射率以负号表示。定义 ϕ^{0+} 为入射到 0 面的光辐射率，ϕ^{0-} 为从 0 面的出射光辐射率，ϕ^{1+} 为从 1 面的出射光辐射率，ϕ^{1-} 为入射到 1 面的光辐射率。定义矩阵 $\boldsymbol{R}^{mn}$ 和 $\boldsymbol{T}^{mn}$ 为在薄层的 m 面入射而在 n 面出射时的反射和透射算子，由于各向同性组织没有方向选择性，因此 $\boldsymbol{T}^{mn}=\boldsymbol{T}^{nm}$ 且 $\boldsymbol{R}^{mn}=\boldsymbol{R}^{nm}$。对于一个垂直入射到薄层界面上的无限宽光源来说，其反射率 T 和透射率 R 均为随入射角和出射角具有一定分布的连续函数，即

$$\begin{cases} \phi_t(\eta) = \int_0^1 T(\eta,\eta')\phi_i(\eta')2\eta'\mathrm{d}\eta' \\ \phi_r(\eta) = \int_0^1 R(\eta,\eta')\phi_i(\eta')2\eta'\mathrm{d}\eta' \end{cases} \tag{3.134}$$

式中，ϕ_i、ϕ_r 和 ϕ_t 分别代表入射、反射和透射辐射率；η' 和 η 分别为入射和透射（或反射）方向角的余弦。通常反射率曲线可由四个方向点近似拟合得到，点数用 M 表示。当 $M=4$ 时，能获得较快，精度较高的模拟。如果用更多的拟合点，例如，点数 M 达到 32，那么近似曲线将更为精确，在此情形下，表面的光源和光传输特性均可用这些方向点上离散值表示。

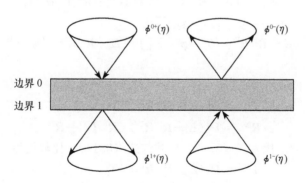

图 3.17　加-倍法推导中的概念
减号表示光向上，加号表示光向下

式（3.134）可用离散积分求得，表示为矩阵相乘形式。由于在实际中，积分所取的离散方向角一般与测量方向角不重合，因此需要通过二维内插（如双三次样条内插等）获取积分所取的离散方向角上的值。

　　在图 3.17 中，从面 1 向下方出射的光线是通过面 0 的透射光和在面 1 的反射光之和，即

$$\boldsymbol{\varphi}^{1+} = \boldsymbol{T}^{01}\boldsymbol{\varphi}^{0+} + \boldsymbol{R}^{10}\boldsymbol{\varphi}^{1-} \tag{3.135}$$

从面 0 向上方出射的光线则是通过面 1 的透射光和面 0 上的反射光之和，即

$$\boldsymbol{\varphi}^{0-} = \boldsymbol{R}^{01}\boldsymbol{\varphi}^{0+} + \boldsymbol{T}^{10}\boldsymbol{\varphi}^{1-} \tag{3.136}$$

同理可得，具有面 1 和面 2 的薄层的透射和反射方程为

$$\boldsymbol{\varphi}^{2+} = \boldsymbol{T}^{12}\boldsymbol{\varphi}^{1+} + \boldsymbol{R}^{21}\boldsymbol{\varphi}^{2-} \tag{3.137}$$

$$\boldsymbol{\varphi}^{1-} = \boldsymbol{R}^{12}\boldsymbol{\varphi}^{1+} + \boldsymbol{T}^{21}\boldsymbol{\varphi}^{2-} \tag{3.138}$$

对 0-1 和 1-2 层合并求解，得到 0-2 层方程

$$\boldsymbol{\varphi}^{2+} = \boldsymbol{T}^{02}\boldsymbol{\varphi}^{0+} + \boldsymbol{R}^{20}\boldsymbol{\varphi}^{2-} \tag{3.139}$$

$$\boldsymbol{\varphi}^{0-} = \boldsymbol{R}^{02}\boldsymbol{\varphi}^{0+} + \boldsymbol{T}^{20}\boldsymbol{\varphi}^{2-} \tag{3.140}$$

下面推导在已知 0-1 和 1-2 层的反射和透射算子时，如何获得 $\boldsymbol{R}^{20}$、$\boldsymbol{R}^{02}$、$\boldsymbol{T}^{20}$ 和 $\boldsymbol{T}^{02}$。方法是通过对式（3.135）～式（3.138）进行矩阵运算，整理出 ϕ^{2+}、ϕ^{2-} 与 ϕ^{0+}、ϕ^{0-} 之间的关系，并与式（3.139）及式（3.140）对比。将式（3.135）左乘 $\boldsymbol{R}^{12}$，再与式（3.138）相加，可得

$$(\boldsymbol{E} - \boldsymbol{R}^{12}\boldsymbol{R}^{10})\boldsymbol{\varphi}^{1-} = \boldsymbol{R}^{12}\boldsymbol{T}^{01}\boldsymbol{\varphi}^{0+} + \boldsymbol{T}^{21}\boldsymbol{\varphi}^{2-} \tag{3.141}$$

式中，$\boldsymbol{E}$ 为单位矩阵。求解可得

$$\boldsymbol{\varphi}^{1-} = (\boldsymbol{E} - \boldsymbol{R}^{12}\boldsymbol{R}^{10})^{-1}(\boldsymbol{R}^{12}\boldsymbol{T}^{01}\boldsymbol{\varphi}^{0+} + \boldsymbol{T}^{21}\boldsymbol{\varphi}^{2-}) \tag{3.142}$$

同理，式（3.138）左乘 $\boldsymbol{R}^{10}$ 并与式（3.135）相加，可以得到中间层向下的辐射方程为

$$\boldsymbol{\varphi}^{1+} = (\boldsymbol{E} - \boldsymbol{R}^{10}\boldsymbol{R}^{12})^{-1}(\boldsymbol{T}^{01}\boldsymbol{\varphi}^{0+} + \boldsymbol{R}^{10}\boldsymbol{T}^{21}\boldsymbol{\varphi}^{2-}) \tag{3.143}$$

将式（3.143）代入式（3.137），整理可得

$$\boldsymbol{\varphi}^{2+} = [\boldsymbol{T}^{12}(\boldsymbol{E} - \boldsymbol{R}^{10}\boldsymbol{R}^{12})^{-1}\boldsymbol{T}^{01}]\boldsymbol{\varphi}^{0+} + [\boldsymbol{T}^{12}(\boldsymbol{E} - \boldsymbol{R}^{10}\boldsymbol{R}^{12})^{-1}\boldsymbol{R}^{10}\boldsymbol{T}^{21} + \boldsymbol{R}^{21}]\boldsymbol{\varphi}^{2-} \tag{3.144}$$

与式（3.139）比较可得

$$\boldsymbol{T}^{02} = \boldsymbol{T}^{12}(\boldsymbol{E} - \boldsymbol{R}^{10}\boldsymbol{R}^{12})^{-1}\boldsymbol{T}^{01} \tag{3.145}$$

$$\boldsymbol{R}^{20} = \boldsymbol{T}^{12}(\boldsymbol{E} - \boldsymbol{R}^{10}\boldsymbol{R}^{12})^{-1}\boldsymbol{R}^{10}\boldsymbol{T}^{21} + \boldsymbol{R}^{21} \tag{3.146}$$

同理将式（3.142）代入式（3.136），并与式（3.140）比较可得

$$\boldsymbol{T}^{20} = \boldsymbol{T}^{10}(\boldsymbol{E} - \boldsymbol{R}^{12}\boldsymbol{R}^{10})^{-1}\boldsymbol{T}^{21} \tag{3.147}$$

$$\boldsymbol{R}^{02} = \boldsymbol{T}^{10}(\boldsymbol{E} - \boldsymbol{R}^{12}\boldsymbol{R}^{10})^{-1}\boldsymbol{R}^{12}\boldsymbol{T}^{01} + \boldsymbol{R}^{01} \tag{3.148}$$

式（3.145）～式（3.148）表示，如果已知第零层和第一层的反射算子和透射算子，则二层组合的反算子和透射算子可以通过这些式子计算得到。对于任意的层状组织，同理可得出结论，组合层的反射值和透射算子可由各单层算子计算得到。这也是该方法称为加-倍法的原因。而逆加-倍（inverse adding-doubling，IAD）法就是根据测量得到的反射率和透射率等物理量，利用加-倍模型反推光学参数的过程，

它也是积分球系统测量光学参数中常用到的求解方法。该方法采用所谓基于误差目标优化的"逆问题求解策略"，涉及以下四个主要步骤：

1）给一个初始的光学参数估计。

2）根据初始光学参数估计值用加-倍法计算反射率和透射率。

3）将计算的反射率（透射率）和测量的反射率（透射率）进行比较，并对光学参数进行修正。

4）重复上述步骤直到计算值和实测值之间的匹配达到满意结果，则此时的光学参数值被认为是待测的光学参数。

3.5.2　组织薄层的反射与透射

如前所述，加-倍法模型需要薄层光反射和透射算子具体表达才能实现，目前已有若干方法用于获得这些算子，主要包括钻石初始化（diamond initialization）、无穷小生成器（infinitesimal generator）和逐次散射（successive scattering）等技术，它们在理论和实现方面各有千秋，这里仅介绍较为简单的无穷小生成器方法，该技术假设组织足够薄以致单次散射过程即可精确估计薄层的反射与透射。基于单次散射过程的反射与透射率方程首先由 van de Hulst 针对各向同性散射提出，而对于独立于方位角的各向异性散射过程，则需将各向异性散射效应通过嵌入相位再分布函数加以反映，即

$$
\begin{cases}
R(a,\tau,\eta,\eta') = \dfrac{a\pi h(\eta,-\eta')}{\mu+\mu_0}\left[1-\mathrm{e}^{\left(-\frac{\tau}{\eta}-\frac{\tau}{\eta'}\right)}\right] \\
T(a,\tau,\eta,\eta') = \dfrac{a\pi h(\eta,-\eta')}{\eta+\eta'}\left[\mathrm{e}^{-\frac{\tau}{\eta'}}-\mathrm{e}^{-\frac{\tau}{\eta}}\right]
\end{cases}
\tag{3.149}
$$

式中，τ 为光学距离；a 为漫板射率；$h(u,v)$ 为散射相位再分布函数。对于 Henyey-Greenstein 相位函数，相位再分布函数表示为

$$
h(u,v) = \frac{2}{\pi}\frac{1-g^2}{\sqrt{\alpha-\gamma}(\alpha-\gamma)}E(\gamma)
\tag{3.150}
$$

式中，$\alpha=1+g^2-2guv$；$\gamma=2g\sqrt{1-u^2}\sqrt{1-v^2}$；$E(\gamma)$ 为第二类完全椭圆积分。

参 考 文 献

[1] Tuan Vo-Dinh. Biomedical Photonics Handbook. New York：CRC Press，2003

[2] Wang Lihong V，Wu Hsin-I. Biomedical Optics：Principles and Imaging. New Jersey：Wiley，2007

[3] Martelli F，DelBianco A，Ismaelli A，et al. Light Propagation through Biological Tissue and Other Diffussive Media：Theory，Solution and Software. Washington：SPIE Press，

2010

[4] Akira Ishimaru. Wave Propagation and Scattering in Random Media. London: Academic Press, 1978

[5] Henyey L G, Greenstein J J. Diffuse radiation in galaxy. Astrophys. J. , 1941, 93: 70~83

[6] Egan W G, Hilgeman T W. Optical Properties of Inhomogeneous Materials. New York: Academic Press, 1979

[7] Welch A J, Van Gemert M J C. Optical-Thermal Response of LASER-Irradiated Tissue. New York: Plenum Press, 1995

[8] Keijzer M, Star W M, Storchi P. Optical diffusion in layered media. Appl. Opt. , 1988, 27: 1820~1824

[9] Hasegawa Y, Yamada Y, Tamura M, et al. Monte-Carlo simulation of light transmission through living tissue. Appl. Opt. , 1991, 30: 4515~4520

[10] Wang L, Jacques S L, Zheng L. MCML-Monte Carlo modeling of light transport in multi-layered tissues. Computer Methods and Programs in Biomedicine, 1995, 47: 131~146

[11] Palmer G M, Zhu C, Breslin T M, et al. Monte Carlo-based inverse model for calculating tissue optical properties. Part II: Application to breast cancer diagnosis. Appl. Opt. , 2006, 45: 1072~1078

[12] Palmer G M, Ramanujam N. Monte Carlo-based inverse model for calculating tissue optical properties. Part I: Theory and validation on synthetic phantoms. Appl. Opt. , 2006, 45: 1062~1071

[13] Prahl S A. Light Transport in Tissue. Austin: Ph. D Dissertation, University of Texas, 1988

[14] Haskell R C, Svaasand L O, Tsay T T, et al. Boundary conditions for the diffusion equation in radiative transfer. J. Opt. Soc. Am. , 1994, 11: 2727~2741

[15] Patterson M S, Chance B, Wilson B C. Time-resolved reflectance and transmittance for the invasive measurement of tissue optical properties. Appl. Opt. , 1989, 28: 2331~2336

[16] Patterson M S, Moulton J D, Wilson B C, et al. Frequency-domain reflectance for the determination of the scattering and absorption properties of tissues. Appl. Opt. , 1991, 30: 4474~4476

[17] Farrell T J, Patterson M S, Wilson B C. A diffusion theory model of spatially resolved, steady-state diffuse reflectance for the non-invasive determination of tissue optical properties in vivo. Med. Phys. , 1992, 19: 879~888

[18] Arridge S R, et al. Theoretical basis for the determination of optical pathlengths in tissue: temporal and frequency analysis. Phys. Med. Biol. , 1993, 37: 1531~1560

[19] Arridge S R, Hiraoka M, Schweiger M. Statistical basis for the determination of optical

pathlength in tissue. Med. Phys. , 1995，40：1539~1558

[20] Arridge S R，Schweiger M. Direct calculation of the moments of the distribution of photon time of flight in tissue, using a finite element method. Appl. Opt. , 1995, 34：2683~2687

[21] Arridge S R，Schweiger M. A finite element approach for modeling photon transport in tissue. Med. Phys. , 1993，20：299~309

[22] Schweiger M，Arridge S R，Hiraoka M，et al. The finite element method for the propagation of light in scattering media：boundary and source conditions. Med. Phys. , 1995，22：1779~1792

[23] Zienkiewicz O C，Taylor R L. The Finite Element Methods Volume 1，5th. Singapore：Elsevier Pte Ltd. , 2004

[24] Yamada Y. Light-tissue interaction and optical imaging in biomedicine. Annual Review of Heat Transfer 6, 1995：1~59

[25] 高峰，牛憨笨. 光学 CT 二维正向问题有限元法数值模拟的研究. 光学学报，1997，17：206~210

[26] 李开泰，黄艾香，黄庆怀. 有限元方法及其应用. 西安：西安交通大学出版社，1992

[27] 盛剑霓. 工程电磁场的数值分析. 西安：西安交通大学出版社，1991

[28] 曾余庚，刘京生，张雪阳. 有限元法与边界元法. 西安：西安电子科技大学出版社，1991

[29] 高峰，牛憨笨，张焕文. 超短激光脉冲作用下生物组织体光学响应的时域和频域分析——Dirichlet 边界条件和无向点激励源. 光子学报，1997，26：865~876

[30] Kubelka P. New contributions to the optics of intensely light-scattering materials，Part II：Nonhomogeneous layers. J. Opt. Soc. Am. , 1954，38：330~335

[31] Yang L，Kruse B. Revised Kubelka-Munk theory. I. Theory and application. J. Opt. Soc. Am. , 2004，A 21：1933

[32] Yang L，Kruse B，et al. Revised Kubelka-Munk theory. II. Unified framework for homogeneous and inhomogeneous optical media. J. Opt. Soc. Am. , 2004，A 21：1942

第四章　生物医学光子学中的测量技术

第二章介绍了光与生物组织体之间的相互作用，在掌握了如上知识后，如果我们还能够用适当的检测方法获得由组织体出射的光，即可利用第三章介绍的描述光在组织体中传播的数学模型及适当的反演算法反演出被测组织体的光学参数分布乃至组织体自身状态的信息，即实现了光学诊断。所以，光医学诊断实际就是要由接收系统接收那些与被测部位发生过相互作用后而射出的光，通过比较出射光相对于入射光的变化或者不同个体之间的区别，再根据描述光信息和被测组织体状态之间关系的物理模型，在适当的定量分析的基础上做出被测物状态的判断。

虽然用于生物医学检测的系统可以采用业已发展成熟的各种光学检测方法，但由于生物组织的特殊性，其测量系统不可避免地具有特殊性。首先是光安全问题，正如我们在第二章所介绍的，如果入射光子能量过高或者照射时间过长，则被测活体甚至可能形成不可逆的伤害，这样不但偏离了无创伤检测和诊断的初衷，还会影响到检测结果的准确性。其次是测量装置与被测物的接口问题，由于被测组织体大多呈柔软状态，当测头与之接触时，组织体会因接触压力的不同而产生不同的形变，即使测头与之不接触，组织体自身也可能随测量时间的加长而发生形变（尽管该形变可能是肉眼无法察觉的），这些都将影响定量的精度。最后，一般生物医学光子学的研究和应用中所接收到的光信号是非常微弱的，所以如何实现弱光检测是应用于生物医学光子学的检测系统所必然要涉及的一个重要问题。

针对以上问题，本章将从生物医学光子学应用中的光源、激光安全、检测器和检测系统几个方面加以论述，最后通过一个例子，介绍生物医学光子学中常用的光学参数直接测量方法。

4.1　光　　源

在生物医学光学检测中，光源无疑占着举足轻重的地位。理想的光源应该具有使用寿命长、价格低的优点，除此之外不同的应用场合对光源会提出不同的要求，例如分光光度计要求光源能提供宽范围的连续辐射、光强度足够大、波长稳定、光谱强度在整个光谱区内不随波长有明显变化。然而令人遗憾的是目前并无这样的理想光源存在，实际的光源通常只能提供某一波段的辐射。

　　为了内容的完整性，下面首先简要地回顾一下光源的分类，然后重点介绍生物医学光子学诊断和治疗对光源的要求和可能达到这些要求的激光器，作为已有激光原理基本知识的读者，可跳过 4.1.1 节的内容。

4.1.1　光源的分类[1,2]

　　光源可以按很多方式分类，其中一种方式是按照光源辐射的波长是"连续"的还是"单一"的进行划分。

1. 连续光源

　　我们知道，白炽灯发射的是连续光谱，在可见光谱段中部和黑体辐射曲线仅相差 0.5%，在整个光谱段内和黑体辐射曲线平均相差也不过 2%。白炽灯由于价格低、寿命也较长，因此被作为光电测量中最常用的光源之一。但是由于灯丝材料钨的熔点只有 3680K，进一步增加钨的工作温度将会导致钨的蒸发率急剧上升，从而使寿命大大降低。因此在一些场合，例如分光光度计中，通常用卤素灯取代白炽灯。如现在常用的卤钨灯（halogen lamp），即是在钨灯泡中充以卤钨循环剂如氯化碘、溴化硼等，当灯丝的温度超过钨的熔点导致钨蒸发时，蒸发的钨和玻璃壳附近的卤素结合生成卤钨化合物，当卤钨化合物扩散到温度较高的灯丝周围后分解为卤素和钨，这样钨就又重新沉积在了灯丝上，分解出的卤素还可以通过扩散到温度较低的灯泡壁上与钨再结合实现卤钨循环。通过上述的卤钨循环过程延长了灯泡的寿命，提高了灯的色温和发光效率。卤钨灯的适用波长范围是 320～1100nm。一般地只要控制了温度，卤钨灯的波长和能量均较稳定，价格也较低，但缺点是能量低，尺寸也较大。

　　另一种重要的气体放电灯是氘灯（deuterium lamp），属于真空管器件，其工作原理：阴极被加热后发射电子，电子由于受阳极电压的加速作用不断与氘气体高速碰撞，氘原子获得能量，从而使氘原子内层电子跃迁到高能级，处于激发态的氘原子返回到低能级时将发射光子，对应的辐射波长范围是 195～400nm，因此氘灯可提供连续和稳定的紫外辐射。目前氘灯的主要缺点是寿命有限，例如国产氘灯的寿命仅 500h 左右。

2. 准单色和单色光源

　　事实上，不但是提供连续辐射的理想光源很难得到，绝对的单色光也是不存在的，因此所谓的单色光源实际上是准单色光源，即指那些发光光谱的半宽度较窄的光源。单色光源的获得得益于激光器的产生，正如其英文名称所指示的，激光（light amplification by stimulated emission of radiation，LASER）是一种光的受激发射引起的光放大，与自发辐射不同的是，受激发射辐射所产生的光是相干的，从而使得激光具有高单色性的优点。在激光发明后的短短的 40 年里，不但激光器的种类层出不穷而且激光的应用也渗透到了人类生活的各个方面，其中得益最大的领域之一是生物医学领域。

虽然在大多数的书籍中只把激光器作为单色光源，但因考虑到某些发光二极管的光谱分布带宽也很小，本书把发光二极管归在准单色光源内介绍。

（1）发光二极管

发光二极管（light emitting diode，LED），顾名思义是一种可以将电能转化为光能并具有二极管特性的电子器件。当给 LED 的 P-N 结施以正向电压时，P区的空穴和 N 区的电子都将向对面扩散，从而在 P-N 结附近形成导带电子和价带空穴的复合，一个电子和一个空穴的每一次复合都将释放出能量约等于材料的禁带宽度的热或光，因此 LED 发出的光的峰值波长是由材料的禁带宽度决定的，且所发光的强度和所加之电流密切相关。LED 具有体积小、耗电量低、使用寿命长、高亮度、低热量等优点。一般来说 LED 的工作电压是 2～3.6V，工作电流是 0.02～0.03A，即耗电不超过 0.1W，而在适当的电流和电压下，LED 的使用寿命可达 10 万小时。LED 的种类很多，经过四十余年的发展，LED 的波长已经有白光（ZnSe LED）和波长覆盖范围为从紫外到近红外的各种准单色 LED。表 4.1 列出了一些典型的 LED 和其光波长。

表 4.1　LED 材料和发射波长

材　料	GaInN	InGaAlP/GaAs	GaAlP	GaAlAs/GaAs	GaP/GaP	GaAlAs	GaAs
波长/nm	370，450，525	562，574	644	660	700	880	940

（2）气体激光器

激光器按照工作物质不同可以被分成气体激光器、液体激光器、固体激光器和半导体激光器。

顾名思义，气体激光器使用气体作为激光工作物质。气体激光器按工作物质的性质，又可被分成原子激光器、分子激光器和离子激光器。原子激光器利用电子跃迁产生激光振荡，以氦氖激光器为代表（主要辐射波长 $0.6328\mu m$、$1.15\mu m$ 和 $3.39\mu m$）；分子激光器利用分子振动或转动状态的变化产生辐射，以 CO_2 激光器为代表（辐射波长 $10.6\mu m$）；离子激光器由被激发的离子产生激光放大作用，以氩离子激光器为代表（辐射波长 $0.488\mu m$ 和 $0.514\mu m$）。气体激光器的优点是单色性、方向性都较好，输出激光的波长很稳定，输出功率较大（连续发射功率约为一毫瓦到数瓦）。另外气体激光器靠气体放电来进行泵浦，对泵浦功率要求不高，很容易获得稳定连续的激光输出。

准分子激光器是 20 世纪 70 年代发展起来的一种脉冲激光器。我们知道，并不是所有原子在通常情况下都能形成稳定的分子，例如氟原子与惰性气体氩原子，当它们处于激发态时可能形成 ArF，但回到基态后又分裂为单个原子。这种在混合气体受到外来能量的激发所引起的一系列物理及化学反应中曾经形成但转瞬即逝的分子被称为准分子，其寿命仅为几十纳秒。ArF 在从激发态回到基态的跃迁中发出波长为 193.3nm 的激光。准分子激光器的主要优点是波长短、功率高。大部分准分子激光的波长为紫外和远紫外波段。由于其波长短，在普通加工中易于实现微米级到亚微米级级分辨率，另外生物材料蛋白质对紫外具有高度吸收，可以用较低能量密度（0.5～10J/cm²）实现对组织体的高精度切割。

（3）液体激光器

液体激光器的工作物质分为有无机溶剂和有机溶剂两类。在有机溶剂激光器中，染料激光器使用较为广泛，它的基本结构除有染料池、谐振腔、泵浦光源以外，还有染料溶液的循环及过滤系统，其最大特点是可通过改变溶液的组成、染料的种类、染料的浓度和染料池的长度，使输出激光的波长在一定范围内连续可调。此外，染料激光器的增益、效率都比较高，价格低廉，容易制备，其缺点是发散角大，某些溶液有毒性和腐蚀性。

（4）固体激光器

固体激光器使用掺入了不同离子的晶体或玻璃作为工作物质。晶体棒或玻璃棒的直径由一厘米到几厘米不等，长度由十几厘米到几十厘米不等。固体激光器通常使用普通强光源作为泵浦源，也可采用气体激光器作为泵浦源。典型的固体激光器如世界上第一台激光器－红宝石激光器、钛宝石激光器（Ti：Sapphire LASER）、掺钕钇铝石榴石激光器（Nd：YAG LASER）。固体激光器的优点是输出功率大、体积小、坚固，另外适合于采用调 Q、锁模等技术提高激光的输出功率和压缩光脉冲宽度。

（5）半导体激光器

和 LED 相似的是，半导体激光器（LASER diode，LD）的主要部分仍是一个 P-N 结并采用电泵浦，其所辐射的光波长也和半导体材料有关。和 LED 不同的是，LD 实现的是受激辐射，为了达到上下能级之间的粒子数反转，结的两边都要求是重掺杂，且半导体的两个端面需被磨光并互相平行，从而构成谐振腔的两个反射镜以维持光放大。同时为了产生受激辐射，注入 LD 的电流密度必须大于某一阈值（称为阈值电流），记为 I_{th}，在此阈值以下 LD 发出的是荧光，当施加的电流超过阈值电流时 LD 才可能产生受激辐射，此时随着所加电流的增大，输出功率迅速提高，如图 4.1（a）所示。半导体激光器具有小型、易于集成、低价、寿命高等优点。近年来，半导体激光器已经越来越多地应用到生物医学的研究和临床实际中，使得检验仪器和治疗仪器实现了小型化和低价化。但要注意的是，由于阈值电流对温度很敏感，半导体激光器的温度稳定性较差，另外其单色性和方向性也远不如气体激光器。

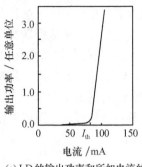
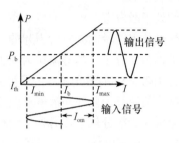

(a) LD的输出功率和所加电流的关系　　　　　　　(b) LD的高频调制原理

图 4.1　LD 特性

4.1.2　生物医学检测、临床诊断和治疗中的激光器

1. 分光光度计中的光源

生物医学中的测量方法有很多，例如显微镜、激光多普勒血流参量测量、分光光度计等。由于在生物医学光子学的研究范畴内通常忽略光的波动性，因此本书不涉及如显微镜等光学成像方法。

第二章已经介绍了分光光度测量的基本原理，分光光度测量获得的是物质在不同波长下的吸光度，因此其要求光源能提供波长稳定而强度足够的光，常用的有白炽灯（钨灯、卤钨灯等）、气体放电灯（氢灯、氘灯及氙灯等）、金属弧灯（各种汞灯）、LED[3]。

氢灯能发射 195~400nm 波段的紫外光，因此可用作紫外光区的分光光度计的光源。氙灯的光谱分布和氢灯相似，但是光强比氢灯强 3~5 倍。钨灯和卤钨灯的光谱范围较宽，可发射 320~2500nm 波段的连续光谱，常用作可见光和近红外光分光光度计的光源。能斯特（Nernst）棒、金属陶瓷光源辐射的波段范围在 2500nm~25μm 之间，是中红外分光光度计中常用的光源。高压汞灯发射的是远红外光，波段范围在 100μm~1mm 之间。值得一提的是，随着半导体技术的发展，LED 已经越来越多地取代了荧光灯、紫外线灯，从而使得分光光度计向小型化和轻量化发展。图 4.2 列出了分光光度计中常用的光源的类型和辐射光波长。

2. 临床诊断中的光源

目前的诊断通常是建立在病状基础上的，然而病状是疾病发展到一定阶段的产物，是在组织或体液成分发生变化之后发生的[4]。由于生物组织的光谱特征和分子构成直接相关，因此利用承载了病理信息的光信息作为检测量可望更早地实现疾病的诊断。

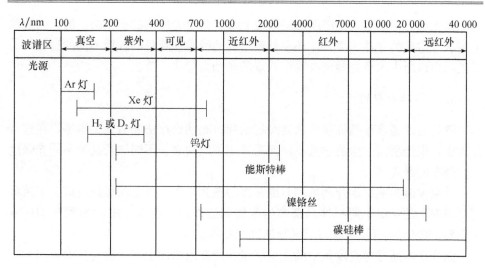

图 4.2　分光光度计中常用的光源的类型和辐射光波长

考虑到组织体对光的吸收，光学诊断中应用的光波长大多位于诊断和治疗的光学窗口，即 600～900nm 波段，也有一部分位于近红外光的更远部分（如血糖检测中考虑到糖的吸收，波长要求在 1000nm 以后），在这一波段范围内的光源很多，可采用各种 LD、LED 等。由于生物组织体为混浊介质，即吸收和散射同时存在，对组织体的活体检测不可避免地要遭遇到决定光子行进路径问题，也就是光在组织体中的传播时间问题。为了获得光子行进路径的信息从而分离吸收和散射的影响，常常采用频域技术或时域技术。在频域技术中需对光源进行高频调制（调制频率为几百兆赫兹）。如图 4.1（b）所示，由于半导体激光器的输出光强可以通过调制其驱动电流而被方便地调制，调制频率可高达 10^9 Hz 以上，因此是频域技术中广泛采用的激光器。在时域技术中，为了消除脉冲宽度的影响以简化算法，需要超短光脉冲（脉冲宽度优于皮秒量级），因此普通的调 Q 激光器已无法满足要求，可利用锁模技术获得比调 Q 更短的脉冲。表 4.2 列出了部分锁模激光器的脉冲宽度。可以看出，气体激光器可获得的锁模脉冲宽度一般在 0.1ns 左右，这是由于其增益带宽较小的缘故，而固体激光器由于其增益带宽较大可获得皮秒甚至飞秒量级的脉冲宽度。在生物医学光子学时域技术的研究早期，大多采用锁模的钛宝石激光器来提供超短脉冲，近年来随着 LD 价格的降低和性能的提高，脉冲 LD 已经越来越多地被用到时域光诊断中。

表 4.2　典型锁模激光器的脉冲宽度

激光器	He-Ne	Ar	罗丹明 6G	Nd：YAG	红宝石	钕玻璃
脉冲宽度/ns	6×10^{-10}	1.3×10^{-10}	3×10^{-14}	7.6×10^{-11}	1.2×10^{-11}	4×10^{-13}

在光动力诊断中，由于所需的激发光波长是由光敏剂的类型决定的，因此除了应该考虑光的穿透深度外，还要针对不同的肿瘤诊断目的选用不同的波长，关于光动力诊断中的激光器请参看第八章的光动力疗法一节。

3. 医学治疗中的光源[5]

激光治疗通常包括低强度激光照射治疗、光动力疗法和激光手术等，在这些方式中，根据所需产生的热量不同而需选用不同功率、不同波长甚至不同光强度空间分布的激光器。

低强度激光照射治疗利用的是毫瓦级的激光，在不产生明显热效应、不造成明显热损伤的情况下对机体局部产生生物刺激作用。通常采用的光源有 He-Ne 激光器、散焦的 CO_2 激光以及半导体激光器等。

激光手术通过将高度集中的光子能量作用在组织面上产生瞬时高温，同时利用光子的二次压力冲击波效应对组织产生的撕裂作用，使组织迅速切除，因此激光手术中的激光器要求功率大且稳定，同时光束半径要小以保证切割的准确性。例如在眼科中氩离子激光器产生的绿光可以通过凝结作用将视网膜的剥离部分与其下部的脉络膜焊在一起，由于血红蛋白和黑色素对绿光具有强烈的吸收作用，激光能量的大部分都可被转化成热能，对生物的止血效果好，切割疤痕小，因此氩离子激光器在眼科中和皮肤中具有广泛的应用。又如 Nd：YAG 激光器因其可采用调 Q 技术获得窄脉冲和高达 10^6 W 的峰值功率而被应用于肿瘤的切割。还如准分子激光器能够精确消融角膜预计祛除的部分而不损伤周围组织和其他器官，同时因为它是一种冷激光，所以对于被照射周围的组织不产生热效应，没有任何副作用，更不会造成副损伤及后遗症，因此准分子激光器被广泛地用于角膜屈光手术，也就是俗称的近视眼治疗手术中。

作为医疗仪器中的光源部分，选择哪种类型的激光器需要考虑到多方面的因素，包括稳定性、实际效果、体积大小与成本的高低等。特别是直接作用于人体上的光源系统，其选择更涉及患者与操作者的安全问题。

4.1.3　激光安全[4,6]

激光是输出谱线遍及紫外至红外的一种相干光源，由于它的高方向性、高亮度、高单色性与高相干性，它对生物体的作用远超过普通光源，特别在热作用、光化学作用、电磁场作用、压强作用、弱激光刺激作用等方面表现尤为突出，因此本节只讨论激光安全问题，对普通光源的安全问题请读者参看有关书籍。

组织损伤的程度和空间的广度，主要取决于激光的能量强度、曝光时间和生物组织体内储存热量的部位。激光能量的储存并不仅仅是激光参数如波长、功率密度、曝光时间、光斑半径以及重复频率的函数，它也很大程度上依赖于组织体的吸收和散射系数，因此所谓强激光和弱激光只是相对于不同的组织体而言的。在激光生物医学领域中，把激光照射生物组织后可直接造成该生物组织的不可逆损伤者称为强激光，若组织不因接受光照射而发生不可逆的变化则称该光为弱激光。在弱激光的照射过程中，一部分多余的能量通过光或热的形式释放出来，热的形式即表现为吸收，光的形式则以反射光或透射光而反映出来，但组织本身不会受到损伤。

激光对人体的损害主要有光危害和非光（如电）的危害两方面。这里主要讨论光的危害并重点讨论光对眼睛和皮肤的危害。美国国家标准局制订的"卫生保健设备中的激光安全标准"将激光划分为如下四个等级：

Ⅰ级：也被称为安全激光，代表激光或激光系统在正常操作条件下不会对皮肤或眼睛产生危害。

Ⅱ级：也称为低功率可见激光，其中Ⅱa级指功率低的激光或激光系统所发射的可见光不能被长时间的注视，在正常操作条件下若直接注视激光的时间不超过1000s则不会发生危害。而Ⅱb级指功率低的可见激光或激光系统在人眼的逃避反应时间内不会对眼睛造成伤害，但在直接注视时间超过一定限度时将可能出现危害。

Ⅲ级：中等功率的激光器，其中Ⅲa级指带有"小心"标签的激光系统。在裸眼注视的极短时间（在逃避反应时间）内不会损伤眼睛，但若通过会聚镜片观看时则危害性较大；或在0.25s内发射出超过眼睛允许的曝光量，但危害性仍较小。而Ⅲb级指那些不能直接注视的激光系统。

Ⅳ级：大功率激光器。指激光或激光系统的危害不仅存在于直接射出或镜面反射的光中，而且在漫反射中也存在危害。

在生物医学应用中，激光治疗通常使用强激光使组织体受到损伤，例如用强激光光束来凝固、汽化和切割组织等。而激光理疗通常使用弱激光，其目的是促进细胞生长和调整机体功能等，例如用激光束进行理疗照射或光针、光灸等。在检测，尤其是无创检测中，必须使用弱激光，否则入射光子能量过高或者照射时间过长，被测活体可能会被灼伤，这样不但偏离了无创伤检测的初衷，还会影响到检测结果的准确性。

4.2　光电探测器[7,8]

对于整个电磁波，不同的波段有不同的敏感元件，人们通常把这些元件称为探测器，也称为光辐射传感器或敏感器。传感器中很重要的一类称为光电传感器，特指利用材料在紫外到红外波段范围的光电效应制作成的探测器，是能够把入射的微弱光转换为电子线路可以测量的电信号的光电转换器件。

4.2.1　光电探测器种类

探测器在生物医学光子学的探测系统中占有重要的地位。选择探测器应该首先注重其波长响应范围和噪声水平，其次如果是时间分辨探测或高频探测还要考虑探测器的响应时间，再次要考虑所要完成的是单点信号探测还是图像信息的探测。本节介绍在生物医学光子学应用中的探测器的种类和选取原则。

光电探测器的种类很多，按工作原理可被分为热探测器和光子探测器两类。

1. 热探测器（thermal detector）

众所周知，红外光具有很强的热效应，探测器吸收了红外辐射后，其温度就会有所升高并引起某种物理性质的变化。当已知这种变化与吸收的红外辐射功率的关系后，就可利用这一特点探测热辐射强度。例如，利用温差电动势原理制成的热电堆红外探测器、利用热释电效应制成的红外热电探测器，以及利用电阻率随温度变化制成的热敏电阻等都是利用的这一原理。

理论上，热电探测器对一切波长的红外辐射具有相同的响应。但实际上热探测器的响应有不同的滞后时间，一般从毫秒到秒不等，响应速度取决于该热探测器的热容量和热扩散率的大小。

2. 光子探测器（photon detector）

除了热探测器以外，还有一类探测器的工作机理是利用了光子与探测器物质中的电子的相互作用，我们把这些探测器称为光子探测器。光子探测器利用的光子效应有光电效应、光生伏特效应、光电磁效应、光电导效应等。

光子探测器与热探测器相比具有如下特点：热探测器对各种波长都能响应，光子探测器则一般只对某一波段区间有响应；热探测器响应时间比光子探测器长，光子探测器具有响应快的优点，它的响应时间一般在微秒或纳秒数量级，因此在一些快速测量的场合，只能选用光子探测器。

常用的光子探测器件有光电倍增管（photomultiplier tube，PMT）、光电导探测器、光伏探测器、电荷耦合器（charge coupled device，CCD）等，下面加以介绍。

（1）PMT[9,10]

PMT 利用的是外光电效应，是把微弱的输入光转换为电子并使电子获得倍增的电真空器件，其结构如图 4.3 所示。PMT 主要由密封在真空内的阴极（photocathode）、打拿极（dynode）和阳极（anode）构成。首先阴极吸收光子并产生外光电效应而发射光电子，光电子在外电场的作用下被加速并撞击到打拿极后产生二次电子发射，二次电子又在电场的作用下被加速碰到下一级打拿极而产生更多的二次电子，随着打拿极数目的增加，二次电子的数目也得到倍增，最后由阳极接收并产生电流输出信号。当光信号强度发生变化时，阴极发射的光电子数目相应变化，由于各倍增极的倍增因子基本上保持常数，所以阳极电流亦随光信号的变化而变化，其输出电流在动态范围内正比于输入到阴极的光通量，其内部增益可达 10^8。

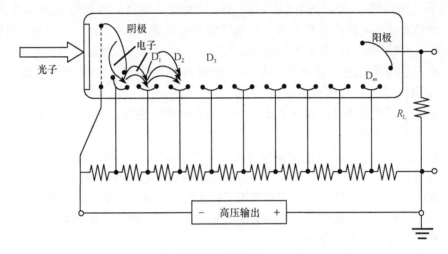

图 4.3 PMT 内部结构

PMT 具有从紫外到近红外区域的很高的光谱响应灵敏度，相当大的动态范围（约为 60dB）和高的响应频率（几百兆赫兹）。另外 PMT 还具有大光敏面积，因此适合于较大面积的探测。在第七章将要介绍的近红外漫射光层析成像中，由于同一个 PMT 将负责探测不同距离下出射的强度相差可能达几个数量级的光，此时，即使在使用光衰减器的情况下仍然对探测器的动态范围提出了很大的要求。另外由于出射光极其微弱，必须适当地增大测量面积以提高信号的幅度，在这样大动态范围和大面积探测的要求下，PMT 是很合适的探测器。PMT的缺点是体积庞大、量子效率较低、需要高压电源（上千伏），另外为了降低热噪声，有些 PMT 要加有制冷甚至磁屏蔽。

PMT 是一个非常灵敏的微弱信号探测器，其噪声特性就显得非常重要。对电磁屏蔽良好的 PMT 来说，其噪声主要来源是暗电流、背景光电流以及负载电阻的热噪声。如果信号变化缓慢，还应考虑 $1/f$ 噪声。

（2）光电导探测器（光敏电阻）

光电导探测器是利用光电导效应工作的探测器。当光照射在外加电压的半导体时，如果光能量足够大，将在半导体中激发出新的载流子即非平衡载流子，非平衡载流子将使半导体的电导增加，因此光电导器件在光照下改变自身的电阻率，光照越强，光电阻越小。一般来说，光敏电阻的暗电阻在 $10M\Omega$ 以上，光照后电阻值显著降低。

本征型光电导探测器一般在室温下工作，适用于可见和红外范围的探测；而非本征型光电导探测器通常必须在低温条件下工作，常用于中、远红外范围的探测。常用的光电导探测器有硫化镉（CdS）、硒化镉（CdSe）、硫化铅（PbS）和碲镉汞（HgCdTe）等，其中 CdS 和 CdSe 探测器是两种价格比较低的探测器，其主要特点是高可靠性和长寿命，光电导增益比较高（$10^3 \sim 10^4$），但响应时间比较长（大约 50ms），在工业中应用最为广泛。PbS 探测器比较适合应用于 $1 \sim 3.4\mu m$ 及室温下工作。锑化铟（InSb）探测器响应时间比较短（大约几十纳秒），适用于快速红外信号探测。

光电导探测器的噪声来源主要有产生-复合噪声、热噪声和 $1/f$ 噪声。

（3）光伏探测器

利用 P-N 结的光伏效应而制成的光子探测器称为光伏探测器，光伏效应是半导体材料的一种结效应。光伏器件包括光电池和光电二极管两种类型。

光电池又称为光伏电池，它常常用于把太阳能直接转换为电能，可作为能源器件使用，如卫星上使用的太阳能电池。光电池也可作为光子探测器，广泛应用于红外辐射探测、光电耦合等。

以光导模式工作的结型光伏探测器称为光电二极管（photodiode，PD），它在微弱、快速光信号检测方面有非常重要的应用。性能比较优越的器件主要有硅光电二极管、PIN 硅光电二极管、雪崩光电二极管（avalanche photo diode，APD）等。光电二极管具有频率响应宽、灵敏度高、时间响应快等优点，是一种常用的光子探测器。光电二极管的光谱响应主要由构成 P-N 结的材料决定。PIN 硅光电二极管的响应时间一般在 10^{-10} s 量级，主要应用于光通信、光雷达以及其他快速光自动控制领域。雪崩光电二极管是利用二极管在高的反向偏压下发生雪崩效应而制成的光电器件，雪崩程度与外加电压有关。雪崩光电二极管具有 $10^2 \sim 10^3$ 倍的电流增益，因此，其灵敏度很高，并且响应速度快，常用于超高频的调制光和超短光脉冲的探测。

图 4.4 是利用 LED 和光电二极管进行无创动脉血氧检测和血压测量的电路原理图。LED 发出近红外光，当血液随着血管的波动而流经被测部位时，光被组织体内变动的血液信息调制，被测部位的反射（透射）光会发生变化，光电二极管将这些脉动的光信号的变化检测出来并转变成电信号输出。为了提高发光强度和接收光面积，可用多个 LED 进行串联和多个光电二极管进行并联。由于 LED 和光电二极管具有体积小的优点，因此上述系统十分紧凑，现已可实现指端和耳朵等部位的透射或反射测量。

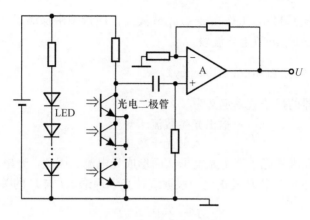

图 4.4　脉搏血氧仪原理图

（4）电荷耦合器

上述检测器可以方便地实现单点信号的测量，对于图像信息的检测，除了可利用上述器件组成的阵列进行测量外，还可以直接采用电荷耦合器。电荷耦合器通过将输入面上光电信号逐点地转换、储存和传输，在其输出端产生一时序信号，因此不但可实现单点、一维的探测，还可以通过二维的探测满足成像的应用。

4.2.2　光电探测器的性能参数和光电探测器的选择[7]

光电探测器的主要性能参数有光谱响应、量子效率、暗电流等。

1. 光谱响应（spectral response）

保持入射光功率恒定，改变光波波长，光电探测器输出的光电流降低到峰值一半时所对应的两个入射激光波长分别称为光电探测器的短波限和长波限，短波限和长波限之间的波长范围即为其光谱响应范围 $\Delta\lambda$。

对于半导体材料，只有光子的能量不小于半导体材料的禁带宽度时（即 $h\nu-E_g\geqslant 0$），才能发生电子-空穴对的激发，因此光电探测器的长波限为 $\lambda_{max}=\dfrac{hc}{E_g}=\dfrac{1.24}{E_g(\mathrm{eV})}(\mu m)$。对于 Si、Ge、InP 等材料，其长波限分别为 $1.15\mu m$、$1.88\mu m$ 和 $0.92\mu m$。光电探测器的短波限则既与吸收层的材料性质有关又与管芯结构有关，进光端的掺杂浓度、厚度以及吸收系数的大小都将影响光电流的大小，从而改变光电探测器的短波限。因此光电探测器一般都工作在特定的波段，例如 Si 光电二极管一般工作在 $0.7\sim1.1\mu m$ 波段；铟镓砷（InGaAs）通常工作在 $0.9\sim1.7\mu m$ 范围内，部分红外扩展器件长波限甚至可达 $2.2\mu m$；锑化铟（InSb）、碲镉汞探测器（HgCdTe）工作在 $8\sim14\mu m$ 波段；而量子阱探测器（QWIP）则可工作在远红外（$16\mu m$ 以上）波段。

2. 量子效率（quantum officiency）

光电探测器的量子效率定义为

$$\eta = \frac{输出光生载流子对数}{入射光子数} \times 100\%\qquad(4.1)$$

光电探测器吸收光子产生光电子从而形成光电流。因此，光电流 I 与每秒入射的光子数，即光功率 P 成正比。根据统计光学理论，I 与 P 的关系为

$$I = \frac{\eta e}{h\nu}P = \alpha P\qquad(4.2)$$

式中，α 为光电转换因子；e 为电子电荷；h 为普朗克常量；ν 为入射光频率。因此量子效率可表示为

$$\eta = \frac{Ih\nu}{eP}\qquad(4.3)$$

例如，PIN 光电探测器的量子效率一般在 $60\%\sim90\%$ 之间，而 PMT 的量子效率只有 30% 左右。量子效率的主要影响因素包括光敏面（即进光面）的表面反射、材料内部的非本征吸收和光生载流子的复合损耗。

3. 暗电流（dark current）

暗电流 I_D 是指光电探测器在无光照下的输出电流，对半导体光电探测器而言，其主要来源于穿通势垒的隧道电流和表面漏电流。暗电流是一个噪声源，且受工作电压的影响，例如 PIN 的工作电压的波动对暗电流没有明显影响，而雪崩光电二极管的暗电流对工作电压非常敏感，因此暗电流的数值大小应该标明测试电压，工作电压下测试结果一般为纳安级。

4. 响应率（responsivity）

响应率也被称为灵敏度，是光电探测器光电转换特性、光电转换的光谱特性和频率特性的度量。其定义为光电探测器在偏置电压一定的情况下，输出电流（电压）和入射光功率之比，即

$$R = \frac{\mathrm{d}i}{\mathrm{d}P}\quad 或\quad R = \frac{\mathrm{d}u}{\mathrm{d}P}\qquad(4.4)$$

其单位为 V/W 或 A/W。从其定义可以看出，如果作一条输出电压（电流）相对于输入光功率的曲线，则响应率就是该曲线的斜率。

由于光电探测器具有光谱选择性，不同波长的光功率谱密度在其他条件不变下所产生的光电流和光波长有关，因此还经常会用到光谱响应率的概念。所谓光

谱响应率即光电探测器在单色光照射下输出电压或电流与入射的单色光功率之比。

5. 噪声等效功率（noise equivalent power，NEP）和探测度（detectivity）

若投射到光电探测器上的光功率所产生的输出电压（电流）的均方根恰好等于光电探测器本身的噪声电压（电流）的均方根时，则此时所对应的辐射功率就叫做噪声等效功率。根据其定义

$$\text{NEP} = \frac{\phi_e V_n}{V_s} \tag{4.5}$$

式中，ϕ_e 为入射到探测面积上的辐通量；V_n 是噪声的均方值的平方根；V_s 是信号的均方值的平方根。V_s/V_n 又叫作信噪比，因此 NEP 的单位为 W。

许多光电探测器的 NEP 和探测器的面积 A 的平方根成正比，另外由于噪声还依赖于测量带宽 Δf，$\text{NEP} \propto \sqrt{\Delta f}$，因此在提及噪声等效功率时必须要指定带宽和探测器面积 A，为了消除二者的影响，通常采用归一化等效噪声功率来描述探测器的本征探测能力，即

$$\text{NEP}^* = \frac{\text{NEP}}{A^{\frac{1}{2}}(\Delta f)^{\frac{1}{2}}} \tag{4.6}$$

因此 NEP^* 的单位为 $\text{cm} \cdot \text{Hz}^{1/2}/\text{W}$。从其定义可以看出，NEP 的值越小，光电探测器在存在噪声情况下可探测的最小辐照度就越低，对小信号的探测能量越强。

为了符合指标越大探测器性能越好的使用习惯，通常用 NEP 的倒数作为光电探测器探测最小光信号能力的指标，称为探测率 D，同理 NEP^* 的倒数被表示为 D^*。显然，D 或 D^* 越大表明光电探测器在噪声存在情况下探测小信号的能力越强。

6. 响应时间（temporal response）

响应时间表明光电探测器对光强变化的响应速度，如果光源能够瞬时接通并照射到光电探测器上（阶跃光输入），一般来讲，光电探测器的输出信号并不能完全跟随输入信号的变化，光电探测器的输出需要一定的时间达到稳定值，同样如果光源能够被瞬时关断，光电探测器的输出也需要一定的时间回复到零。通常用响应时间和恢复时间来度量光电探测器的这种惰性，响应时间被定义为当光被接通时探测器的输出从零上升到其稳态电流的 63.2% 时所需的时间，而恢复时间是指当光被切断时光电流下降到其稳态值的 36.8% 时所对应的时间。

在光电探测器用于探测快速变化的信号时，也通常用上升时间（rise time）和下降时间（fall time）来标明光电探测器的响应时间和恢复时间。当光电探测器被 δ 光脉冲激励时，光电探测器的输出从其峰值的 10% 上升到其峰值的 90%

时所需要的时间被称为上升时间；而下降时间则是光电探测器的输出从其峰值的90％降到其峰值的10％时所需要的时间。当然实际中的光源并不能被瞬时打开和关断，为了准确测量上升时间和下降时间，一般要求光源的上升时间应该小于被测光电探测器的上升时间的10％。

光电探测器的本征响应时间取决于光生载流子在光电探测器材料内的渡越时间和器件的电容、电阻。然而光电探测器的上升时间只是电路系统上升时间的最小值，实际测量到的光电探测器的响应时间还会受负载电阻的影响，从而使得测量到的响应时间大于光电探测器的本征响应时间。只有通过仔细地设计和调整电路才能够避免外来电容和电阻的影响，得到接近于光电探测器本征响应时间的电路响应。

7. 线性度 (linearity)

光电探测器的另一个参数是线性度，表明光电探测器的输出与输入光辐通量成比例的程度和范围。理想的光电探测器应该在一个很宽广的范围内输出与输入光强呈线性变化，也就是说如果将光电探测器的输出相对于其输入作图，应该得到一条直线，直线的下限是由噪声或暗电流决定的最小可探测功率，上限是使光电探测器不饱和时的最大输出。到达饱和之后光电探测器的输出不再跟随输入光强而变化，也就是说光电探测器的输出不能够真实地反映输入的变化情况，因此在实际中保证光电探测器工作于线性区是十分重要的。

4.3　微弱光信号的电探测技术

生物医学光子学探测中的应用对象为人体组织，因此其探测具有特殊性，其中最主要的特点是信噪比和组织的混沌性导致的光子行进路径的分散性，造成探测信号的微弱性，其原因主要有：①尽管大功率的激光器已经很容易获得，但可用于生物医学探测尤其是活体探测的光能量却是有限制的；②生物组织体是高散射体，而目前所需要探测的往往是由于吸收变化所产生的微弱信号，且对某一探测点而言，散射和吸收都会造成光的损失，所以我们面临的问题是如何从一个大的散射背景内提取微弱的吸收变化信息；③待测信号是淹没在噪声中的，该噪声一方面来源于探测系统，另一方面来源于人体其他生理参数的变化对所感兴趣的信号的干扰。例如，在光谱探测中吸收光谱的弱谱线很容易被环境辐射或探测系统的噪声所淹没。为了进行稳定和精确的测量，需要有从噪声中提取、恢复和增强被测信号的技术。

本章的前半部分介绍了光源、光电探测器及其选择，当光源、探测器和测量方式决定了之后，则系统可达到的探测精度（或探测极限）是可以估计的。反过来讲，我们可以根据所需的探测精度选择合适的探量方法。下面我们首先介绍噪声的来源，基于对噪声的分析，再接着介绍几种生物医学光子学中常用的微弱光信号的探测技术。

4.3.1　探测器的噪声[11]

携带了生物组织信息的光信号在传输的各个环节中不可避免地受到各种噪声的干扰而使信号发生某种程度的畸变，实现微弱光信号的探测，就是要研究如何从噪声中提取信号的问题。

光电探测系统的噪声可以分为三类，一类是由信号和背景辐射产生的噪声，被称为光子噪声，它起源于入射光子的粒子性。由于光子总是各自独立地到达光电探测器的光敏面，而光电探测器并不能对单个入射光子作出反应，因此即使光电探测器本身没有其他噪声，光电探测器的输出光电流仍然会随时间发生微小的起伏，因此光子噪声又称为信号起伏噪声，它随输入光功率的增大而增大。光子噪声是光电探测器检测能力的理论极限。在考虑光电探测器的其他噪声源时，光子噪声可以忽略。光电探测系统的另两类噪声是探测器噪声和信号放大及处理电路噪声。我们在此只介绍探测器的噪声和光子噪声，信号放大处理电路的噪声请参看其他书籍。

依据噪声产生的物理原因，光电探测器的噪声通常可归纳为 $1/f$ 噪声、热噪声、散粒噪声、产生-复合噪声、雪崩噪声等。

1. $1/f$ 噪声（$1/f$ noise）

根据噪声的功率谱和频率的关系，常见的噪声有两种典型的情况：一种是功率谱的大小和噪声无关，称为白噪声；还有一种就是 $1/f$ 噪声，又称为闪烁噪声，它主要出现在大约 1kHz 以下的低频频域，几乎所有的光电探测器中都存在这种噪声。实验发现，在较低的工作频率下，噪声电流的均方根可近似表示为

$$\overline{I}_N = \sqrt{k(I^\alpha/f^\beta)\Delta f} \tag{4.7}$$

式中，I 为器件的偏置电流；f 为测试或工作频率；Δf 为频谱宽度；α、β、k 为实验常数，可由实验测得，$\alpha \approx 2$，β 为 $0.8 \sim 1.5$。由于这种噪声的均方值与频率近似成反比关系，因此得名为 $1/f$ 噪声。$1/f$ 的出现与半导体表面制作工艺有关，它只对信号频谱的低频部分有影响。一般来说，大多数器件的 $1/f$ 噪声在 $200 \sim 300$Hz 即衰减到很低水平，只要限制低频调制频率不低于 1kHz，$1/f$ 噪声将被白噪声湮没。

2. 热噪声（thermal noise）

热噪声又称为约翰孙噪声或琼斯噪声，存在于任何导体和半导体中，主要来

源于电子在电路中的热运动，电子的瞬间运动增加或降低了电阻元件在给定方向上的平均电子数，导致每一个瞬间在两个方向穿过某截面的载流子数目在平均值上下有起伏。

有效热噪声电压和电流的均方根值为

$$\bar{V}_n = \sqrt{4KTR\Delta f}, \qquad \bar{I}_n = \sqrt{4KT\Delta f/R} \qquad (4.8)$$

式中，K 为玻耳兹曼常量；T 为热力学温度；R 为探测器的电阻。

要注意的是热噪声与电流大小无关，即使没有电流通过，这种噪声依然存在，因此所有的光电探测器都存在热噪声，对于在近红外光谱区采用的热探测器，热噪声起着支配作用。在实际中减少热噪声的有效方法是采取冷却和选择电阻较大的探测器。

3. 散粒噪声（shot noise）

光电发射材料表面光电子的随机发射、半导体内载流子的随机产生和流动都会引起光电探测器输出电流的起伏，这些由光激发载流子的本征扰动产生的电流起伏称为散粒噪声，也称为散弹噪声，这种噪声存在于所有光电探测器中，对于光电池、光电管或者光电倍增管，散粒噪声起支配作用。

当光电探测器的暗电流的平均值为 I_D 时，散粒噪声电流和电压的均方根分别为

$$\bar{V}_n = \sqrt{2eI_DR^2\Delta f}, \qquad \bar{I}_n = \sqrt{2eI_D\Delta f} \qquad (4.9)$$

如果光电探测器具有增益，则在式（4.9）的根号内须乘以增益 M^2。可见，暗电流越大散粒噪声也越大，且散粒噪声也是与频率无关而与测量带宽有关的白噪声。

4. 产生-复合噪声（generation recombination noise，g-r noise）

产生-复合噪声主要来源于光生载流子产生和复合的随机性。对光电探测器而言，热激发载流子是电子-空穴对，与光伏器件不同，此时电子与空穴在运动过程中存在着严重的复合过程，该复合过程是随机的，因此不仅载流子产生是随机起伏的，载流子的复合也是随机起伏的，从而导致起伏加倍。虽然产生-复合噪声本质也是散粒噪声，但为强调产生和复合两个因素，将其定义为产生-复合噪声。

产生-复合噪声产生的电流和电压的均方根可近似表达为

$$\bar{V}_n = \sqrt{4eI_DRM^2\Delta f}, \qquad \bar{I}_n = \sqrt{4eI_DM^2\Delta f} \qquad (4.10)$$

原则上来说，所有的光电探测器都存在这种噪声，但在结型光电探测器中，产生-复合噪声处于次要地位，而在非结型的半导体光电探测器中产生-复合噪声是主要噪声源。

由于光子噪声也是一种散粒噪声，因此其噪声也可以用式（4.9）和式（4.10）

来表示，由于到目标和背景各自都可能产生噪声，可以把光子噪声写为

$$\bar{I}_{bn} = \sqrt{2eI_b\Delta f}, \qquad \bar{I}_{Tn} = \sqrt{2eI_T\Delta f} \qquad (4.11)$$

式中，下标 T 和 b 分别代表目标和背景。

当考虑暗电流 I_D、背景光引起的电流 I_b、目标光引起的光电流 I_T，并考虑到产生-复合噪声也是一种散粒噪声，则光电系统总的散粒噪声为

$$\bar{I}_n = \sqrt{Se(I_D + I_b + I_T)M^2\Delta f} \qquad (4.12)$$

式中，$S=2$ 时对应光伏和光电发射，而 $S=4$ 时对应光电导，$M=1$ 时代表探测器无内增益。

我们上面介绍了光电探测器中的噪声及其来源，根据雅里夫（Yariv）对探测极限的定义[8]，最小可测得的信号功率与噪声的功率相等，这是因为在探测的极限值附近，信号的均方根功率涨落与噪声功率已经互相比拟了。因此，对实际的探测系统不但要找出噪声功率的主要来源而且要研究使之减小到最小值的方法。

4.3.2　锁相放大技术

该技术的基本思想是将信号频谱通过调制手段迁移至较高频率 ω_0 处，以避开 $1/f$ 噪声的影响，此时的噪声为白噪声，即信号的频谱相对噪声而言是比较窄的，可以设想在不影响信号输出的前提下可以通过适当地压缩检测通道的带宽，使之仅覆盖住信号的频谱，从而大大地降低噪声。

对于存在噪声的非周期信号，通常用滤波器减小系统的噪声带宽，即所谓的带宽压缩法。例如，采用一节 RC 滤波器，其传递函数为

$$K = \frac{1}{\sqrt{1+(\omega RC)^2}} \qquad (4.13)$$

对应的等效噪声带宽为

$$\Delta f = \int_0^\infty K^2 df = \int_0^\infty \frac{1}{1+(\omega RC)^2}df = \frac{1}{4RC} \qquad (4.14)$$

例如，当 $RC=30s$ 时，$\Delta f = 0.0083Hz$，因此可以通过压缩噪声带宽大大地降低噪声。然而，实际上，带通滤波器的频率稳定性的限制使得品质因数 Q 值只能达到 100 左右，根据 $\Delta f = \dfrac{f_C}{2Q}$（$f_C$ 为中心频率），单纯地用滤波器来抑制噪声是有限度的。

对于深埋在噪声信号中的周期性重复信号，通常采用锁相（phase lock）放大技术进行降噪。锁相技术是利用参考信号与有用信号具有相关性，而噪声与参考信号不具有相关性的特点从噪声中提取出有用信号。

设待测信号是伴有噪声的调制信号，$V_s = E_i\cos(\omega_0 t+\theta) + E_n\cos(\omega_n t+\varphi)$，其中待测信号和噪声的幅值分别为 E_i 和 E_n，角频率分别为 ω_0 和 ω_n，初相角分

别为 θ 和 φ。假设有一混频器如图 4.5 所示，输入其上的参考正弦信号与待测信号具有相同频率，表示为 $V_R = E_R \cos(\omega_0 t)$，混频乘法器的输出为

$$V_o = V_i V_R = \frac{1}{2} E_i E_R \cos(\theta) + \frac{1}{2} E_i E_R \cos(2\omega_0 t + \theta)$$

$$+ \frac{1}{2} E_n E_R \cos[(\omega_n - \omega_0)t + \varphi] + \frac{1}{2} E_n E_R \cos[(\omega_n + \omega_0)t + \varphi] \quad (4.15)$$

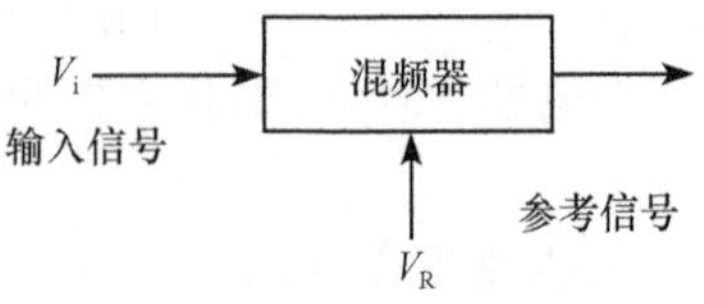

图 4.5 混频乘法器

如果在混频器之后接低通滤波器，则可得到输出为

$$V_o = V_i V_R$$

$$= \frac{1}{2} E_i E_R \cos(\theta) + \frac{1}{2} E_n E_R \cos[(\omega_n - \omega_0)t + \varphi]$$

$$(4.16)$$

式（4.16）表明，在待测信号中只有那些与参考信号具有同频率的分量才会使频差为零，此时输出为直流信号，其他的噪声和干扰信号由于和参考信号具有不同的频率而产生了 $\Delta\omega \neq 0$ 的交流分量，从而可被后续的低通滤波器滤除。则 $V_o = \frac{1}{2} E_i E_R \cos\theta + \frac{1}{2} E_n E_R \cos\varphi$。尽管那些与参考信号同频同相的噪声分量也能够输出直流信号，但考虑到白噪声的频谱分布在很宽的范围内，而有用信号的频谱相对噪声而言很窄，某一个频率（参考信号的频率）下的噪声占全部噪声的比例很小，因此可以近似地认为经过滤波器后的直流分量只包含有用信号。由式（4.16）可见，此时该直流信号的幅值取决于有用信号和参考信号之间的相位差，相位一定时（有用信号和参考信号锁相时），直流输出与有用信号的幅值成正比，当有用信号和参考信号同相时（$\phi = 0$）能得到最大的直流输出，$\phi = \frac{\pi}{2}$ 时输出信号为零。由于锁相放大器只允许和参考信号同频同相的信号通过，所以它本身就是一个带通滤波器，其 Q 值可高达 10^8。对于一定的噪声，如散粒噪声、产生-复合噪声，其噪声电压正比于噪声带宽的平方根，采用锁相技术后，输出信号的信噪比的改善可以表示为

$$\frac{\mathrm{SNR}_o}{\mathrm{SNR}_i} = \frac{\sqrt{\Delta f_i}}{\sqrt{\Delta f_o}} \quad (4.17)$$

式中，Δf_i 和 Δf_o 分别为锁相前后的频带宽度。

锁相放大器输出的通频带可低至 $0.01\,\mathrm{Hz}$，由式（4.17）可见锁相放大电路具有很好的改善信噪比的能力，一般的锁相放大器的信噪比的改善可达几百倍，而好的锁相放大器的信噪比的改善甚至可达一千倍以上。

从锁相放大的原理可以看出，在输入信号中只有待测信号本身由于和参考信号有同频锁相的关系而能得到最大的直流输出，也就是说在电路中要求参考信号

和待测信号不但必须是同频的而且还必须是锁相的。在系统实现上通常在参考信号端加入锁相环和移相器以提供一个与待测信号同频同相的参考电压,结构如图4.6所示,其中混频器和滤波器又被合称为相敏检波。

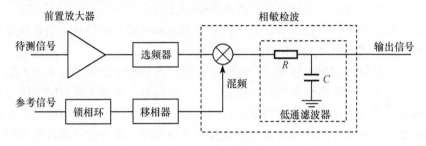

图4.6　锁相电路原理

在实际中为了实现对待测信号的频率跟踪和相位锁定,通常利用参考信号对待测信号进行斩波或调制,使待测信号和参考信号同步变化。例如在分光光度计中为了测量通过样品后的微弱吸收信号,可以采用图4.7的测量方案,首先参考电源驱动交替转镜将待测信号调制,使待测信号由零频范围转移到设定的频率范围,交替转镜在转动过程中交替地将光反射到样品路或漏到参考路,光电探测器同时探测两路光,输出将是一个方波串,其峰顶和谷底分别对应参考光强和样品路光强。方波串 V_i 作为锁相放大器的一路输入,锁相放大器的另一路输入来自驱动交替转镜转动的电源。如果我们在参考路放置一个可变衰减器,而驱动可变衰减器的信号取自锁相放大器的输出,则可以发现当系统处于平衡状态时(锁相放大器输出为零),可变衰减器的透过率就等于样品的透过率,从而实现了微弱吸收信号的测量。

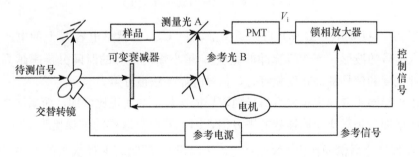

图4.7　参考信号对待测信号进行斩波或调制实现对待测信号的频率跟踪和相位锁定

4.3.3　取样积分器[12]

另一种常用的微弱光信号测量方法是取样积分技术,也被称为厢车平均法(boxcar)。其思路是:对于周期信号,可以采用取样平均处理的方法使信号多次同步取样累加以提高信噪比。所谓同步取样累加是指在信号的每个周期的同一相位处多次采集波形上的某点数值，由于经同步取样累积之后信号随取样次数的增加而正比增加，而噪声之间没有同步关系，累加之后的噪声的增加正比于取样数的平方根，所以经多次取样之后可以改善信噪比。

在实际的取样积分技术中，取样积分器把数据分成几等份后，用每等分段的中心平均值来代表原等分段的值。

图 4.8 是取样积分的原理图。由光电探测器得到的电信号经放大送入取样模拟开关，开关的通断由触发门脉冲控制。触发脉冲是由调制光通量的电信号形成的，电信号首先经延时电路被按指定时间延时，然后由门脉冲形成电路产生具有确定宽度的门脉冲加到取样开关上。在开关接通期间，输入信号通过电阻向电容充电得到信号的积分值。设开关的接通时间为 t_g，积分器的充电时间常数为 $T = RC$，输入到取样开关上的信号电压为 U_i，在理想情况下，则经过 N 次取样后电容 C 上的电压值为

$$U_o = U_i \left[1 - \exp\left(-\frac{N t_g}{T}\right) \right] \tag{4.18}$$

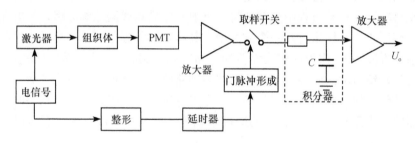

图 4.8　取样积分的原理结构图

当 $N t_g \gg T$ 时式（4.18）可以近似成 $U_o = U_i$，也就是电容 C 上的电压能跟踪输入信号的波形，当然门脉冲的宽度 t_g 越小输出信号的时间分辨率越高。当门脉冲宽度和信号脉冲宽度相等时，信号开始无法被分辨。

由于经同步取样累积之后信号随取样的次数增加而正比增加，而累加之后的噪声的增加只是正比于取样数的平方根，因此若单次取样的信噪比为 SNR_1，则经 N 次取样之后信噪比为 $\mathrm{SNR}_N = \sqrt{N} \cdot \mathrm{SNR}_1$，即随着取样次数的增多，信噪比会得到大大地改善。

然而在上面的结构中，门脉冲不但具有固定的宽度而且具有固定的延时，取样脉冲在连续周期性信号的同一位置采集信号，这种方式也被称为稳态测量方式或定点测量方式。可以设想如果连续地改变一个极窄的门脉冲的延时，则可实现对整个输入信号的扫描，这种方式被称为扫描测量方式。门脉冲延时的改变可以

通过产生一个慢扫描斜坡电压来完成的。具有固定时间间隔的触发脉冲输入到延时器的一端,扫描发生器产生一个慢的斜坡电压加到延时器的另一端,如图4.9(a)所示。由于延时器的延时随着所加斜坡电压的增大而缓慢、连续地改变,于是由延时器输出一个时间间隔随时间线性增加的脉冲序列。在适当选择参数的情况下,脉冲序列中的每一个脉冲对信号的重复信号的不同点进行取样,实现对整个信号波形的复制,如图4.9(b)所示。当然每次取样之后必须将图4.8中的电容短路以准备对下一个数据的采集,目前扫描方式测量能得到100ns的时间分辨率。

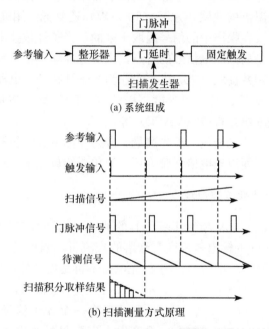

(a) 系统组成

(b) 扫描测量方式原理

图 4.9　扫描式取样积分原理

由上面的分析可以看到,取样积分器具有如下的特点:

1)适用于连续周期性变化的光信号或单个脉冲信号幅度的测量,对于连续的弱光信号,通常采用将其调制的方法获得周期性的光信号或脉冲。

2)需要有与信号脉冲同步的激励信号,为了达到这样的要求,在实际中触发门脉冲的电信号也通常直接取自产生光脉冲的激励源。

3)取样积分器在每个信号脉冲的周期内只取一个值,可以对输入波形的确定位置作重复测量也可以通过扫描来再现输入信号的整个波形。

4)由于在多次取样过程中,门积分器对待测信号的多次取样值进行线性叠加,而对噪声作矢量叠加,因此对待测信号有恢复和提取的功能。

随着脉冲激光器在诸如荧光衰减的测量、动态反射率和高分辨光谱测量中的应用，越来越多的情形是被测信号包含在光信号的波形持续时间内或是在占空比低（占空比<50%）的重复窄脉冲（如 10ns）的上，在这些情形下，取样积分器比锁相放大器有更好的信噪比。

4.3.4　光子计数技术[13]

在光功率达到 $10^{-16}\sim10^{-17}$ W 或更低时，通常的测量方法已无能为力，只能用光子计数（photon counting）技术进行测量。与上面所述的模拟技术不同，光子计数技术是一种计量离散的光子脉冲的数字技术。它所探测的光电流强度比光电检测器本身在室温下的热噪声水平（10^{-14} W）还要低，用通常的直流检测方法是无法把这种湮没在噪声中的信号提取出来的。光子计数技术利用弱光照射下光子探测器输出的是离散的电信号的特点，采用脉冲甄别技术和数字计数技术将极其微弱的信号识别并提取出来。可用来作为光子计数的光电器件有许多种，如PMT、雪崩光电二极管、增强型光电二极管（IPD）、微通道板（MCP）、微球板（MSP）和真空光电二极管（VAPD）等。

光子计数方法在荧光测量、磷光测量、漫射光测量、拉曼散射测量等领域获得了广泛的应用。下面以光电倍增管为例，简单介绍单光子计数技术的原理。

1. 稳态单光子计数工作原理

在通常的情况下，入射到 PMT 上的光不太弱时，产生的光子列如图4.10（a）所示，实际的输出是幅度有涨落的直流量。当可见光的光子速率限制在 $10^9/s$ 以下时，PMT 的阴极上产生的光电流不再是连续的，如图4.10（b）所示。当光子速率极低时，根据 PMT 的工作原理，当有一个光子信号打到阴极上，就会产生一定数量的光电子。这些光电子在电场的作用下，经过打拿极倍增，在输出端就有相应的一个电脉冲输出，此时电脉冲为离散的脉冲信号，如图 4.10（c）所示。我们把入射到 PMT 阴极的光子速率小于 $10^9/s$（相当于 1nW）以下的工作状态称为光子计数状态。不难看出，在光子计数状态，输出端电脉冲的数目与入射光子数成正比，对这些电脉冲进行计数也就能够相应地确定光子的数目。

电脉冲的幅度可以估计如下，设 PMT 的平均增益为 10^6，则由每个光电子产生的

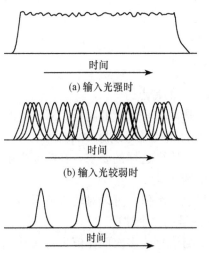

时间

(a) 输入光强时

时间

(b) 输入光较弱时

时间

(c) 输入光极弱时 PMT 输出离散的脉冲

图 4.10　PMT 在不同光输入时的输出

平均输出电量为 $q=10^6 e$。PMT 输出脉冲的半高宽 (full width at half maximum, FWHM) 约为 $t_0 \approx 10\text{ns}$，也就是说所有电量在 10ns 内聚集到输出极 (阳极)，因而产生的阳极电脉冲峰值可用矩形脉冲的峰值近似，即

$$I_p = \frac{q}{t_0} = \frac{10^6 \times 1.6 \times 10^{-19}}{10 \times 10^{-9}} = 16\mu A \tag{4.19}$$

设 PMT 的输出极上接的负载电阻为 50Ω，检测电路通过此负载将电流脉冲转化为电压脉冲，设分布电容为 $C=20\text{pF}$，则其时间常数 $\tau=1\text{ns} \ll t_0$，此时输出脉冲电压不会被畸变，其峰值可估计为

$$V_p = I_p R = 16 \times 10^{-6} \times 50 = 0.8\text{mV} \tag{4.20}$$

但是由于 PMT 的散粒噪声，单光子脉冲具有随机的幅度分布，有些低幅度的脉冲会混杂在背景噪声内。背景噪声主要包括环境及放大器噪声，如光电倍增阴极的热发射、倍增 (打拿) 极电子热发射和多光子发射、宇宙射线和荧光发射等引起的噪声脉冲。为了限制背景噪声和低幅度的热发射脉冲，必须设置一定的下门限 (U_{R1})。同时为了去掉幅度大的由多光子引起的脉冲，也必须要设置一个上门限 (U_{R2})，这一选出信号光子脉冲的工作是由鉴别器完成的。为了使信号在到达鉴别器时具有足够的幅度，鉴别器前要加入放大器。光子计数系统的主要部件如图 4.11 所示。包括 PMT、宽带放大器、幅度比较器或脉冲高度分析器和计数器。工作过程如下：首先使能计时脉冲使计数器 A 开始累加从鉴别器来的信号脉冲，同时减法计数器 B 负责累计由时钟发生器来的计数脉冲。事前由预置开关向计数器置入计数值 N，设时钟脉冲频率为 f_c，则预置的计数时间为

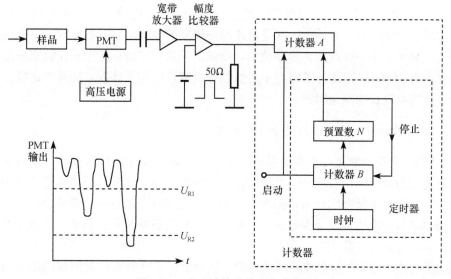

图 4.11 光子计数系统的主要部件

$$t = \frac{N}{f_\mathrm{C}} \qquad\qquad (4.21)$$

在到达预置的测量时间 t 时，定时器向计数器 A 发出停止信号，设平均光脉冲计数率为 f_A，则停止时计数器 A 的累加数值为

$$\mathrm{Count}_A = f_A t = \frac{f_A}{f_\mathrm{C}} N \qquad\qquad (4.22)$$

由于输出端电脉冲的数目与入射光子数成正比，因此由计数器 A 的累加值就能够相应地确定入射光的强度。

光子计数是一种数字测量方式，它和模拟测量中的直接数字化有区别，在模拟测量的直接数字化方法中，首先在每一个小的时间间隔内探测信号被数字化，然后这些数字信号被合成为模拟的波形，显然当信号非常微弱时，合成的结果受噪声影响非常大。

光子计数技术和模拟检测技术相比有如下优点：

1）测量结果受光电探测器的漂移、系统增益变化以及其他不稳定因素的影响较小。

2）消除了探测器的大部分热噪声的影响，大大提高了测量结果的信噪比。

3）有比较宽的线性动态范围。

4）可输出数字信号，适合与计算机接口连接进行数据处理。

需要注意的是，对于强光的检测，光子计数技术是不合适的，因为如果两个脉冲同时到达 PMT 或时间相距较小，它们会被当作一个脉冲（称为脉冲叠加），从而导致不准确的计数。例如当一个单光子入射时某 PMT 的阳极脉冲宽度约为 5ns，计算得这一 PMT 的最高频率响应为 200MHz，也就是说光子到达的频率不应高于 200MHz。而计数速率受最高响应频率的限制，一般将计数速率设为最高响应频率的 1/100 以防止脉冲叠加，所以对于这一 PMT 其光子计数速率最大只能设为 2MHz，因此为了得到一定的信号幅度，单光子计数方法通常比模拟测量方式需要更长的测量时间。

2. 背景补偿和源补偿的光子计数系统

PMT 易受杂散光或温度的影响使得背景计数具有比较大的波动，同时光源也可能在测量时间内有比较大的波动造成计数的波动，这些都应该从总计数中加以扣除。和其他精密测量所采用的方法类似，光子计数测量中，背景和源计数的补偿也采取扣除法或差分测量法，即作两次测量然后取其差。例如为了减小背景的影响，首先对样品进行一次测量，得到计数 A，然后测量纯背景时的计数 B，则二者的差就是不含背景波动时的计数，从而消除了背景变化对测量的结果的影响。图 4.12 是背景补偿的光子计数系统原理图，各点的脉冲波形如图 4.13 所示。

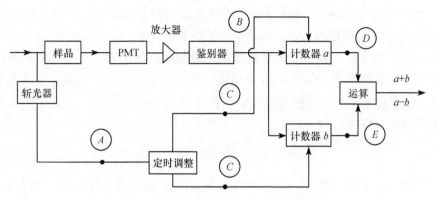

图 4.12 背景补偿的光子计数系统原理图

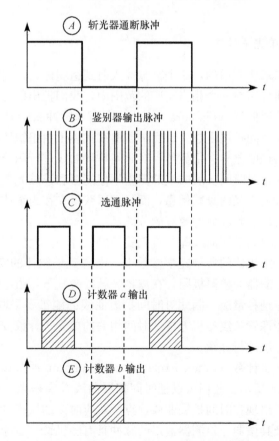

图 4.13 图 4.12 中的各点的脉冲波形图

斩光器用来切换交替的"信号+背景"和"背景"的光子计数，同时为计数器 a、b 提供选通信号。当斩光器叶片挡住输入光时，斩光器通过定时调整使计数器 b 计数，此时收集的是由鉴别器输出的噪声脉冲。当斩光器叶片允许输入光通向 PMT 时，鉴别器的输出包含了信号脉冲和背景噪声，它们被计数器 a 收集。在 M 个斩光周期内，计算电路给出了两个输入量：信号脉冲数 $a-b$ 和总脉冲数 $a+b$。为了防止斩光叶边缘的散射光对输入光的影响，应使选通脉冲的宽度小于斩光通断脉冲，在图 4.12 中用定时调整器来实现这一功能。对于光电倍增管，由于随机噪声满足泊松分布，其标准差为 $\sigma=\sqrt{A+B}$，于是采用背景补偿方式得到的信噪比为

$$\mathrm{SNR} = \frac{信号}{标准偏差} = \frac{a-b}{\sqrt{a+b}} \tag{4.23}$$

同理，为了减小光源波动对测量结果的影响，可以对含样品和不含样品的两个通路用同样的 PMT 和鉴别器进行同时测量，则源波动对测量结果的影响可以被去除。

4.3.5　时间相关单光子计数

如我们在第二章所介绍的，一个窄脉冲入射到组织体后，出射的光子相对于入射光的延迟时间分布在一个相当宽广的范围内，我们把出射光子数相对于时间的分布称为时间扩展曲线（temporal profile）。当 δ 脉冲激励时，出射光子随时间的分布也被称为时间扩展函数。时间扩展曲线代表了由组织体的散射所导致的不同光子的行进路径的差异。很显然，对时间扩展曲线进行积分就可以得到出射光的强度，因此通过对时间扩展曲线的测量不但能够和连续光测量方式一样获得出射光强相对于入射光强的衰减信息，而且可以获得光在组织体中传输的路径信息，从而更好地实现吸收和散射效应的分离。

那么如何测量时间扩展曲线呢？首先我们要估计一下由组织体出射的时间扩展曲线的宽度。在组织体的典型光学参数下，考虑到组织体的安全光辐射计量、探测深度和一般检测器的检测极限，在皮秒光脉冲激励下，由组织体出射的时间扩展曲线的宽度在纳秒量级。因此对时间扩展曲线的测量要采取超快测量方式，可用的方法包括变像管条纹相机方法和时间相关的单光子计数方法，下面对时间相关单光子计数方法进行介绍。

时间相关单光子计数（time-correlated single photon counting，TCSPC）的基本思想如图 4.14 所示。我们可以把时间扩展曲线看成是光子在不同时间的出射几率分布，光子出现在时间扩展曲线顶点所对应时刻的概率更大一些。由于输入到检测器的光极其微弱，检测器输出的脉冲具有随机性，意味着我们时而可以得到一个电脉冲时而得不到。而任何一个电脉冲相对于指定零点的时间延迟都取决于光子到达检测器的时间，当我们能够正确地将此电脉冲归入相应的时间通道，并对各个通道的电脉冲个数分别进行累计计数之后，就获得了与原始时间扩展曲线一致的直方图（histogram）。当时间通道趋于无限窄时，该直方图就是时间扩展曲线。

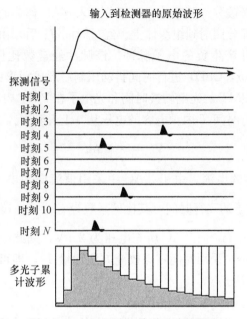

图 4.14　时间相关的单光子计数原理

　　从上面的原理可以看出，确定时间零点和每一个脉冲相对于零点的时间延迟是时间相关单光子计数的关键。在稳态光子计数系统的基础上，时间相关单光子计数通过时间-幅度转换器（time-to-amplitude converter，TAC）实现上述两个时间的定标，图 4.15 示出了以 PMT 为光电探测器的时间相关单光子计数系统原理。

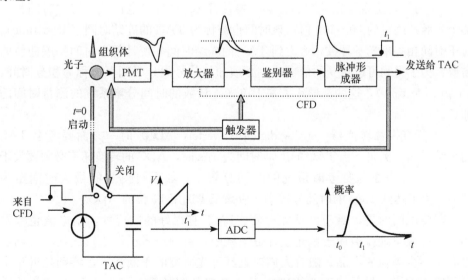

图 4.15　时间相关单光子计数系统

激光器发出的光被分为两部分，一部分送入 TAC 作为时间零点，此时电容器开始充电，另一部分照射到组织体上。经过时间 T_1 后，由组织体出射的光子轰击 PMT 的阴极并产生负的电子脉冲。该脉冲经常数比例鉴别器（constant fraction discriminator，CFD）进行时间抖动压制后形成矩形脉冲来终止 TAC 中电容的充电，假设 PMT 的光电转换时间和光电子在 PMT 内的传输时间 T_2 不变时，在此光子总飞行时间 T 内，电容的电压从 0 上升到 V_0，则

$$V_0 = \frac{1}{c} \int_0^T i \mathrm{d}t \qquad (4.24)$$

式中，i 为流过电容的电流。由于 TAC 中采用恒流源为电容供电，因此 $V_0 = \frac{iT}{c}$，即 V_0 正比于光子的飞行时间，其比例系数为 i/c。例如设最大可充电压 10V 对应的延迟时间为 50ns，而 TAC 所充电压为 2.5V，则此电脉冲所对应的光子的飞行时间为 12.5ns。采用时间零点校准方法测量 T_2，即可获得光子在组织体内的飞行时间 $T_1 = T - T_2$。

在实际系统中，还要考虑以下问题：

1）从图中我们可以看到，由鉴别器输出的信号虽然保证了幅度的一致性，但其上升时间却具有分散性，从而可能导致计量时间的误差。为了解决这个问题，在实际中一般由鉴别器输出两个相反极性的脉冲，负极性脉冲相对于正脉冲具有一个时间延迟，可以证明，当此两脉冲叠加并经过脉冲形成器后，可以形成具有精确上升沿的 TTL 电平，此时上升沿唯一地由光在组织体内的传输时间所决定。

2）为了防止后续光脉冲的影响，要使 TAC 在最终电压处保持的时间长于两个光脉冲间隔的 20～100 倍，该时间也被称为 TAC 的冻结时间（dead time）。对于时间相关单光子计数，考虑到 TAC 的冻结时间和统计整个时间扩展曲线的需要，为了得到可以接受的信噪比，必须加长信号累计时间（也称为积分时间，integration time），这些都导致了基于单光子计数的时间分辨系统的测量时间的加长。

3）选择模数转换器（analog-digital converter，ADC）时一方面要考虑 TAC 的冻结时间，例如，当 TAC 的冻结时间为 $1\mu s$ 时，ADC 的转换速率必须要大于 1MHz。另一方面也要考虑系统的时间分辨率，如果可测量的最大时间定为 50ns，为了达到 25ps 的时间分辨率，应该至少选用 11 位的 ADC。

需要说明的是，对于可见光探测，PMT 有很好的响应度，暗电流也非常小，因此很早地就被用于单光子计数系统中，目前技术已经比较成熟，市场上也有了不少类似的产品。随着人们对近红外光研究的不断深入，特别是近年来量子通信技术、量子密码术的研究不断引起各国的重视，对近红外通信波段

（850nm、1310nm 和 1550nm）单光子探测器的研究也就显得尤为迫切。然而，在这个波段 PMT 却显得无能为力，即使是最好的红外光阴极-Si 阴极，光谱响应到 1050nm 波段就已经截止了。即便是在 850nm 波段，考虑到 PMT 工作电压很高和使用维护的复杂程度，在实际应用中人们还是选用 Si-APD。国外已有了专门针对 850nm 单光子探测的商用 Si-APD。而在 1310nm 和 1550nm 波段，Si-APD 也不能用于单光子探测。这两个波段的合适探测器是 InGaAs-APD，但由于制造工艺的问题，目前还没有专门针对单光子探测的 InGaAs-APD，一般都是利用现有的商用 APD，通过优化外围驱动电路，改善工作环境，使其达到单光子探测的目的。

4.3.6　频域技术[14]

在对组织体进行测量的光电系统中，光是信息的载波，载波可以是恒定不变的也可以是交变的，交变的载波又可以分为连续载波和脉冲载波两种，相对应的测量技术称为频域测量（frequency domain，FD）和时间分辨测量，本节介绍频域技术。

在频域测量中，由光源出射的光幅度被几到几百兆赫兹的正弦波调制，可以证明，通过组织体之后的光强将保持同样的调制频率不变，但其幅度却由于组织体的吸收和散射而衰减。理论推导表明：当调制频率低于 200MHz 时，相位延迟和光在组织体中的传输时间成正比，因此调制频率越高，相位延迟越大，如图 4.16 所示。因此吸收和散射的信息可通过测量出射光相对于入射光的平均强度的衰减、交流幅度的衰减（或调制度衰减）和相位延迟得到。

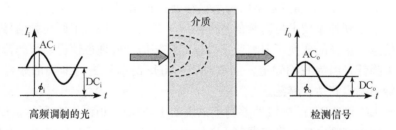

图 4.16　频域系统扩散光学测量

为了改善对弱信号的探测灵敏度，广泛地采用外差测量或零差测量技术，下面介绍外差测量的原理。

1. 外差（heterodyne）测量原理

外差测量原理如图 4.17 所示。设主信号合成器初始相位为零，由组织体出射的信号形式为：$L = L_{DC} + L_{AC}\cos(\omega t + \theta)$，其中 θ 代表由组织体引入的相位延迟。设参考信号合成器发出的信号的初始相位也为零，且其频率在主信号合成器频率的基础上附加 $\Delta\omega$ 的频移，即 $G=G_{DC}+G_{AC}\cos(\omega+\Delta\omega)t$，则将组织体发出的信号和参考合成器发出的信号混频后得到的信号为 $S=L\times G$，即

$$S=L_{DC}G_{DC}+L_{DC}G_{AC}\cos(\omega+\Delta\omega)t+G_{DC}L_{AC}\cos(\omega t+\theta)$$

$$+\frac{L_{AC}G_{AC}}{2}\cos(\Delta\omega t-\theta)+\frac{L_{AC}G_{AC}}{2}\cos(2\omega+\Delta\omega)t+\theta \tag{4.25}$$

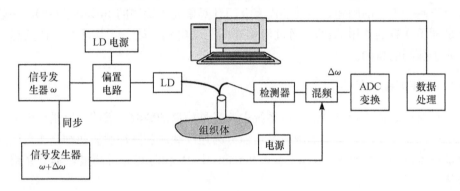

图 4.17　频域外差测量系统框图

可以看到，得到的混频信号包括高频信号、基频信号和低频信号。经过低通滤波器后得到

$$S=L_{DC}G_{DC}+\frac{L_{AC}G_{AC}}{2}\cos(\Delta\omega t-\theta) \tag{4.26}$$

为了解出组织体的附加相移和调制度变化，测量系统必须要提供一个参考以标定 G_{AC} 和 G_{DC}，然后通过数字信号采集和处理技术得到调制度和相位延迟。因此我们可以看到外差技术将高频信号变换到了低频并且保留了原高频信号的振幅和相位信息。这样的变换不但方便了后续的数字信号处理也使得系统的造价和复杂性大大降低，因为我们知道，如欲对 100MHz 的信号进行准确的采样，所需要的时钟频率需高达吉赫兹。

基于 LD 和 APD 的频域外差测量系统的工作原理如图 4.17 所示。LD 采用内调制，即用高频电信号直接调制 LD 的驱动电信号。由于光信号通过组织体后所产生的相位延迟随调制频率的增高而增大，考虑到所需的信噪比及器件的选择范围，可采用 100MHz 左右的无线电频率进行调制。由探测器输出的同频率微弱信号经混频和低通滤波后得到差频信号，差频取低于 10kHz，因此很容易被标准的数字电路处理，可得直流分量和交流幅度的下降。

2. 频域下光学参数的计算

根据第三章介绍的漫射方程理论，对半无限的组织体模型采用外延边界条

件，高频调制光通过组织体后的相位延迟 θ 和调制度 M 表示为

$$\theta = k_{\text{imag}} r_1 - \arctan(\text{IMAG}/\text{REAL}), M = (\text{REAL}^2 + \text{IMAG}^2)^{1/2}/\text{DC}$$

$$(4.27)$$

IMAG 和 REAL 用下式计算

$$\text{REAL} = \frac{\exp(-k_{\text{real}} r_1)}{r_1} - \cos k_{\text{img}} (r_2 - r_1) \frac{\exp(-k_{\text{real}} r_2)}{r_2} \tag{4.28}$$

$$\text{IMAG} = \sin k_{\text{imag}} (r_2 - r_1) \frac{\exp(-k_{\text{real}} r_2)}{r_2} \tag{4.29}$$

$$k_{\text{real}} = \frac{\mu_{\text{eff}}}{\sqrt{2}} \left\{ \left[1 + \left(\frac{\omega}{c\mu_{\text{a}}} \right)^2 \right]^{\frac{1}{2}} + 1 \right\}^{\frac{1}{2}} \tag{4.30}$$

$$k_{\text{imag}} = \frac{\mu_{\text{eff}}}{\sqrt{2}} \left\{ \left[1 + \left(\frac{\omega}{c\mu_{\text{a}}} \right)^2 \right]^{\frac{1}{2}} - 1 \right\}^{\frac{1}{2}} \tag{4.31}$$

式中，$r_1 = \sqrt{z_0^2 + \rho^2}$；$r_2 = \sqrt{(z_0 + 2z_b)^2 + \rho^2}$；$\mu_{\text{eff}} = \sqrt{3\mu_{\text{a}}(\mu_{\text{a}} + \mu_{\text{s}}')} \approx \sqrt{3\mu_{\text{a}}\mu_{\text{s}}'}$ 称为有效散射系数；ρ 为光入射点和检测点之间的距离。其他参数请参看第三章中的定义。

$$\text{DC} = \frac{1}{4\pi} \left[z_0 \left(\frac{1}{r_1} + \mu_{\text{eff}} \right) \frac{\exp(-r_1 \mu_{\text{eff}})}{r_1^2} + (z_0 + 2z_b) \left(\frac{1}{r_2} + \mu_{\text{eff}} \right) \frac{\exp(-r_2 \mu_{\text{eff}})}{r_2^2} \right]$$

$$(4.32)$$

从上面的公式可见，当采用多距离测量时，对于半无穷的组织体能够通过测得的相位和直流分量得到 μ_{a} 和 μ_{eff}，进而通过 μ_{a} 和 μ_{eff} 的关系求出散射系数。

相对于时域系统，频域系统具有测量时间短，和连续波（continuous wave，CW）系统的数据读取时间大致相同，及系统较简单的优点。

4.4 生物组织光学参数的直接测量方法

第二章介绍了表征组织光学特性的参数，并且了解了医学光子学诊断实质上就是光学参数的测量，实际上组织光学参数的测量不但对医学光子学诊断而言十分重要，而且对光子学治疗具有重要的意义，例如在光动力疗法中可以通过组织光学参数的测量了解组织体对治疗过程的反应和疗效。

根据所依据的光学模型，可以将光学参数测量法分为直接法和间接法两大类。直接法就是光学参数能与测量的物理量之间建立直接的关系，或者依据简单的光学定律就能从测量得到的物理量求出光学参数。直接法所能测量的光学参数仅局限于有限的几种光学参数，例如，①依据朗伯-比尔定律用准直透射方法测

量透明介质的吸收系数和浑浊介质的全衰减系数,这种测量一般在分光光度计上完成;②利用内置光学测头测量有效衰减系数;利用角度测量仪测量组织的相位函数和各向异性因子。间接法的理论基础是光散射理论,它又分为迭代法和非迭代法。迭代法中的光学参数与被测量间具有隐含的函数关系,逆加-倍法、逆蒙特卡罗法(inverse Monte-Carlo,IMC)等均属于迭代法;非迭代方法中的光学参数与被测量之间的函数关系是显含的,K-M 模型等属于此类。例如,利用积分球测量得的样品漫反射率和漫透射率,结合 K-M 模型或逆加-倍法等逆向模型进一步得到光学参数。

分光光度计法和积分球技术作为两种常用的光学参数测量方法已经得到了广泛的应用,以下分别介绍这两种方法所涉及的光学装置、理论、数据处理方法等。

4.4.1　分光光度法[3,15,16]

分光光度法是比色法的发展,可用来鉴定物质成分含量及性质,其理论依据是利用朗伯-比尔定律和修正朗伯-比尔定律。根据朗伯-比尔定律,某一物质吸光度与溶液浓度和样品厚度的乘积成正比,因此可进行成分含量的测量;在已知溶液浓度后,可进行消光系数的测量。如果考虑浑浊介质,那么光强的衰减不仅与吸收系数有关,还与散射系数有关。在光程长 l 后,通过测量入射光强 I_0、透射光强 I 即可获得溶液的吸收系数 μ_a 或全衰减系数系数 μ_t。

分光光度计(spectrometer)因使用的波长范围不同而分为紫外、可见、红外以及万用(全波段)分光光度计等。无论哪一类分光光度计都由五部分组成,即光源、分光系统(单色器)、狭缝、比色皿、检测器系统。单色器是能从混合光波中分解出来所需单一波长光的装置,一般采用棱镜或光栅。狭缝是由一对隔板在光通路上形成的缝隙,用来调节入射单色光的纯度和强度,因此也直接影响光谱分辨力。比色皿(cell)也叫比色环、吸收器或样品池,用来装载样品,要注意的是由于玻璃对紫外光具有较大的吸收,在紫外区测定时要采用石英样品池。

分光光度计中常见的检测器有三种,分别是光电池、光电二极管和 PMT。光电池受光照射产生的电流较大,可直接用微电流计量出。但是,在连续照射后会产生疲劳现象而使光电流下降,此时需要在暗中放置一段时候才能恢复。通常光电二极管输出电流较小。而 PMT 在同样剂量的光照下所产生的光电流比光电二极管要大得多,从而可以提高测量的灵敏度。

当然实际的分光光度计系统要复杂得多,例如,为了消除光源在测量时间内的波动、背景噪声对测量结果的影响等,需要采取各种技术手段。图 4.18 是目前广泛采用的具有背景补偿功能的分光光度计的原理。

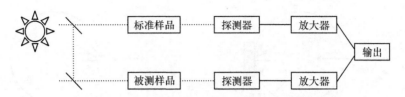

图 4.18　具有背景补偿的分光光度计原理

4.4.2　积分球技术[17~20]

积分球（integrating sphere）被广泛地应用于各个光学领域，例如纤维光学、激光技术、天体物理、照相化学和医学技术中的微弱光测量。积分球内表面由 $BaSO_4$ 喷涂而成，因此具有超高的反射特性，光在均匀分布的球壁上作无规则的反射，最后在球体内空间形成均匀的光强分布。

在组织光学参数测量方面，自 Debyshire 和 Rol 等于 1990 年首次利用双积分球测量系统，分别得到了心肌和巩膜组织的光学特性参数以来，积分球测量系统已经成为直接测量生物组织的漫反射率 V_R、漫透射率 V_T 和准直透射率（collimated transmittance）V_{coll} 的重要工具（注：漫透射是不包含准直透射的全部透射光强）。通过上述量的测量，可以进一步确定吸收系数、散射系数、约化散射系数和各向异性因子。

测量生物组织反射率和透射率的积分球技术包括双积分球技术和单积分球技术。图 4.19（a）、（b）、（c）分别为采用单积分球通过改变积分球窗口的位置测量组织样品的漫反射率、漫透射率和准直透射率的方法。在漫反射率和漫透射率的测量中，检测器与样品之间的挡板（baffle）是为了防止由样品表面反射或准直透射后的光直接进入检测器。单积分球系统主要存在两方面的缺点：首先是测量的不同时性，由于不能实现漫反射、漫透射和准直透射的同时测量，由此可能产生由于光源功率和检测系统的不稳定性、样品随时间推移产生的形变和失水等问题带来的误差；其次是机械切换误差，因为在漫反射率、漫透射率和准直透射率的测量过程需要改变光源的入射方式或者检测器的接收位置，由此带来的系统的机械切换误差有时是不可忽略的。

图 4.19（d）为双积分球测量光学参数的系统，该系统可以同时测量组织的漫反射、漫透射和准直透射光强。其中接收漫反射光的积分球被称之为反射球，而接收漫透射光的积分球被称之为透射球。下面针对双积分球系统进行介绍。

检测器所检测到的光强与入射到光电检测器上的功率 P_d 成正比，而在光电检测器的线性工作范围内，检测器输出的电压 V 和光强成正比，因此 $V=KP_d$，K 取决于检测器的特性。

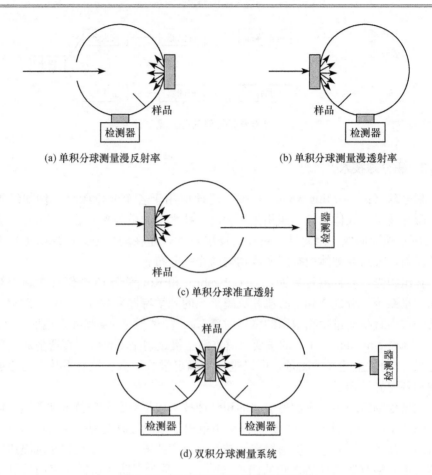

(a) 单积分球测量漫反射率　　　　　　　(b) 单积分球测量漫透射率

(c) 单积分球准直透射

(d) 双积分球测量系统

图 4.19　积分球测量光学参数示意图

　　积分球测量系统采用的是相对测量技术，在实际应用中如果考虑背景光 V_n（包括探测器系统的噪声及杂散光），在利用准直检测器对准直透射光进行测量的情况下，通过相对测量得到的准直透过率为

$$V_{coll} = \frac{V_c - V_n}{\dfrac{V_{c0}}{T_{ref}} - V_n} \tag{4.33}$$

式中，V_{c0} 是准直通道没有样品但激光照射时探测器测得的值；V_c 是在有样品时的测量值；V_n 是背景噪声光和探测器噪声引起的电压输出，实际中可在将积分球的输入口挡住时进行测量，要注意的是激光束在不经过样品直接照射到准直通道时，所探测的信号会很大，所以此时要放置衰减片，以避免信号过大而使探测器饱和；T_{ref} 是衰减片的透过率。

　　在忽略球体的吸收和各个端口的损耗之后，漫反射率和漫透射率的定义为

$$V_x = \frac{V_{\mathrm{measure},x} - V_{\mathrm{n}}}{\dfrac{V_0}{R} - V_{\mathrm{pn}}}, \quad x \in R, T \tag{4.34}$$

式中，V_0 代表漫反射率 V_{R} 或漫透射率 V_{T}；$V_{\mathrm{measure},x}$ 和 V_{pn} 分别是在有样品和没有样品的情况下让光穿过球，由漫反射或漫透射探测器测量得到的电压。V_0 是分别将标准反射板放于反射和透射球出光口，记录当光输入到积分球后分别由漫反射或漫透射探测器所探测的信号。为了考虑标准反射板对 V_0 的影响，在计算中要加入一个标准反射板的反射系数 R。如果激光的准直性较好，光路调整好以后均会有 $V_{\mathrm{pn}} = V_{\mathrm{n}}$，即无论入射口挡住与否，都会有相同的测量值。在消除背景噪声影响的情况下，可以发现有 $V_{\mathrm{pn}} \approx V_{\mathrm{n}} \approx 0$。从定义可以看出，漫反射率、漫透射率及准直透射率均介于 0~1，且三者之和应小于 1[19]。

在已知样品厚度和折射率的情况下，进一步由测量量去反算组织的光学参数 μ_{a}、μ_{s}、g 可以依据 IMC 法或逆加-倍法[18]。在逆加-倍法中，根据反照率 a、光学深度 τ 和各向异性因子 g 分别定义约化反照率 a'、约化光学深度 τ' 和约化各向异性因子 g'。

$$\begin{aligned}
a' &= \frac{a(1-g)}{1-ag} \\
\tau' &= (1-ag)\tau \\
g' &= 0
\end{aligned} \tag{4.35}$$

可得

$$\begin{aligned}
a &= \frac{a'}{1-g+a'g} \\
\tau &= \tau' + \frac{a'\tau'g}{1-g}
\end{aligned} \tag{4.36}$$

τ 和准直透射率 V_{coll} 的关系为

$$V_{\mathrm{coll}} = \frac{(1-r_1)(1-r_2)\exp(-\tau)}{1 - r_1 r_2 \exp(-2\tau)} \tag{4.37}$$

式中，r_1 和 r_2 分别是样品前后表面的反射率。因此通过上式可以很方便地计算出 τ。而 a' 和漫反射率、准直透射率、漫透射率之间的近似关系为[18]

$$\begin{cases}
a' = 1 - \left[\dfrac{1 - 4V_{\mathrm{R}} - V_{\mathrm{coll}} - V_{\mathrm{T}}}{1 - V_{\mathrm{coll}} - V_{\mathrm{T}}}\right]^2, & \dfrac{V_{\mathrm{R}}}{1 - V_{\mathrm{coll}} - V_{\mathrm{T}}} < 0.1 \\[4mm]
a' = 1 - \dfrac{4}{9}\left[\dfrac{1 - 4V_{\mathrm{R}} - V_{\mathrm{coll}} - V_{\mathrm{T}}}{1 - V_{\mathrm{coll}} - V_{\mathrm{T}}}\right]^2, & \dfrac{V_{\mathrm{R}}}{1 - V_{\mathrm{coll}} - V_{\mathrm{T}}} \geqslant 0.1
\end{cases} \tag{4.38}$$

τ' 和漫反射率、准直透射率、漫透射率之间的关系为

$$\begin{cases}
\tau' = \dfrac{-\ln 0.05 \cdot \ln(V_{\mathrm{coll}} + V_{\mathrm{T}})}{\ln V_{\mathrm{R}}}, & V_{\mathrm{R}} \leqslant 0.1 \\[4mm]
\tau' = 2^{1+5(V_{\mathrm{R}} + V_{\mathrm{coll}} + V_{\mathrm{T}})}, & V_{\mathrm{R}} > 0.1
\end{cases} \tag{4.39}$$

将由式（4.37）～式（4.39）计算得的 a'、τ' 和 τ 代入式（4.36）可得 a 和 g。另外，根据反照率 a 和光学深度 τ 的定义

$$\begin{cases} a = \dfrac{\mu_s}{\mu_s + \mu_a} \\ \tau = d(\mu_a + \mu_s) \end{cases} \tag{4.40}$$

可以看出，通过漫反射率、漫透射率和准直透射率的测量实现了吸收系数、散射系数、各向异性因子以及约化散射系数初值的计算。光学参数的最终值通过逐步迭代得到，关于逆加-倍法请参看第三章。

图 4.20 是基于傅里叶红外变换光谱仪的双积分球测量系统，两球的直径都为 110mm。根据积分球的理论分析，准直入射比漫入射时所导致的误差要小，因此在积分球前采用了倒望远镜系统对光进行准直。两球的通光孔径约为 15mm。另外为了避免漫透射信号的影响，探测器 3 应该远离透射球。

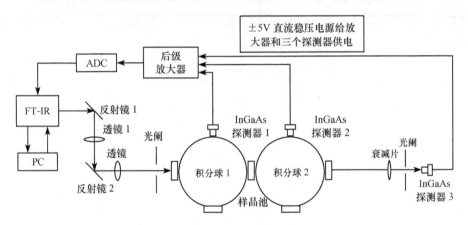

图 4.20　基于傅里叶红外变换光谱仪的双积分球测量系统

在积分球测量系统工作时样品厚度的选择、光束平行度的保证，以及样品的镜面反射等因素的消除都是在测量的过程需要考虑的问题。另外，虽然双积分球可以同时实现准直透射、漫透射、漫反射的测量，从而克服单积分球系统所带来的非同时性和机械切换误差，但是，双积分球的使用也有其他一些问题，例如反射球和透射球之间的串音（cross talk）现象。在双积分球系统中，样品被放置在两个积分球之间，漫反射光可能被反射球的内表面反射进入漫透射球，同样漫透射光也可能被透射球的内表面反射进入反射球，这种两个积分球之间的串音使得利用双积分球系统测量得到的生物组织的漫反射率和漫透射率都比实际值要偏高一些。

在这一节中我们只简要地介绍了吸收系数和散射系数的直接测量方法。实际上由于生物组织体的特殊性，上述的光学参数直接测量方法并不适用于活体（在

体）的光学参数的测量，因此光学参数的间接测量方法或在体测量方法才是理想的方法。目前所发展的光学参数的间接测量方法基本上是通过测量由组织体出射的漫射光，然后根据相应的光学参数重建算法得到在体的光学参数，这一部分内容请参见第五章。

参 考 文 献

[1] 石顺详，过巳吉. 光电子技术及其应用. 成都：电子科技大学出版社，1994

[2] 马声全，陈贻汉. 光电子理论与技术. 北京：电子工业出版社，2005

[3] 李民赞. 光谱分析技术及其应用. 北京：科学出版社，2006

[4] 谢树森，雷仕湛. 光子技术. 北京：科学出版社，2004

[5] 刘颂豪. 光子学技术与应用. 广东：广东科学技术出版社，2006

[6] 张镇西. 光与生物组织体的相互作用——原理与应用. 西安：西安交通大学出版社，2006

[7] 凯斯 R J. 光探测器与红外探测器. 北京：科学出版社，1984

[8] 雅里夫. 光电子学导论. 北京：科学出版社，1983

[9] Kume H, et al. Photomultiplier Tube. Tokyo：Hamamatsu Photonics K. K.，1994

[10] Becker W. Advanced Time-Correlated Single Photon Counting Techniques. Berlin：Springer，2005

[11] 高晋占. 微弱信号检测. 北京：清华大学出版社，2004

[12] 雷玉堂，王庆有，何加铭，等. 光电检测技术. 北京：中国计量出版社，1997

[13] Becker W. 高级时间相关单光子计数技术. 屈军乐译. 北京：科学出版社，2009

[14] Tuan Vo-Dinh. Biomedical Photonics Handbook. New York：CRC Press，2003

[15] 罗庆尧，邓焱倬，蔡汝秀，等. 分光光度分析. 北京：科学出版社，1992

[16] 严衍禄. 近红外光谱分析基础与应用. 北京：中国轻工业出版社，2005

[17] Pickering J W, Prahl S A, van Wieringen N. Double-integrating-sphere system for measuring the optical properties of tissue. Appl. Opt.，1993，32（3）：399～410

[18] Pickering J W, Moes C J M, Sterenborg H J C M. Two integrating spheres with an intervening scattering sample. J. Opt. Soc. Am（A），1992，9（4）：621～631

[19] Prahl S S, van Gemert M J C, Welch A J. Determining the optical properties of turbid media by using the adding doubling method. Appl. Opt.，1993，32（4）：559～568

[20] 朱丹，骆清铭，曾绍群，等. 用于组织光学特性参量测量的改进型双积分球系统. 光子学报，2001，30（10）：1175～1181

第五章　参数提取的定量数学方法

光子生物医学诊断技术粗略地分为谱诊断和光学成像诊断。谱诊断（spectroscopy）一般指为得到组织体在某些感兴趣波段的整个谱所进行的单点测量，而光学成像诊断旨在记录被测目标在某个光波长下的二维甚至三维图像。

本章我们首先介绍光谱测量中的参数提取定量方法，然后介绍生物医学光学图像重建的基本方法。

与其他常规分析技术不同，光谱分析技术是一种间接测量技术。它是应用化学计量学方法建立校正模型，从而实现对未知样品的定性或者定量分析。

我们在第二章介绍过光谱技术的物理基础是朗伯-比尔定理，但是实际测得的光谱数据不仅包括了被测样品的组成和结构信息，还包括了各种噪声，即测量误差与不同组分之间的干扰等。化学计量学方法通过数学方法对原始光谱进行处理，得到光谱的主成分和得分，并根据一定的规则选取一定数目的主成分重建光谱，能够最大限度地反映被测样品的组成和结构信息，而且有效地抑制噪声，最后再建立重建光谱与参考值之间的校正模型。

以化学计量学方法为基础的模型分析分为数据的校正过程和数据的预测过程，如图 5.1 所示。模型的校正过程主要是获得校正模型的回归系数、均值、方差、主成分数等参数。模型的预测过程是对于未知浓度的样品，测量其光谱数据，通过校正模型的相关参数计算该样品的浓度值。具体步骤包括：①设计有代表性的校正集，并测量其光谱；②采用标准方法测定待测成分的浓度（物化性质），将其作为参考值；③根据校正集样品的测量光谱和被测量的参考值，通过化学计量学方法建立校正模型；④测量未知待测样品的近红外光谱，将其代入所

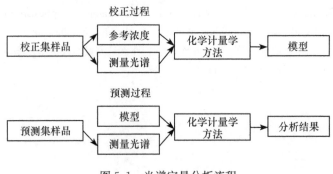

图 5.1　光谱定量分析流程

建立的校正模型，计算得到待测样品的浓度。

5.1　常用的化学计量学方法

从上面的介绍中可以看出，化学计量学方法是光谱分析中的一个重要部分，无论是校正模型的建立还是参数的提取（预测）都是建立在化学计量学方法之上的[1]。常用的化学计量学方法主要包括：多元线性回归（multivariate linear regression，MLR）、主成分分析（principle component analysis，PCA）、主成分回归（principle component regression，PCR）、偏最小二乘回归（partial least square，PLS）、拓扑学和人工神经网络方法等。其中 MLR、PCR 和 PLS 属于线性回归方法，主要用于样品浓度与光谱之间线性关系的关联，而拓扑学和神经网络方法等常用于非线性关系的关联。由于目前分析的样品浓度与光谱基本呈线性关系，因此下面分别介绍常用的 MLR、PCR 和 PLS 方法。

5.1.1　MLR 模型

多元回归模型一般分为两种：一种是经典模型（classical model），适用于白色分析体系；另一种就是逆模型（inverse model），适用于灰色或黑色分析体系，物质的物化性质看作是仪器响应的函数[2]。事实上，大多数实际应用都不能满足经典模型的要求，因此多采用逆模型，而 MLR 就属于逆模型。

遵从化学计量学的一般表述，在下文中，光谱矩阵用 X 表示，样品浓度用 y 或者 Y 表示（y 用于单组分，Y 用于多组分），n 为样品数，p 为波长（变量）数。

多元线性回归的一般表示为

$$y = Xb + e \qquad (5.1)$$

式中，$y = [y_1, y_2, \cdots, y_n]^T$ 为浓度参考值，b 为模型回归系数，$X = [x_1, x_2, \cdots, x_p]$ 为光谱数据，e 为残差。

该模型的解有三种情况：①当 $p > n$，即变量数大于样本数，b 有无穷多个解；②当 $p = n$，如果 X 满秩，b 有唯一解；③当 $p < n$，得不到精确的解。当 X 列满秩时，b 的最小二乘解为

$$b_{LS} = (X^T X)^{-1} X^T y \qquad (5.2)$$

MLR 具有计算简单的优点，但也存在许多缺点，首先要求参加回归的变量数不能超过样本数，其次 MLR 中并没有考虑 X 中的信息是否与真实模型相关。

在实际光谱数据中，所包含的信息是十分复杂的，主要包括三大部分：一部分是那些确实有用的光谱信息，是解释浓度 y 的重要因素；第二部分是可能存在

的重叠信息，会引起多重相关问题；第三部分信息是无关噪声。

所谓多重相关（也称共线性问题）是指光谱强度在某些波长处往往成比例，这样不同波长所反映的信息之间并不是独立的，可能会重复地说明同一特征，或者通过复杂的传递关系而相互联系、相互作用[3]。在式（5.1）中，就表现为 X 矩阵的列不满秩，即 X 中至少有一列可用其他几列的线性组合表示出来。在实际光谱中，多重相关性的存在十分普遍[4]，形成原因主要有两个：一个原因是某些变量的物理含义决定了它们之间的相关性；另一个重要原因是由于实验条件的限制，样本点数量不足所造成的。这种多重相关，常会影响参数估计，扩大模型误差，导致模型的可靠性降低。

所谓无关噪声是指在诸多被选取的波长中夹杂着对浓度 y 的变化完全没有解释意义的信息，这种无关信息的存在必然给建模带来负面影响。由于光谱在波长之间存在极其复杂的相关关系，因此很难清晰识别和准确筛选，如果使用的变量包含了过多噪声，容易导致模型的过拟合。这些都限制了 MLR 不能使用太多的变量参与回归，样本数也不宜太多，一般认为，样本数应该在变量数的两倍以上。为了限制参与回归的变量数目，MLR 的一个重要任务就是选择参加回归的变量，例如逐步多元线性回归就是为解决这个问题而发展的方法。

但对于实际问题来说，一张光谱包含的波长一般都在 2000 以上甚至更多，其筛选工作量非常大，并且要建立一个可靠的 MLR 模型也需要大量的样本，收集样品和测量数据的工作也是非常艰巨的。因此，在大多数的情况下，已经很少直接使用 MLR 模型，PCR 和 PLS 模型的应用更为广泛。

5.1.2　PCR 模型

PCR 不是直接考虑 y 和 X 的线性回归，而是对光谱 X 中的信息重新进行综合，提取若干对系统具有最佳解释能力的成分，从而克服多重相关性造成的信息重叠，有效区分系统信息和噪声，提高模型的准确性[5]。PCR 的核心是主成分分析（PCA）方法。下面首先对 PCA 加以介绍。

在分析数据时，光谱中往往包含很多个测量波长，较多的变量能携带更多的信息，但同时也增加了分析问题的复杂性。如何抓住系统的主要特征，用较少的指标代替原来较多的变量，又能综合反映原系统的信息，PCA 提供了有效的手段[6]。PCA 对原变量进行变换，使数目较少的新变量成为原变量的线性组合，而且新变量应最大限度地表征原变量的数据结构特征。

不失一般性，首先对数据进行标准化

$$\widetilde{x}_{ij} = \frac{x_{ij} - \bar{x}_j}{s_j}, \qquad i = 1, 2, \cdots, n, \quad j = 1, 2, \cdots, p \tag{5.3}$$

式中，$\bar{x}_j$ 是 x_j 的样本均值；s_j 为 x_j 样本标准差。标准化处理的目的是使样本点集合的重心和坐标原点重合，消除由量纲不同所引起的虚假变异信息，使分析更加合理。为简单起见，仍记标准化处理后的矩阵为 $\boldsymbol{X}$。

将新变量 F_1 表示为光谱 $\boldsymbol{X}$ 的线性组合，即 $F_1 = \boldsymbol{X}\boldsymbol{v}_1$，其中 $\|\boldsymbol{v}_1\| = 1$。F_1 的方差为

$$\mathrm{Var}(F_1) = \frac{1}{n}\|F_1\|^2 = \boldsymbol{v}_1^{\mathrm{T}}\boldsymbol{C}_X\boldsymbol{v}_1 \tag{5.4}$$

式中，$\boldsymbol{C}_X = \frac{1}{n}\boldsymbol{X}^{\mathrm{T}}\boldsymbol{X}$ 为 $\boldsymbol{X}$ 的协方差矩阵。要使 F_1 携带最多的信息，就是要使其方差取得最大值

$$\mathrm{maxVar}(F_1) = \max(\boldsymbol{v}_1^{\mathrm{T}}\boldsymbol{C}_X\boldsymbol{v}_1) \tag{5.5}$$

求解有 $\boldsymbol{C}_X\boldsymbol{v}_1 = \lambda_1\boldsymbol{v}_1$，即 $\boldsymbol{v}_1$ 是 $\boldsymbol{C}_X$ 的一个特征向量，对应特征值为 λ_1，即

$$\mathrm{Var}(F_1) = \frac{1}{n}\|F_1\|^2 = \boldsymbol{v}_1^{\mathrm{T}}\boldsymbol{C}_X\boldsymbol{v}_1 = \boldsymbol{v}_1^{\mathrm{T}}(\lambda_1\boldsymbol{v}_1) = \lambda_1\boldsymbol{v}_1^{\mathrm{T}}\boldsymbol{v}_1 = \lambda_1 \tag{5.6}$$

所以，λ_1 应该取到最大值，$F_1 = \boldsymbol{X}\boldsymbol{v}_1$ 为第一主成分。以此类推，有 $\mathrm{Var}(F_1) \geqslant \mathrm{Var}(F_2) \geqslant \cdots \geqslant \mathrm{Var}(F_f)$，即 F_1 携带的信息量最大，F_2 次之。任意主成分 F_h 都是原变量 x_1，x_2，$\cdots$，x_p 的线性组合，并且主成分之间是互不相关的，即

$$\mathrm{Cov}(F_h, F_l) = 0, \quad \forall l \neq h \tag{5.7}$$

PCA 进行成分提取的原则是使数据信息的损失尽可能小，而所谓数据信息，主要反映在数据方差上，方差越大，数据所含的信息就越多。一般采用累计贡献率来近似定义主成分分解的质量，即

$$Q_f(\%) = \sum_{i=1}^{f}\lambda_i \Big/ \sum_{i=1}^{p}\lambda_i \tag{5.8}$$

一般 Q_f 应高于 80%。所以 PCA 所得到的新数据系统将携带尽可能多的原始数据变异信息，并且对样本点间的相似性改变最小，对原变量系统有最佳的综合能力[7]。

利用 PCA 结合 MLR 的建模方法称为 PCR，因此 PCR 也属于逆模型，其过程为：

首先对光谱 $\boldsymbol{X}$ 进行主成分分解，得到载荷矩阵和得分矩阵

$$\boldsymbol{T} = \boldsymbol{X}\boldsymbol{P} \tag{5.9}$$

式中，$\boldsymbol{T}$ 为光谱 $\boldsymbol{X}$ 的得分，其列变量之间正交；$\boldsymbol{P}$ 为主成分的载荷，由 $\boldsymbol{C}_x$ 前 f 个特征向量构成（f 为主成分数）。此时参考浓度 $\boldsymbol{y}$ 并没有起作用。PCR 在 PCA 的基础上，将浓度 $\boldsymbol{y}$ 和 $\boldsymbol{X}$ 的得分 $\boldsymbol{T}$ 进行回归 $\boldsymbol{y} = \boldsymbol{T}\boldsymbol{B} + \boldsymbol{E}$，回归系数的最小二乘解为 $\boldsymbol{B} = (\boldsymbol{T}^{\mathrm{T}}\boldsymbol{T})^{-1}\boldsymbol{T}^{\mathrm{T}}\boldsymbol{y}$，其中 $\boldsymbol{E}$ 为残差。

通过上面的介绍可以看到，PCR 通过对参与回归的主成分的合理选择，去掉了大部分的噪声。由于 T 的各列互相正交，虽然在一定程度上解决了多元线性回归中的共线性问题，但由于某些主成分和浓度 y 之间不一定有相关关系，因此回归结果也不一定合理。

5.1.3　PLS 模型

在 PCR 中，只对光谱矩阵进行分解，消除了 X 中无用的信息，但实际上浓度 y 中同样包含了无用信息，也应通过矩阵分解进行消除。PLS 中，光谱和浓度的分解同时进行，并将浓度信息引入到光谱数据分解过程中，在每计算一个新主成分之前，交换光谱与浓度的得分，从而使光谱主成分直接与被分析组分浓度关联。

PLS 又分为 PLS1 和 PLS2。PLS2 中光谱分解只给出一个得分 T 和一个载荷 P，显然，T 和 P 对个别组分并不是最优化的；在 PLS1 中，T 和 P 对单一组分进行优化，即不同的组分，其 T 和 P 也不同。当校正集中不同组分的浓度变化相差很大时，用 PLS1 得到的预测结果普遍优于 PLS2，下面对其简单加以介绍。

PLS1 分别在 X 和 y 中提取成分 t_1 和 u_1（即 t_1 是 x_1，x_2，…，x_p 的线性组合，u_1 是 y 的线性组合），这两个成分要满足以下两个要求：

1）t_1 和 u_1 分别代表 X 和 y 中的数据变异信息，即 $\mathrm{Var}(t_1) \to \max$ 且 $\mathrm{Var}(u_1) \to \max$。

2）t_1 对 u_1 要有最大的解释能力，因此 t_1 与 u_1 的相关应达到最大值，即 $\mathrm{corr}(t_1, u_1) \to \max$。

因此，综合的要求就是 t_1 与 u_1 的协方差要达到最大

$$\mathrm{Cov}(t_1, u_1) = \sqrt{\mathrm{Var}(t_1)\mathrm{Var}(u_1)}\,\mathrm{Corr}(t_1, u_1) \to \max \tag{5.10}$$

一般采用标准的 PLS NIPALS（nonlinear iterative partial least squares）算法提取 PLS 成分。

使用 PCR 和 PLS 方法建立校正模型，最困难的问题之一就是如何确定最佳主成分数目[8]。如果使用的主成分数过少，就不能充分反映被测组分浓度变化产生的光谱变化，模型预测准确度就会降低，这种情况称为不充分拟合（underfitting）。如果使用过多的主成分建模，就会引入一些代表噪声干扰的主成分，使模型的预测能力下降，这种情况称为过拟合（overfitting）。因此，合理确定模型的主成分数是充分利用光谱信息和滤除噪声的有效方法。

到目前为止，化学计量学的研究人员已经提出了许多的标准来帮助确定最佳主成分数[9]，如特征值、预测残差平方和（prediction residual error sum of square，PRESS）、因子指示函数方法等，其中最常用是 PRESS 方法的模型为

$$\text{PRESS} = \sum_{i=1}^{n} \sum_{j=1}^{f} (y_{p,ij} - y_{ij})^2 \tag{5.11}$$

式中，f 表示建立模型使用主成分数；$y_{p,ij}$ 表示浓度的预测值；y_{ij} 表示浓度参考值。PRESS 值越小，说明模型的预测能力越好。根据 PRESS 值判断主成分数的方法有自预测（self prediction）、交互验证（cross-validation）、杠杆点预测（leverage prediction）、验证集预测（validation set prediction）方法等。

　　基于潜变量的 PCR 与 PLS 都采用成分提取的方法作为建模策略，但 PCR 在对 X 中的信息做综合提取时，只注重尽可能多地概括 X 的信息，而完全没有考虑对浓度 y 的解释性。这样提取得到的综合信息往往鱼目混珠，涵括了许多无用的噪声，因此，对 y 来说并不是最好的解释变量。而 PLS 虽然也是采用成分提取的方式建模，但思路有了很大的改变。它在对 X 进行信息综合时，不但考虑了最好地概括 X 的信息，而且所提取的成分对 y 有最强的解释性。经过这样的信息筛选，对 y 没有解释作用的噪声就自然被排除，同时克服了多重相关性对模型的影响。因此，与 MLR、PCR 相比，PLS 更具有先进性，其计算结果更为可靠，模型对于实际光谱的可解释性也更强。

5.1.4　校正模型的验证

　　在许多的研究领域，如在定量构效关系（quantitative structure-activity relationships，QSAR）领域和近红外光谱分析领域，有越来越多的信息可以利用，因此需要更强的统计方法对这些信息进行综合和提取，并建立数据与特征信息之间的相关关系，而模型的有效性是保证这些相关关系正确的前提[10]。

　　从统计学的角度来看，模型效果的显著性检验一般是考察所建立的回归曲线与数据趋势的拟合程度。最理想的情况是所有的数据都分布在回归线上，但一般情况下，总有一些残差存在，一般用回归平方和（explained sum of squares，ESS）、残差平方和（residual sum of squares，RSS）等来描述。回归模型的效果通常用标准偏差（standard deviation，SD）、决定系数（determination coefficient）、相关系数、模型预测误差等描述[11]。

　　回归平方和表示当自变量变化时，根据回归方程线性变化而引起 y 的预测值对 y 的平均值的偏差平方和，这一部分是可以由光谱数据 X 解释，其计算公式为

$$\text{ESS} = \sum_{i=1}^{n} (\hat{y}_i - \bar{y}_i)^2 \tag{5.12}$$

　　残差平方和表示根据回归方程预测的 y 值与回归曲线之间的偏差平方和，这一部分方差是随机因素导致的，其计算公式为

$$\text{RSS} = \sum_{i=1}^{n} (y_i - \hat{y}_i)^2 \tag{5.13}$$

模型的标准偏差的定义为

$$SD = \sqrt{\frac{RSS}{n-p-1}} \qquad (5.14)$$

模型的决定系数（也称为复测定系数）表示可解释的方差（或变异）占总方差的比例，其定义为

$$R^2 = \frac{ESS}{ESS+RSS} \qquad (5.15)$$

从另一个角度看，R 又是预测值 $\hat{y}_i$ 与真实值 y_i 的相关系数，即

$$R = \sqrt{\frac{\sum (\hat{y}_i - y_i)^2}{\sum (\bar{y}_i - y_i)^2}} \qquad (5.16)$$

模型预测的均方根误差（root mean standard error of prediction，RMSEP）为

$$RMSEP = \sqrt{\frac{\sum (\hat{y}_i - y_i)^2}{n-1}} \qquad (5.17)$$

式中，y_i 为参考值；$\hat{y}_i$ 为模型的预测结果；$\bar{y}_i$ 为 $\hat{y}_i$ 的均值。

尽管已经有很多参数对模型的效果进行评价，但多变量模型不同于单变量模型，其解释非常困难，尤其是进行了成分提取和信息综合的 PCR 和 PLS 模型。对于怎样的模型才是不可接受的一直没有很严格的标准，从目前的文献来看，也有一些法则指导如何判断模型的有效性，如 F 检验（F-ratio）、QUIK（Q under influence of K）法则和渐近 Q^2 法则[12]。

在多变量线性回归分析中，对模型的线性显著性进行检验的方法是 F 检验，其目的是检验 y 是否与光谱矩阵 X 之间存在线性关系。检验统计量定义为

$$F = \frac{ESS/p}{RSS/(n-p-1)} \sim F(p, n-p-1) \qquad (5.18)$$

在给定的显著性水平 α 下，若 $F \leqslant F_a(p, n-p-1)$，则 y 与光谱矩阵 X 之间无显著的线性相关关系。

QUIK 法则提出于 1998 年，它通过判断预测模型的高度共线性导致的偶然相关来拒绝模型[13]。该法则的判断基础为多变量相关因子 K

$$K = \sum_j \left| (\lambda_j / \sum_j \lambda_j) - (1/p) \right| 2(p-1)p \qquad (5.19)$$

式中，λ 为光谱矩阵 $X(n, p)$ 的相关矩阵的特征值。QUIK 法则认为光谱数据 X 和浓度向量 Y 的总相关 K_{XY} 总是大于光谱矩阵 X 的相关 K_X。如果 $K_{XY} - K_X < \delta K$（δK 为判定阈值，一般 $0.01 \sim 0.05$），则模型不可接受。即只有当光谱矩阵和浓度向量 $X+Y$ 的相关 K_{XY} 大于光谱矩阵 X 的相关 K_X 时，模型才是可接受的。该法则可以有效地避免因为存在多重共线性而没有预测能力的模型，但是当光谱数据中的噪声较大时，该判定方法通常会失败。

渐近 Q^2 法则是基于模型的拟合能力和预测能力的比较。一般来说，一个好的模型应该在拟合效果和预测能力上具有很小的差异。如果 R^2 和 Q^2 之间存在显著的差异，则可能是由于过拟合的存在（较高的 R^2）或者是由于存在某些不具有预测能力的样品（较低的 Q^2）。Q^2 的渐近值定义为

$$Q^2_{\mathrm{ASYM}} = 1 - (1 - R^2)\left(\frac{n}{n - p'}\right)^2 \tag{5.20}$$

如果 $Q^2 - Q^2_{\mathrm{ASYM}} < \delta Q$（$\delta Q$ 为判定阈值），则模型的效果不能接受。

5.2　X 射线计算机层析成像技术基本原理

当 X 射线通过某种物质时，部分光子被吸收，光强度的衰减规律同样遵守朗伯-比尔定理。当 X 射线穿过一组具有不同衰减系数的物质时，出射射线的强度可表示为

$$I_{\mathrm{o}} = I_{\mathrm{i}}\exp\left(-\sum_{j=1}^{N}\mu_j d_j\right) \tag{5.21}$$

式中，d_j 为射线在具有吸收系数为 μ_j 的物质中的传播距离。式（5.21）表明，X 射线穿过不均匀物质时，衰减率为其传播途径中物质吸收系数的累加，也就是出射强度仅反映了传播路径衰减的综合效果，因此在 X 射线透视成像中，被成像物空间各点的吸收特性沿辐射方向投影叠加成二维图像，从而造成信息严重损失。在脑部成像时，由于脑组织被高吸收的头盖骨包围，用常规的透视成像是无法实现的。而 X 射线计算机层析成像技术（X-ray computerized tomography，X-CT）能够克服组织结构的重叠问题，得到反映人体组织结构分布的图像。

虽然数学家 Radon 早在 1917 年和 1919 年就分别提出了 Radon 变换和 Radon 反变换，预言了 CT 技术的可能性，然而由于受到计算计技术水平等的限制，X-CT 的真正临床应用直到 20 世纪才凸现出来。20 世纪 50 年代初期，美国神经外科医生 Oldendorf 发表了第一篇真正意义上的 CT 论文，从此为 X-CT 的应用开创了新时代[14]。

X-CT 系统的设计思想如图 5.2 所示：采用窄束准直光或扇形光扫描成像物的特定平面，其透射量由位于同一平面的随动检测器接收，由此获得成像物不同角度或位置的辐射投影，最后通过特定的算法可获得被成像物不同层面的图像。

一般地讲，图像重建算法大体分为两大类：一类是对 Radon 变换进行反变换求解，也称解析解法；另一类是将投影区域离散化并采用一系列迭代优化过程求解，也称为迭代重建法。X-CT 中普遍采用第一类算法及其变种，而第二类算法被广泛地应用在单光子发射计算机化断层显像（single photon emission computerized tomography，SPECT）以及后面将要介绍的扩散光学成像方法上。

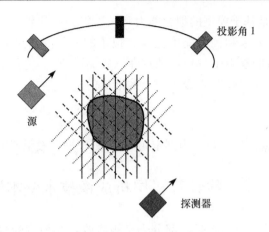

图 5.2　X-CT 投影示意图

由投影重建图像的基本思想如图 5.3 所示。

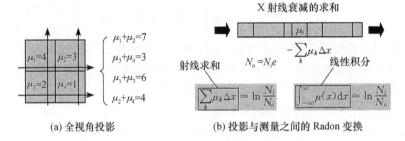

(a) 全视角投影　　　　　　(b) 投影与测量之间的 Radon 变换

图 5.3　由投影重建图像的基本思想示意

如图 5.3（a）所示，假设被成像体可认为四个均匀的区域，第 i 段的吸收率为 μ_i，则经过两次投影之后，根据式（5.21），我们可以得到四个方程，很显然可以通过这些投影计算得到 μ_i。若组织体各个小区域不均匀，如图 5.3（b），则通过路径后的衰减可以用线积分或称为射线投影来表示

$$\int_L \mu \mathrm{d}x = \ln \frac{I_\mathrm{i}}{I_\mathrm{o}} \tag{5.22}$$

显然测得多个投影下的 I_i 和 I_o 就可以求出吸收率的分布，这就是从投影重建图像的基本思想。

从投影重建图像的算法有很多，这里简单介绍滤波反投影算法的基本思想。滤波反投影算法的核心是中心切片定理（central slice theorem）或称投影定理，它把投影图像和原始图像用傅里叶变换的方法建立了非常直观的联系，是无衍射源情况下图像重建算法的基础。

中心切片定理的内容是某一图像 $f(x, y)$ 在视角 ϕ 时投影 $p_\phi(x_r)$ 的一维傅里叶变换给出 $f(x, y)$ 的二维傅里叶变换 $F(\omega_1, \omega_2) = \hat{F}(\rho, \phi)$ 的一个切片，

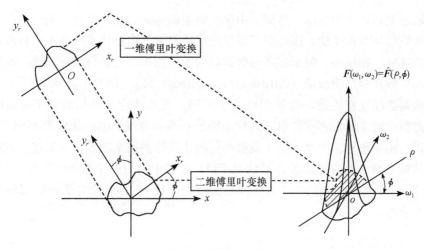

图 5.4　投影定理原理

切片与横轴 ω_1 的夹角为 ϕ，且通过坐标原点，如图 5.4 所示。

根据中心切片定理，投影图像重建算法应包括以下步骤：

1）取被成像物体在一组（足够量）角度下的投影量 $p_\phi(x_r)$。

2）对上述投影量求傅里叶变换，并将其合成为频域的二维重建图像 $F(\omega_1，\omega_2)$。

3）执行二维傅里叶反变换获得二维空间图像 $f(x，y)$。

由上述的介绍可以看到，CT 图像给出的实际上是物质对 X 射线的衰减或物质的密度。实际的 CT 图像通常给出的是组织体之间的相对密度差异，而不是组织的绝对密度。组织的密度通常用 CT 数表征，以水的吸收做参考，定义物质的 CT 数为

$$\mathrm{CT} = 1000 \frac{\mu - \mu_{\mathrm{H_2O}}}{\mu_{\mathrm{H_2O}}} \tag{5.23}$$

因此，物质的密度越高，CT 数越大。

5.3　扩散光学层析理论

我们在前面讲到，根据散射理论，可将透过生物组织的光分成三种类型，即弹道光、蛇行光和扩散（漫射）光。一般认为早期到达光由于在组织中近似直线传播，因此携带了较好的空间分辨和对比度的信息，故可以采用适当的空间滤波或时间选通技术将其与扩散光区分开来，并利用已经发展成熟的 X-CT 算法进行图像重建。在光 CT 的研究早期阶段，许多学者致力于发展从厚层组织体的出射

光提取早期到达光的技术。然而，由于生物组织体的高散射特性，能够被散射的光子的数目是非常少的，因此对于厚层组织，提取早期到达光的技术一直没有取得大的进展。相反地，越来越多的研究趋向于利用扩散光进行层析成像，即发展所谓的扩散光学层析成像（diffuse optical tomography，DOT）技术[15~17]。

　　然而必须注意的是，与 X 射线光子不同，可见或近红外扩散光子在组织体传输过程中通常经历多次散射，其行走路径不再是直线，因此无法再利用 X-CT 算法进行图像重建。因此，除了发展高信噪比的检测技术之外，发展建立在组织体光传播模型之上的图像重建算法是 DOT 研究中的另一个重点[18~23]。本节介绍 DOT 的参数提取定量方法或图像反演理论，DOT 的系统实现和应用将在第七章中介绍。

1. 逆问题及定义

　　我们在第三章中介绍过，用于描述光在组织体内传输规律的数学模型的建立被称为正问题（forward problem），其定义为：已知待测组织体表面的光源分布以及体内的光学参数分布，预测待测体表面的被测光流量分布。在第三章中我们介绍过，扩散方程的求解方法主要有解析解和有限元法，其中有限元方法适应于不规则的组织边界和复杂的内部光学参数分布，因此是 DOT 中常采用的正向问题的求解方法。与正问题相对应，DOT 图像重建即为逆问题（inverse problem），其正式定义为：给定组织体表面光源的时-空分布 $q(\boldsymbol{r}_s, t)$ 及与此对应的传输光测量之时-空分布 $\Gamma(\boldsymbol{r}_d, \boldsymbol{r}_s, t)$（$\boldsymbol{r}_d$ 和 $\boldsymbol{r}_s$ 分别为探测点及源点位置），基于特定的光子传输模型 $\boldsymbol{F}$，求解组织体内的光学参数三维分布 $\boldsymbol{p}(\boldsymbol{r}) = [\mu_a(\boldsymbol{r})$，$\mu'_s(\boldsymbol{r})$，$n(\boldsymbol{r})]$。逆问题的数学表示为

$$\boldsymbol{p}(\boldsymbol{r}) = \boldsymbol{F}^{-1}[\Gamma(\boldsymbol{r}_d, \boldsymbol{r}_s, t)] \tag{5.24}$$

这里 $\boldsymbol{F}$ 为正向算子，虽然原理上讲，DOT 的任务是同时重建组织域内所有光学参数的分布，而在应用中则常假定其中一个或两个参数分布（通常是折射率）为已知常数（$n(\boldsymbol{r}) \approx 1.4$）以简化问题的求解，也就是通常只是重建吸收系数和约化散射系数。

　　根据 DOT 的测量原理，对于任何一个波长，用于图像重建的测量值可表示为[24~26]

$$\boldsymbol{\chi}(t) = \begin{bmatrix} \Gamma(\xi_1^{(1)}, \zeta_1, t), \Gamma(\xi_2^{(1)}, \zeta_1, t), \cdots, \Gamma(\xi_D^{(1)}, \zeta_1, t) \\ \Gamma(\xi_1^{(2)}, \zeta_2, t), \Gamma(\xi_2^{(2)}, \zeta_2, t), \cdots, \Gamma(\xi_D^{(2)}, \zeta_2, t) \\ \vdots \qquad\qquad \vdots \qquad\qquad\qquad \vdots \\ \Gamma(\xi_1^{(S)}, \zeta_S, t), \Gamma(\xi_2^{(S)}, \zeta_S, t), \cdots, \Gamma(\xi_D^{(S)}, \zeta_S, t) \end{bmatrix} \tag{5.25}$$

式中，ζ_s（$s = 1, 2, \cdots, S$）为表面有限个不同的激励源位置，$\xi_d^{(s)}$（$d = 1$，

2，…，D）为与源相对应的有限个表面检测点，$\Gamma(\xi_d^{(s)}, \zeta_s, t)$ 代表由时间分辨测量所得之时间扩展曲线，即时间点扩展函数。与此相对应的特征量矩阵 $\boldsymbol{\chi}$ 则可表示为一个 $S \times D$ 矩阵

$$\boldsymbol{\chi} = \begin{bmatrix} \chi_{1,1} & \chi_{1,2} & \cdots & \chi_{1,D} \\ \chi_{2,1} & \chi_{2,2} & \cdots & \chi_{2,D} \\ \vdots & \vdots & & \vdots \\ \chi_{S,1} & \chi_{S,2} & \cdots & \chi_{S,D} \end{bmatrix} \tag{5.26}$$

式中，$\chi_{d,s}$ 为对应于 $\Gamma(\xi_d^{(s)}, \zeta_s, t)$ 的某个特征量。考虑到实际测量过程中不可避免的实验数值及系统误差影响，$\boldsymbol{\chi}$ 通常被视为均值符合光子传输模型、具有特定分布的随机量，一个普遍采用的假设即每一数据点被具有正态分布的独立随机噪声所干扰，即

$$p(\boldsymbol{m}/\boldsymbol{p}) = \frac{1}{2\pi^{n/2} |\boldsymbol{C}|^{1/2}} e^{-\frac{1}{2}[\boldsymbol{m}-\boldsymbol{F}(\boldsymbol{p})]^{\mathrm{T}}\boldsymbol{C}^{-1}[\boldsymbol{m}-\boldsymbol{F}(\boldsymbol{p})]} \tag{5.27}$$

式中，$\boldsymbol{m}$ 为 $\boldsymbol{\chi}$ 中所有元素构成的长度为 $S \times D$ 的列向量；$\boldsymbol{C}$ 为 $\boldsymbol{m}$ 的协方差矩阵。根据以上独立分布假设，$\boldsymbol{C}$ 为一对角矩阵。由最大似然估计准则，上述图像重建问题可转换为最小加权二乘优化问题[27~31]，即

$$\min_{\boldsymbol{p}} \boldsymbol{\Psi}(\boldsymbol{p}) = [\boldsymbol{m}-\boldsymbol{F}(\boldsymbol{p})]^{\mathrm{T}}\boldsymbol{C}^{-1}[\boldsymbol{m}-\boldsymbol{F}(\boldsymbol{p})] \tag{5.28}$$

通常噪声的测量和估计是一个相当繁琐和困难的任务，若不考虑随机噪声效应，则图像重建应由非线性最小二乘优化问题表示为

$$\min_{\boldsymbol{p}} \boldsymbol{\Psi}(\tilde{\boldsymbol{p}}) = [\boldsymbol{m}-\boldsymbol{F}(\tilde{\boldsymbol{p}})]^{\mathrm{T}}[\boldsymbol{m}-\boldsymbol{F}(\tilde{\boldsymbol{p}})] \tag{5.29}$$

该优化问题的求解原则上包括基于正向模型一阶导数的直接非线性优化法和线性迭代法两类，下面介绍基于正向模型线性化的光 CT 图像重建技术：Newton-Raphson 法。

2. Newton-Raphson 法

该方法最早由 Arridge 等采用。对于一个给定的光学参数的估计值 $\boldsymbol{p}_0$（此处代表吸收系数 μ_a 和扩散系数 κ）和正向算子 $\boldsymbol{F}(\boldsymbol{p})$，如果 $\boldsymbol{p}_0$ 和真值 $\boldsymbol{p}$ 相近，则可将正向算子用一阶泰勒（Taylor）级数展开为

$$\boldsymbol{F}(\boldsymbol{p}) = \boldsymbol{F}(\boldsymbol{p}_0 + \delta\boldsymbol{p}) = \boldsymbol{F}(\boldsymbol{p}_0) + \frac{\partial \boldsymbol{F}}{\partial \boldsymbol{p}}\bigg|_{\boldsymbol{p}_0} \delta\boldsymbol{p} + \frac{1}{2!}\frac{\partial^2 \boldsymbol{F}}{\partial \boldsymbol{p}^2}\bigg|_{\boldsymbol{p}_0} \delta\boldsymbol{p}^2 + \cdots \tag{5.30}$$

$\delta\boldsymbol{p} = [\delta\mu_a, \delta\kappa]^{\mathrm{T}}$ 称为光学参数的微扰动。忽略二阶扰动项之后的项，得到

$$\boldsymbol{F}(\boldsymbol{p}) = \boldsymbol{F}(\boldsymbol{p}_0 + \delta\boldsymbol{p}) = \boldsymbol{F}(\boldsymbol{p}_0) + \boldsymbol{J}(\boldsymbol{p}_0)\delta\boldsymbol{p} \tag{5.31}$$

上述过程被称为线性化，其中 Frechét 导数

$$J(p_0) = \frac{\partial F(p)}{\partial p}\bigg|_{p_0} = [J_{\mu_a}(p_0), J_\kappa(p_0)] \tag{5.32}$$

称为光子测量密度函数（photon measurement density function，PMDF），它唯象地反映了光子经过微扰区域的概率密度。

为了得到离散的形式，把光学参数离散到 N 个有限元的每一个节点上，即

$$\begin{cases} \boldsymbol{\mu}_a(r) = \boldsymbol{\mu}_a^T u(r) \\ \boldsymbol{\kappa}(r) = k^T u(r) \end{cases} \tag{5.33}$$

式中，$\boldsymbol{\mu}_a = [\mu_{a1}, \mu_{a2}, \cdots, \mu_{aN}]^T$ 和 $k = [k_1, k_2, \cdots, k_N]^T$；$u(r) = [u_1(r),$ $u_2(r), \cdots, u_N(r)]$ 为形状函数矢量。此时光子测量密度函数退化为雅可比矩阵（Jacobin matrix），也称权重矩阵[32~36]，即

$$J(p) = \begin{bmatrix} \dfrac{\partial F(\xi_1^{(1)}, \zeta_1, t)}{\partial\mu_{a1}}, \cdots, \dfrac{\partial F(\xi_1^{(1)}, \zeta_1, t)}{\partial\mu_{aN}}, \dfrac{\partial F(\xi_1^{(1)}, \zeta_1, t)}{\partial k_1}, \cdots, \dfrac{\partial F(\xi_1^{(1)}, \zeta_1, t)}{\partial k_N} \\ \vdots \qquad\qquad \vdots \qquad\qquad \vdots \\ \dfrac{\partial F(\xi_d^{(s)}, \zeta_s, t)}{\partial\mu_{a1}}, \cdots, \dfrac{\partial F(\xi_d^{(s)}, \zeta_s, t)}{\partial\mu_{aN}}, \dfrac{\partial F(\xi_d^{(s)}, \zeta_s, t)}{\partial k_1}, \cdots, \dfrac{\partial F(\xi_d^{(s)}, \zeta_s, t)}{\partial k_N} \\ \vdots \qquad\qquad \vdots \qquad\qquad \vdots \\ \dfrac{\partial F(\xi_D^{(S)}, \zeta_S, t)}{\partial\mu_{a1}}, \cdots, \dfrac{\partial F(\xi_D^{(S)}, \zeta_S, t)}{\partial\mu_{aN}}, \dfrac{\partial F(\xi_D^{(S)}, \zeta_S, t)}{\partial k_1}, \cdots, \dfrac{\partial F(\xi_D^{(S)}, \zeta_S, t)}{\partial k_N} \end{bmatrix}$$

$$\tag{5.34}$$

式中，$p = [\mu_{a1}, \mu_{a2}, \cdots, \mu_{aN}, k_1, k_2, \cdots, k_N]^T$ 和 δp 分别代表在有限元网格所有节点上光学参数及其扰动值。

然而，正如式（5.30）和式（5.31）所假设的那样，初始光学参数的估计值 p_0 必须接近于目标值 p，也就是说，求解式（5.31）直接进行图像重建需要比较准确地知道目标光学参数值，且目标光学参数无剧烈的空间变化，否则将有可能带来重建结果的很大误差。而对于实际的 DOT 过程而言，上述条件通常很难达到，加之被测光通量与光学参数呈复杂的非线性关系，因此现在图像重建广泛采用非线性方法，即采用权值更新的迭代策略使光学参数由相对粗略的初始估计逐步逼近真值。

根据式（5.31），对第 i 步迭代，更新过程可写为[37~44]

$$\begin{cases} m - F(p_i) = J(p_i)\delta p_i \\ p_{i+1} = p_i + \delta p_i \end{cases} \tag{5.35}$$

因此，图像重建最后归结为：对于一个已知的 p_i 计算雅可比矩阵，然后线性求逆决定 δp_i，最后更新光学参数值再次迭代，直至满足要求。图 5.5 给出了 Newton-Raphson 框架的图像重建算法流程图。

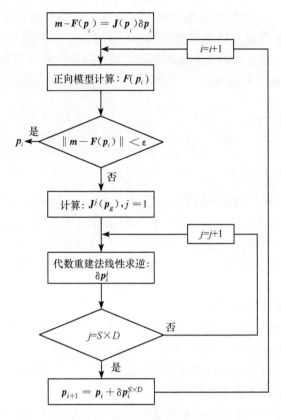

图 5.5 图像重建算法流程图

重建程序的外层迭代要不断地向减小误差的方向搜索，直到结果没有明显改进为止。误差定义为

$$\varepsilon(i) = \sum_{s=1}^{S} \sum_{d=1}^{D} \left[\frac{\chi_{s,d} - F_{s,d}(\boldsymbol{p}_i)}{\chi_{s,d}} \right]^2 \tag{5.36}$$

同样在非线性迭代法中，初始光学参数 $\boldsymbol{p}_0$ 也应尽可能靠近目标，否则，可能造成算法不收敛而产生错误的结果。

难点一，微扰 δp 的计算。

一般情况下，上述的离散过程导致了测量数据数远远小于待求的节点光学参数的数目（称为欠定的，underdetermined）并且方程的解很容易受噪声干扰（称为病态的，ill-posed），因此很难用直接的矩阵求逆的方法得到 δp。在此情形下，只能通过对原问题的求解过程作某种约束以求获得原问题的稳定的、合理的近似解，称为正规化（regularization）过程。正规化方法主要有截断 SVD 法、Tikhonov-Mill 法、迭代正规法（Landweber 法）、代数重建技术（algebraic reconstruction technique，ART）等。

ART 是广泛应用于医学成像领域的一种基于矩阵行的迭代重建技术，它源自于求解具有可逆系统方阵的代数方程系统的 Kaczmarz 法，由 Gordon 首次引入医学成像领域。该算法的基本原理是每次求解由原代数方程系数矩阵一行所构成的代数方程的最小范数-最小二乘解（least-squares minimum norm，LSMN）即

$$\begin{cases} \delta \boldsymbol{p}_i^j = \delta \boldsymbol{p}_i^{j-1} + \beta \dfrac{\left[b^j - \boldsymbol{J}^j(\boldsymbol{p}_i) \cdot \delta \boldsymbol{p}_i^{j-1} \right]}{\parallel \boldsymbol{J}^j(\boldsymbol{p}_g) \parallel^2} \left[\boldsymbol{J}^j(\boldsymbol{p}_i) \right]^{\mathrm{T}} \\ \delta \boldsymbol{p}_i^0 = 0, \quad j = 1, 2, \cdots, S \times D \end{cases} \tag{5.37}$$

式中，b^j 是 $\boldsymbol{\chi} - \boldsymbol{F}(\boldsymbol{p}_i)$ 列矢量的第 j 个元素，$\boldsymbol{J}^j(\boldsymbol{p}_i)$ 是 $\boldsymbol{J}(\boldsymbol{p}_i)$ 矩阵的第 j 行；β 称为松弛因子（relaxation parameter），其取值范围为 $[0, 2]$，这将使解收敛于由代数方程每一行所决定之超平面交集上与初始值最近的一点。在实际中 β 的取值取决于测量信号的信噪比，当 β 取 $0.1 \sim 0.3$ 时，重建结果比较稳定但收敛速度慢。

难点二，雅可比矩阵的计算。

尽管雅可比矩阵可以直接根据其定义式（5.34）计算，但需要 $S \times (1 + 2D)$ 次正向模型求解及 $S \times (1 + 2D)$ 次矩阵相乘，求解效率很低。为此，实际中有必要引入各种隐式计算方法以提高重建速度。关于这方面的具体内容，有兴趣的读者可参阅本章的相关参考文献。

我们在第三章已讨论过，求解时变的扩散方程可以得到整个光通量的时间点扩展函数，即所谓的全时间分辨数据。尽管使用全时间分辨数据可以最大限度地挖掘时间分辨 DOT 的潜力，却不可避免地带来计算量上的巨大负担，特别是对三维成像问题。因此在实际应用中，一般均采用一个或几个数据类型（datatype）来表征时间扩展函数及简化重建过程。可用来表征时间扩展函数的理想的数据类型应包括如下特点：

1）可以从稳态扩散方程直接计算出来，而不需要通过求解时间扩展函数间接获得。

2）能可靠地由测量数据中抽取，具有优良的噪声鲁棒性。

3）应该对目标内吸收系数及散射系数的变化具有有效的敏感性。

4）全套数据类型应是数学上完备的，能够充分和唯一地表征所测之时间扩展函数。

5）最好是与强度无关的相对数据类型，这样可免除系统标定过程。

一些具有全部和部分上述特征的数据类型就是如我们在第三章中所提到的基于梅林变换特征量如强度 E，平均飞行时间（mean time of flight，TOF）$\langle t \rangle$ 及方差（variance about TOF）c_2 等。

我们下面将证明，上述数据类型可以方便地利用稳态扩散方程进行计算。首先定义辐射通量的 n 阶梅林变换 $\Phi^{(n)}(\boldsymbol{r}, \boldsymbol{r}_s) = \int_0^\infty t^n \Phi(\boldsymbol{r}, \boldsymbol{r}_s, t) \mathrm{d}t$，则可从采用罗宾边界条件的时变扩散方程中得到

$$\begin{cases} (-c \cdot \kappa(\boldsymbol{r}) + \mu_a(\boldsymbol{r})c)\Phi^{(0)}(\boldsymbol{r}, \boldsymbol{r}_s) = q(\boldsymbol{r}) \\ (-c \cdot \kappa(\boldsymbol{r}) + \mu_a(\boldsymbol{r})c)\Phi^{(n)}(\boldsymbol{r}, \boldsymbol{r}_s) = n\Phi^{(n-1)}(\boldsymbol{r}, \boldsymbol{r}_s), \quad n \geqslant 1 \\ \Phi^{(n)}(\boldsymbol{r}, \boldsymbol{r}_s) + 2\kappa(\boldsymbol{r})\alpha\boldsymbol{e}_n \cdot \Phi^{(n)}(\boldsymbol{r}, \boldsymbol{r}_s)|_{r \in \partial\Omega} = 0 \end{cases} \quad (5.38)$$

边界逸出光流的 n 阶梅林变换为

$$\Gamma^{(n)}(\xi_d, \zeta_s) = \frac{c}{2\alpha}\Phi^{(n)}(\xi_d, \zeta_s) \quad (5.39)$$

从式（5.38）和式（5.39）可以看出，$\Phi^{(n)}(\boldsymbol{r}, \boldsymbol{r}_s)$ 和 $\Gamma^{(n)}(\xi_d^{(s)}, \zeta_s)$ 利用有限元法求解式（5.38）得到。令 $\Phi(\boldsymbol{r}, \boldsymbol{r}_s, t) = \boldsymbol{h}(t)^{\mathrm{T}}\boldsymbol{u}(\boldsymbol{r})$ 和 $\boldsymbol{h}^{(n)} = \int_0^{+\infty} t^n \boldsymbol{h}(t)\mathrm{d}t$，则式（5.38）演变为

$$\begin{cases} (\boldsymbol{A} + \boldsymbol{B})\boldsymbol{h}^{(n)} = n\boldsymbol{C}\boldsymbol{h}^{(n-1)} \\ (\boldsymbol{A} + \boldsymbol{B})\boldsymbol{h}^{(0)} = \boldsymbol{q} \end{cases} \quad (5.40)$$

矩阵 $\boldsymbol{A}$、$\boldsymbol{B}$ 和 $\boldsymbol{C}$ 和第三章论述的时域扩散方程有限元解具有相同的形式，$\boldsymbol{q} = \int_0^{+\infty} \boldsymbol{Q}(t)\mathrm{d}t$。可以看出，式（5.40）在计算 $\boldsymbol{h}^{(n)}$ 时有两个优点：①在时域扩散方程求解中时间差分计算项消失；②辐射通量高阶项的计算可以通过对低阶项递推得到，因此基于梅林变换的数据类型求解可以极大地节省计算时间。

迄今，E、$\langle t \rangle$ 和 c_2 已经被广泛地作为时间分辨 DOT 的特征数据类型，许多学者深入研究这些特征数据类型及其组合对图像重建质量的影响。比较而言，采用 E 等价于稳态测量：对内部光学参数变化具有最大的灵敏度且噪声鲁棒性强，但无法有效分离吸收和散射变化，同时该参数为强度相关量，只可用于光学参数变化量的重建，用于参数绝对量重建则需要进行有效的系统标定；而采用 $\langle t \rangle$ 和 c_2 可有效区分吸收和散射变化，且为相对数据类型，因此可用于吸收和散射参数的同时和绝对重建，但它们对内部光学参数变化的灵敏度相对较弱。例如高阶梅林变换，偏度（三阶中心矩）c_3 也可以用来作为数据类型，但由于它和 c_2 具有很大的相关性且对噪声极为敏感，目前尚未在实际应用中采用。

若采用 $\langle t \rangle$ 为特征数据类型，则相应的雅可比矩阵为

$$\boldsymbol{J}_\gamma^{(\langle t \rangle)}(\xi_d, \zeta_s) = \frac{\boldsymbol{J}_\gamma^{(1)}(\xi_d, \zeta_s)}{\Gamma^{(0)}(\xi_d, \zeta_s)} - \langle t \rangle(\xi_d, \zeta_s)\frac{\boldsymbol{J}_\gamma^{(0)}(\xi_d, \zeta_s)}{\Gamma^{(0)}(\xi_d, \zeta_s)}, \quad \gamma \in (\mu_a, \kappa)$$

$$(5.41)$$

式中

$$
\boldsymbol{J}_{\mu_a}^{(0)}(\xi_d,\zeta_s)=\begin{bmatrix} -\int_\Omega \Gamma^{(0)}(\xi_d,\boldsymbol{r})c\Phi^{(0)}(\boldsymbol{r},\zeta_s)u_1(\boldsymbol{r})\mathrm{d}\boldsymbol{r} \\ -\int_\Omega \Gamma^{(0)}(\xi_d,\boldsymbol{r})c\Phi^{(0)}(\boldsymbol{r},\zeta_s)u_2(\boldsymbol{r})\mathrm{d}\boldsymbol{r} \\ \vdots \\ -\int_\Omega \Gamma^{(0)}(\xi_d,\boldsymbol{r})c\Phi^{(0)}(\boldsymbol{r},\zeta_s)u_N(\boldsymbol{r})\mathrm{d}\boldsymbol{r} \end{bmatrix}^{\mathrm{T}} \tag{5.42}
$$

$$
\boldsymbol{J}_{\kappa}^{(0)}(\xi_d,\zeta_s)=\begin{bmatrix} -\int_\Omega \nabla\Gamma^{(0)}(\xi_d,\boldsymbol{r})\ \nabla\Phi^{(0)}(\boldsymbol{r},\zeta_s)u_1(\boldsymbol{r})\mathrm{d}\boldsymbol{r} \\ -\int_\Omega \nabla\Gamma^{(0)}(\xi_d,\boldsymbol{r})\ \nabla\Phi^{(0)}(\boldsymbol{r},\zeta_s)u_2(\boldsymbol{r})\mathrm{d}\boldsymbol{r} \\ \vdots \\ -\int_\Omega \nabla\Gamma^{(0)}(\xi_d,\boldsymbol{r})\ \nabla\Phi^{(0)}(\boldsymbol{r},\zeta_s)u_N(\boldsymbol{r})\mathrm{d}\boldsymbol{r} \end{bmatrix}^{\mathrm{T}} \tag{5.43}
$$

$$
\boldsymbol{J}_{\mu_a}^{(1)}(\xi_d,\zeta_s)=\begin{bmatrix} -\int_\Omega [\Gamma^{(0)}(\xi_d,\boldsymbol{r})\Phi^{(1)}(\boldsymbol{r},\zeta_s)+\Gamma^{(1)}(\xi_d,\boldsymbol{r})\Phi^{(0)}(\boldsymbol{r},\zeta_s)]cu_1(\boldsymbol{r})\mathrm{d}\boldsymbol{r} \\ -\int_\Omega [\Gamma^{(0)}(\xi_d,\boldsymbol{r})\Phi^{(1)}(\boldsymbol{r},\zeta_s)+\Gamma^{(1)}(\xi_d,\boldsymbol{r})\Phi^{(0)}(\boldsymbol{r},\zeta_s)]cu_2(\boldsymbol{r})\mathrm{d}\boldsymbol{r} \\ \vdots \\ -\int_\Omega [\Gamma^{(0)}(\xi_d,\boldsymbol{r})\Phi^{(1)}(\boldsymbol{r},\zeta_s)+\Gamma^{(1)}(\xi_d,\boldsymbol{r})\Phi^{(0)}(\boldsymbol{r},\zeta_s)]cu_N(\boldsymbol{r})\mathrm{d}\boldsymbol{r} \end{bmatrix}^{\mathrm{T}} \tag{5.44}
$$

$$
\boldsymbol{J}_{\kappa}^{(1)}(\xi_d,\zeta_s)=\begin{bmatrix} -\int_\Omega [\ \nabla\Gamma^{(0)}(\xi_d,\boldsymbol{r})\ \nabla\Phi^{(1)}(\boldsymbol{r},\zeta_s)+\ \nabla\Gamma^{(1)}(\xi_d,\boldsymbol{r})\ \nabla\Phi^{(0)}(\boldsymbol{r},\zeta_s)]u_1(\boldsymbol{r})\mathrm{d}\boldsymbol{r} \\ -\int_\Omega [\ \nabla\Gamma^{(0)}(\xi_d,\boldsymbol{r})\ \nabla\Phi^{(1)}(\boldsymbol{r},\zeta_s)+\ \nabla\Gamma^{(1)}(\xi_d,\boldsymbol{r})\ \nabla\Phi^{(0)}(\boldsymbol{r},\zeta_s)]u_2(\boldsymbol{r})\mathrm{d}\boldsymbol{r} \\ \vdots \\ -\int_\Omega [\ \nabla\Gamma^{(0)}(\xi_d,\boldsymbol{r})\ \nabla\Phi^{(1)}(\boldsymbol{r},\zeta_s)+\ \nabla\Gamma^{(1)}(\xi_d,\boldsymbol{r})\ \nabla\Phi^{(0)}(\boldsymbol{r},\zeta_s)]u_N(\boldsymbol{r})\mathrm{d}\boldsymbol{r} \end{bmatrix}^{\mathrm{T}} \tag{5.45}
$$

式 (5.42)、式 (5.43) 和式 (5.44)、式 (5.45) 分别为对光流零阶和一阶矩的雅可比矩阵。

另一种重要的数据类型源自所谓的广义脉冲谱技术 (generalized pulse spectrum technique, GPST)，它是把时间相关的信号通过拉普拉斯变换到复频域然后再在复频域的求逆，为了节省计算时间和内存，一般作拉普拉斯变换时只限制在实数域。对于待测目标域 Ω（边界为 $\partial\Omega$），辐射通量 $\Phi(\boldsymbol{r}, \boldsymbol{r}_s, t)$ 的拉普拉斯变换为

$$\Phi(\boldsymbol{r},\boldsymbol{r}_s,p) = \int_0^{+\infty} \Phi(\boldsymbol{r},\boldsymbol{r}_s,t) \mathrm{e}^{-pt}\,\mathrm{d}t \qquad (5.46)$$

通过拉普拉斯变换后的扩散方程为

$$\begin{cases} [-c\ \boldsymbol{\cdot}\ \kappa(\boldsymbol{r})\ +\mu_a(\boldsymbol{r})c+p]\Phi(\boldsymbol{r},\boldsymbol{r}_s,p) = q(\boldsymbol{r}) \\ [\Phi(\boldsymbol{r},\boldsymbol{r}_s,p)+2\kappa(\boldsymbol{r})\alpha\mathbf{e}_n\boldsymbol{\cdot}\ \Phi(\boldsymbol{r},\boldsymbol{r}_s,p)]\,|_{r\in\partial\Omega} = 0 \end{cases} \qquad (5.47)$$

和梅林变换的数据类型相似，$\Phi(\boldsymbol{r},\ \boldsymbol{r}_s,\ p)$ 也可以通过有限元计算获得，其相应的矩阵方程为

$$(\boldsymbol{A}+\boldsymbol{B})\boldsymbol{h}(p) = \boldsymbol{q} \qquad (5.48)$$

式中，$\boldsymbol{A}$、$\boldsymbol{B}$ 和 $\boldsymbol{q}$ 和采用零阶梅林变换数据类型（稳态强度）时具有相同的表达式，只需用 $\mu_a c+p$ 替代 $\mu_a c$。除了具有特征数据的共同优点外，GPST 法的一个主要优势是可通过选择正或负拉普拉斯变换因子对时间扩展函数前沿和后沿部分的施行局部"强调"，从而实现信息抽取与噪声抑制之间的平衡。GPST 法相关的雅可比矩阵行矢量为

$$\begin{cases} \boldsymbol{J}_{\mu_a}(\xi_d^{(s)},\zeta_s,p) = \begin{bmatrix} -\int_\Omega \Gamma(\xi_d,\boldsymbol{r},p)\Phi(\boldsymbol{r},\zeta_s,p)cu_1(\boldsymbol{r})\mathrm{d}\boldsymbol{r} \\ -\int_\Omega \Gamma(\xi_d,\boldsymbol{r},p)\Phi(\boldsymbol{r},\zeta_s,p)cu_2(\boldsymbol{r})\mathrm{d}\boldsymbol{r} \\ \vdots \\ -\int_\Omega \Gamma(\xi_d,\boldsymbol{r},p)\Phi(\boldsymbol{r},\zeta_s,p)cu_N(\boldsymbol{r})\mathrm{d}\boldsymbol{r} \end{bmatrix}^{\mathrm{T}} \\[4ex] \boldsymbol{J}_{\kappa}(\xi_d^{(s)},\zeta_s,p) = \begin{bmatrix} -\int_\Omega \Gamma(\xi_d,\boldsymbol{r},p)\boldsymbol{\cdot}\ \Phi(\boldsymbol{r},\zeta_s,p)u_1(r)\mathrm{d}\boldsymbol{r} \\ -\int_\Omega \Gamma(\xi_d,\boldsymbol{r},p)\boldsymbol{\cdot}\ \Phi(\boldsymbol{r},\zeta_s,p)u_1(r)\mathrm{d}\boldsymbol{r} \\ \vdots \\ -\int_\Omega \Gamma(\xi_d,\boldsymbol{r},p)\boldsymbol{\cdot}\ \Phi(\boldsymbol{r},\zeta_s,p)u_1(r)\mathrm{d}\boldsymbol{r} \end{bmatrix}^{\mathrm{T}} \end{cases} \qquad (5.49)$$

GPST 技术中的相对数据类型采用两个不同频率（p_1 和 p_2）变换量之比

$$\Gamma_R(\xi_d^{(s)},\zeta_s,p_1,p_2) = \frac{\Gamma(\xi_d^{(s)},\zeta_s,p_2)}{\Gamma(\xi_d^{(s)},\zeta_s,p_1)} \qquad (5.50)$$

类比于式（5.41），与相对数据类型 Γ_R 对应的雅可比矩阵为

$$\boldsymbol{J}_\nu^{(R)}(\xi_d^{(s)},\zeta_s,p_1,p_2) = \frac{\boldsymbol{J}_\nu(\xi_d^{(s)},\zeta_s,p_2)}{\Gamma(\xi_d^{(s)},\zeta_s,p_1)} - \Gamma_R(\xi_d^{(s)},\zeta_s,p_1,p_2)\frac{\boldsymbol{J}_\nu(\xi_d^{(s)},\zeta_s,p_1)}{\Gamma(\xi_d^{(s)},\zeta_s,p_2)}$$
$$\nu\in(\mu_a,\kappa) \qquad (5.51)$$

5.4　荧光扩散层析技术

荧光扩散层析（fluoresence diffuse optical tomography，FDOT）技术是 DOT 技

术的一个直接扩展,该技术可延伸 DOT 技术所具有的相对深度、三维探测的优势,同时又可利用荧光探针(或试剂)的高灵敏度和特异性特征,在肿瘤检测和分子成像中具有非常高的潜在利用价值[45~51]。

作为基础,我们首先简要讨论荧光光谱技术(fluorescence spectroscopy),包括重要荧光特征参数、基本的测量模式和荧光扩散过程建模等,在此之上进一步探讨荧光扩散层析理论和方法。

5.4.1 弱散射媒质中的荧光光谱技术

我们在第二章介绍过,量子效率 η 用来描述每吸收一个波长为 λ_x 的激发光子激发荧光物质后产生的波长为 λ_m 的荧光发射光子的份额。它也可以被表示为辐射衰变(radiative decay)率 Γ 相对于辐射衰变和非辐射衰变 κ 之和的比例,即 $\eta = \Gamma/(\Gamma+\kappa)$。在恒定的入射光强度 $I_o^{\lambda_x}$ 激发下的可探测荧光强度 I_m 可以表示为

$$I_m \propto I_o^{\lambda_x} \eta \varepsilon_i^{\lambda_x} [C_i] \int_0^\infty g(t)\,\mathrm{d}t \tag{5.52}$$

式中,$g(t)$ 代表时变的荧光的衰减,用来描述被提升到激发态的荧光物质的辐射和非辐射松弛过程;$[C_i]$ 为荧光物质浓度。对于大多数的激光染料来说这一松弛是一个一阶的过程,可以用激发态的平均寿命 $\tau = 1/(\Gamma+k)$ 来描述,$g(t) = \frac{1}{\tau}\exp(-t/\tau)$。此时上式可以被写为

$$\langle I_m \rangle \propto I_o^{\lambda_x} \eta \varepsilon_i^{\lambda_x} [C_i] \frac{1}{\tau} \int_0^\infty \exp(-t/\tau)\,\mathrm{d}t \propto I_o^{\lambda_x} \eta \varepsilon_i^{\lambda_x} [C_i] \tag{5.53}$$

根据式(5.53),可以获得一种利用连续光模式监测荧光光谱特性的方法-比例制(ratiometric)测量法,该方法利用一个波长激励下的两个或更多的荧光波长的强度的比值

$$\frac{\langle I_m \rangle (\lambda_{m1})}{\langle I_m \rangle (\lambda_{m2})} = \frac{I_o^{\lambda_x} \eta^{\lambda_{m1}} \varepsilon_i^{\lambda_x} [C_i]}{I_o^{\lambda_x} \eta^{\lambda_{m2}} \varepsilon_i^{\lambda_x} [C_i]} = \frac{\eta^{\lambda_{m1}}}{\eta^{\lambda_{m2}}} \tag{5.54}$$

可以看出,此比值和浓度无关,仅和荧光剂在两个波长下的量子效率有关。

在时间分辨测量中,输入光是一个超短脉冲,输出的是随时间变化的辐射荧光强度

$$I_m(t) \propto I_o^{\lambda_x}(\delta) \eta \varepsilon_i^{\lambda_x} [C_i] \frac{1}{\tau} \exp\left(-\frac{t}{\tau}\right) \tag{5.55}$$

因此,当荧光溶液被脉冲激光激发时,可以同时测量得到辐射强度随时间的变化以及荧光寿命。

由于时间分辨技术中需要超短脉冲作为激励,因此系统较为复杂。正如以前所介绍的,可以用频域测量来代替,假设光强被正弦调制并且初始相位为零,其

光子密度为

$$I(\omega,t) = S[1+M\exp(\mathrm{i}\omega t)] \tag{5.56}$$

对于上述一阶荧光发射过程，在调制频率 ω 下的相位延迟和调制度的表达式为

$$M(\omega)\exp[-\mathrm{i}\theta(\omega)] = \int_0^\infty g(t)\exp(-\mathrm{i}\omega t)\mathrm{d}t$$

$$= \int_0^\infty \frac{1}{\tau}\exp(-t/\tau)\exp(-\mathrm{i}\omega t)\mathrm{d}t \tag{5.57}$$

于是

$$\begin{cases} M(\omega) = \dfrac{I_{\mathrm{AC}}(\omega)}{I_{\mathrm{DC}}(\omega)} = \dfrac{1}{\sqrt{1+(\omega\tau)^2}} \\ \theta(\omega) = -\arctan(\omega\tau) \end{cases} \tag{5.58}$$

值得注意的是，以上的分析是建立在郎伯-比尔定理的基础上，其假设是只有吸收或者散射很小，散射回来的光子会重新回到光路径上（连接源和探测器的物理路径）。然而大多数的随即媒质即是同时包含吸收、多次散射和荧光的，对于这样的媒质的定量谱测量和成像需要采取组织光学的处理方法。

5.4.2　组织体中荧光传输过程的定量描述

根据荧光的产生机理可以知道，入射激发光（λ_x）在组织体中首先经历了由组织体发色团所引起的散射（μ'_{sx}）和吸收（μ_{ax}），激发光在组织体中的传播可以用扩散方程来近似描述。同时荧光剂吸收（$\mu_{ax\to m}$）激发光并发出荧光（λ_m），荧光在组织体中也经历吸收（μ_{am}）和散射（μ'_{sm}）过程，其传播规律同样用扩散方程来近似描述，只是其光源必须用受激产生的荧光来代替。此外，荧光剂对荧光波长也有吸收（也称荧光漂白）和散射效应，但在一般的研究中，为了简化分析，这些二次效应均被忽略。因此对荧光扩散过程的分析只需求解两次扩散方程。

1. 连续光和时间分辨测量

在连续光系统中，发射的激发光是强度不随时间变化的光，一般测量出射强度随探测距离的变化，很显然出射强度随媒质的吸收系数和散射系数的增大而减小。在空间某点 r 产生的荧光的强度正比于荧光物质的产率（量子效率与荧光质吸收系数之积）和此处激发光子密度 $\Phi_x(r)$，因此产生荧光的位置应该是激发光子密度最大的地方。由于辐射通量的定义为单位时间内通过一定面积的辐射能，因此对于连续光测量，激发光通量最大的地方就是激发光源的位置，也就是荧光大部分由表面或次表面区域产生（设源位于表面）。因此我们可以看到当要对不均匀媒质进行测量时，使用连续光方法得到的结果显然会过分地由表面的光学参数所主导。

在时间分辨测量中，超短光脉冲作为激发光，媒质吸收系数增加时输入光的展宽变小，衰减增大。当散射系数增加时，输入光的展宽增加并且沿着它的传播路径上的衰减也增加。很显然吸收和散射对于光子的飞行时间具有不同的作用，即增加吸收系数使光子传播的路径减小，即减小了光子的传播时间，而散射系数则相反。激发光在其传播过程中导致荧光的产生，荧光由于染料的衰变和组织体的扩散效应而在传播过程中进一步展宽。在激发光刚开始输入时，表面处的光通量最大，因此荧光也在此处产生，由于发射的是超短脉冲，最大光通量区域是时刻变化的并不断地深入到媒质内部，随着输入光向组织体内传播，因此荧光会在不同位置产生，由此产生的荧光也就不会局限在媒质表面。如果距离光源一定距离内测量，当荧光寿命（衰变时间常数）小于或基本等于探测到的输入光的平均飞行时间时，探测器测量得到的最初荧光发射是由临近光源的光所引起的，其后的荧光是由传播到媒质深处的光所引起的。若荧光剂的荧光寿命大于探测到的输入光的飞行时间（如荧光寿命可以长达毫秒），当媒质内部的光激发了荧光时，临近光源的光所激发的荧光仍然存在，并且由于光源附近的荧光很强（发光很强），因此测量得到的荧光大部分是媒质表面所贡献，这也就是当欲对媒质内部进行成像是不能使用长寿命染料的原因。

考虑了荧光的产生机理及其在组织体中的扩散过程后，我们可以用一对耦合扩散方程来描述激发光和荧光在组织体中的传播。和第三章的讨论相似，这里我们把要做如下条件限制：

1）入射光是各向同性的。

2）媒质的散射远大于吸收，即 $\mu_a \ll \mu_s'$。

3）所测量的光是经过多次散射的。

时域耦合扩散方程为

$$(\kappa_{x,m}(\boldsymbol{r}) \quad \Phi_{x,m}(\boldsymbol{r},t)) - \mu_{ax,m}(\boldsymbol{r})c\Phi_{x,m}(\boldsymbol{r},t) - \frac{\partial \Phi_{x,m}(\boldsymbol{r},t)}{\partial t} = -S_{x,m}(\boldsymbol{r},t)$$

(5.59)

式中，$\Phi_{x,m}(\boldsymbol{r},t)$ 为激发（x）或荧光辐射（m）光子密度；$\kappa_{x,m}(\boldsymbol{r})$ 为扩散系数。要注意 μ_{ax} 和 μ_{sx}' 分别表示媒质在激发光波长下的吸收和散射，而 μ_{ax} 又可以分为 $\mu_{ax \rightarrow}$ 和 $\mu_{ax \rightarrow m}$，分别代表媒质的内部本征吸收（非荧光发射）和外加荧光物质对激发波长的吸收。

$$\kappa_{x,m}(\boldsymbol{r}) = \frac{c}{3[\mu_{ax,m}(\boldsymbol{r}) + \mu_{sx,m}'(\boldsymbol{r})]}$$

(5.60)

组织体表面的检测光流量为

$$\boldsymbol{J}_{x,m}(\boldsymbol{r},t) = -\kappa_{x,m}(\boldsymbol{r}) \quad \Phi_{x,m}(\boldsymbol{r},t)$$

(5.61)

式（5.59）的意义是，由于激发光的扩散传播不断激发外加荧光剂发出荧光，这些荧光就视为具有一定时间-空间分布的光源在散射媒质中的传播，其规律无异于激发光，因而光子密度 $\Phi_m(\boldsymbol{r}, t)$ 仍可用式（5.59）来描述，但此时源项 $S_m(\boldsymbol{r}, t)$ 应表示激发光与荧光剂作用产生荧光的定量关系，即

$$S_m(\boldsymbol{r},t) = \eta \mu_{\mathrm{ax}\to m}(\boldsymbol{r}) \int_0^t c\Phi_x(\boldsymbol{r},t') \frac{1}{\tau(\boldsymbol{r})} \exp\left[-\frac{t-t'}{\tau(\boldsymbol{r})}\right] \mathrm{d}t' \tag{5.62}$$

此时要注意，尽管严格意义上荧光波长下的光学参数（μ_{am}，μ'_{sm}）并不等于激发波长下的光学参数（μ_{ax}，μ'_{sx}），但由于激发光和荧光波长通常很接近，因此实际应用中可认为两者近似相等。虽然对荧光波长的吸收也可以分为来自本地媒质的吸收和荧光物质的吸收，但后者一般被忽略。

2. 频域的测量

在频域测量中，测量出的在激发光波长下的相位延迟和幅度衰减可以用来确定媒质的光学参数，这个方法同样适用于荧光参数测量，频域的耦合扩散方程为

$$\left[\kappa_{x,m}(\boldsymbol{r}) \quad \Phi_{x,m}(\boldsymbol{r},\omega)\right] - \left[\mu_{ax,m}(\boldsymbol{r})c + \mathrm{i}\omega\right]\Phi_{x,m}(\boldsymbol{r},\omega) = -S_{x,m}(\boldsymbol{r},\omega) \tag{5.63}$$

$\Phi_{x,m}(\boldsymbol{r}, \omega)$ 是一个复数，表示在 $\boldsymbol{r}$ 处以角频率 ω 调制的光子密度波，也可由相移和振幅表示

$$\Phi_{x,m}(\boldsymbol{r},\omega) = A_{x,m}(\boldsymbol{r},\omega)\exp[\mathrm{i}\theta_{x,m}(\boldsymbol{r},\omega)] \tag{5.64}$$

式中，$A_{x,m}$ 是光子密度波的振幅，而 $\theta_{x,m}$ 是光子密度波相对于入射光的相移。当调制频率增高时，光子密度波在传播时遭遇了更大的衰减和相位延迟，也就是光子密度波的振幅随调制频率的增加而减小但相位延迟增加。式（5.63）的发射光源可以假设为

$$S_x(\boldsymbol{r},\omega) = A_x(\boldsymbol{r},\omega)\exp[\mathrm{i}\theta_x(\boldsymbol{r},\omega)] \tag{5.65}$$

式中，发射源在它的位置 $\boldsymbol{r}$ 处的幅度为 $A_x(\boldsymbol{r}, \omega)$，其绝对相位为 $\theta_x(\boldsymbol{r}, \omega)$。在实际的频域测量中，一般均假设源的绝对相位为零，源的幅度为1。同理，可以由 $\Phi_{x,m}(\boldsymbol{r}, \omega)$ 计算组织体表面的检测光流量

$$J_{x,m}(\boldsymbol{r},\omega) = -\kappa_{x,m}(\boldsymbol{r}) \quad \Phi_{x,m}(\boldsymbol{r},\omega) \tag{5.66}$$

如我们在讨论连续光和时间分辨测量时所提到的，被激发的荧光将作为在随机媒质中传播并被探测的荧光信号的源，此源可以表示为

$$S_m(\boldsymbol{r},\omega) = \mu_{ax\to m}(\boldsymbol{r})c\Phi_x(\boldsymbol{r},\omega)\eta \int_0^\infty g(t)\mathrm{e}^{\mathrm{i}\omega t}\,\mathrm{d}t \tag{5.67}$$

对单指数衰变而言，荧光光子波的源又可以表示为

$$S_m(\boldsymbol{r},\omega) = \mu_{ax\to m}\left(\frac{1}{1+\mathrm{i}\omega\tau}\right)\eta c\Phi_x(\boldsymbol{r},\omega) \tag{5.68}$$

由式（5.68）可看出，在连续波时 $\omega=0$，因此无法实现荧光寿命的测量。与时间分辨测量相同，当欲对媒质内部进行成像时不能使用大的衰变时间常数的染料。研究表明当荧光寿命大于光子迁移的平均时间时，从各个探测器几乎得不到

相位变化的信息。

5.4.3　随机媒质中的荧光光谱技术

我们前面介绍了在弱散射媒质中的荧光光谱分析，在这一节中我们讨论在多次散射媒质中的荧光光谱技术，即在一对源-探测器对的情况下如何获得含荧光剂的均匀组织体的光学参数及荧光剂的特性。

对于某含有荧光剂的均匀介质，如果荧光剂的衰变是一阶过程，则未知的参数有六个：μ_{ax}、μ_{am}、μ'_{sx}、μ'_{sm}、$\eta\mu_{ax\to m}$、τ。其中前四个参数为媒质本身的发色团在激发波长和荧光波长下的光学参数，而 $\eta\mu_{ax\to m}$ 代表荧光物质对激发光波长的吸收并转换为荧光的能力，这里忽略荧光物质对荧光波长的吸收。

下面以频域测量为例讨论光学参数的确定。前面讨论过频域内的扩散方程如式（5.63），对于无限大均匀媒质，在距离源为 ρ 处 t 时刻的解为

$$
\begin{aligned}
\Phi(r,t) = & \frac{S}{4\pi\kappa\rho}\exp\left[-\rho\left(\frac{\mu_a c}{\kappa}\right)^{1/2}\right] \\
& + \frac{SM}{4\pi\kappa\rho}\exp\left[-\rho\left(\frac{c^2\mu_a^2+\omega^2}{\kappa^2}\right)^{1/4}\cos\left(\frac{1}{2}\arctan\frac{\omega}{c\mu_a}\right)\right] \\
& \times \exp\left\{\mathrm{i}\left[\omega t+\rho\left(\frac{c^2\mu_a^2+\omega^2}{\kappa^2}\right)^{1/4}\sin\left(\frac{1}{2}\arctan\frac{\omega}{c\mu_a}\right)\right]\right\}
\end{aligned}
\tag{5.69}
$$

式中，S 为与系统放大因子相关的幅度。根据上式提供的直流分量、交流振幅和相位角和频率或源-探测器对的距离 ρ 之间的关系就可能计算出光学参数 μ_a 及 μ'_s，条件是必须标定 S。如果我们已知一个参考距离 ρ_0 下的测量结果，则即使只采用一个测量频率，也可以在无需标定 S 的情况下，用相对测量量来进行计算，即

$$
\begin{cases}
\mathrm{DC}_{\mathrm{rel}} = \dfrac{\mathrm{DC}(\rho)}{\mathrm{DC}(\rho_0)} = \dfrac{\rho_0}{\rho}\exp\left[-(\rho-\rho_0)\left(\dfrac{\mu_a c}{\kappa}\right)^{1/2}\right] \\[3mm]
\mathrm{AC}_{\mathrm{rel}} = \dfrac{\rho_0}{\rho}\exp\left[-(\rho-\rho_0)\left(\dfrac{c^2\mu_a^2+\omega^2}{\kappa^2}\right)^{1/4}\cos\left(\dfrac{1}{2}\arctan\dfrac{\omega}{c\mu_a}\right)\right] \\[3mm]
\theta_{\mathrm{rel}} = \theta(\rho)-\theta(\rho_0) = (\rho-\rho_0)\left(\dfrac{c^2\mu_a^2+\omega^2}{\kappa^2}\right)^{1/4}\sin\left(\dfrac{1}{2}\arctan\dfrac{\omega}{c\mu_a}\right)
\end{cases}
\tag{5.70}
$$

有上述的三个公式我们就可以计算出光学参数 μ_a 和 κ。

我们知道当式（5.63）中下标取 m 并且源项采用式（5.68）时，该方程就可以用来描述荧光在组织体中的传播。对于无限大均匀媒质，荧光扩散方程（5.63）有解，通过此解可以计算荧光衰变的时间常数

$$
\tau = \frac{1}{\omega}\frac{\tan\theta_m(\rho,\omega)-k(\rho,\omega)}{k(\rho,\omega)\tan\theta_m(\rho,\omega)+1}
\tag{5.71}
$$

式中，$\tan\theta_m(\rho,\omega)=\dfrac{\mathrm{Im}\Phi_m(\rho,\omega)}{\mathrm{Re}\Phi_m(\rho,\omega)}$；$k(\rho,\omega)$ 是可以由实验确定的一个函数。

5.4.4　荧光扩散层析

　　与激发光扩散层析一样，荧光扩散层析的图像重建也是建立在组织体光子传播的正向模型之上的，根据荧光参数的估计值，通过迭代使计算得的光通量逐步逼近测量值，由于未知数的数量（或荧光特性的数量）多于测量值数量，因此逆问题是病态的，即解不唯一且易受测量噪声的影响。另外由于光学层析问题一般都是高度非线性问题，在线性化过程中会导致解的不稳定，并且为了保证图像重建的准确性，往往需要很长的迭代计算时间。下面介绍图像重建的基本原理。

　　在荧光波长 λ_m 下，式（5.63）可以改写成

$$\nabla^2\Phi_m(\boldsymbol{r},\omega)-k_m^2(\boldsymbol{r})\Phi_m(\boldsymbol{r},\omega)=-\frac{S_m(\boldsymbol{r},\omega)}{\kappa_m(\boldsymbol{r})}-\frac{\kappa_m(\boldsymbol{r})}{\kappa_m(\boldsymbol{r})}\frac{\Phi_m(\boldsymbol{r},\omega)}{\kappa_m(\boldsymbol{r})} \tag{5.72}$$

式中，$k_m^2(\boldsymbol{r})=\dfrac{1}{\kappa_m(\boldsymbol{r})}\big[\mu_{am}(\boldsymbol{r})c+\mathrm{i}\omega\big]$。$\dfrac{\kappa_m(\boldsymbol{r})}{\kappa_m(\boldsymbol{r})}$ 用来表述 $\kappa_m(\boldsymbol{r})$ 不连性带来的影响，但在实际中由于 κ_m 主要由散射系数决定，一般组织体内散射系数在 λ_m 时的不连续性很小（$\dfrac{\kappa_m(\boldsymbol{r})}{\kappa_m(\boldsymbol{r})}$ 很小），因此式（5.72）右边的第二项一般可以忽略。对应式（5.72）的格林函数满足

$$\nabla^2 G_f(\boldsymbol{r},\boldsymbol{r}')-k_m^2(\boldsymbol{r})G_f(\boldsymbol{r},\boldsymbol{r}')=-\delta(\boldsymbol{r}-\boldsymbol{r}') \tag{5.73}$$

为简便起见，式（5.73）中忽略了 ω。假设源位于 ζ_s，探测器位于 ξ_d，则可探测到的荧光辐射光通量 $\Phi_m(\xi_d,\zeta_s,\omega)$ 可认为是由 ζ_s 处的源于 $\boldsymbol{r}$ 处激发了荧光，其强度为 $S_m(\boldsymbol{r},\zeta_s,\omega)/\kappa_m(\boldsymbol{r})$，而该荧光在组织体中传播直至在 ξ_d 被探测器检测的期间的行为可以用下面的积分方程表示

$$\Phi_m(\xi_d,\zeta_s)=\int_\Omega G_f(\xi_d,\boldsymbol{r})S_m(\boldsymbol{r},\zeta_s)\mathrm{d}\Omega=\int_\Omega G_f(\xi_d,\boldsymbol{r})\frac{\mu_{ax\to m}(\boldsymbol{r})c}{(1+\mathrm{i}\omega\tau)\kappa_m(\boldsymbol{r})}\eta\Phi_x(\boldsymbol{r},\zeta_s)\mathrm{d}\Omega \tag{5.74}$$

为了重建 $\mu_{ax\to m}$ 的空间分布，则可将成像区域离散化，将式（5.74）化成一系列方程（假设 κ_m 近似均匀）

$$\Phi_m(\xi_d,\zeta_s)=\sum_{j=1}^N G_f(\xi_d,\boldsymbol{r}_j)\frac{\mu_{ax\to m}(\boldsymbol{r}_j)c}{(1+\mathrm{i}\omega\tau)\kappa_m(\boldsymbol{r}_j)}\eta\Phi_x(\boldsymbol{r}_j,\zeta_s)\Delta_j \tag{5.75}$$

式中，N 为分割的小单元的数目；Δ_j 为其面积（或体积）；$\boldsymbol{r}_j$ 为其中心点位置。如果共有 S 个源位置，D 个探测器位置，即总的测量数据为 $M=S\times D$，则矩阵方程为

$$\begin{bmatrix} \Phi_m(\xi_1,\zeta_1) \\ \Phi_m(\xi_2,\zeta_1) \\ \vdots \\ \Phi_m(\xi_D,\zeta_S) \end{bmatrix} = \begin{bmatrix} W(\xi_1,\zeta_1,\boldsymbol{r}_1) \cdots W(\xi_1,\zeta_1,\boldsymbol{r}_N) \\ W(\xi_2,\zeta_1,\boldsymbol{r}_1) \cdots W(\xi_2,\zeta_1,\boldsymbol{r}_N) \\ \vdots \qquad\qquad \vdots \\ W(\xi_D,\zeta_S,\boldsymbol{r}_1) \cdots W(\xi_D,\zeta_S,\boldsymbol{r}_N) \end{bmatrix} \begin{bmatrix} X(\boldsymbol{r}_1) \\ X(\boldsymbol{r}_2) \\ \vdots \\ X(\boldsymbol{r}_N) \end{bmatrix} \qquad (5.76)$$

式中

$$W(\xi_d,\zeta_s,\boldsymbol{r}_j) = G_f(\xi_d,\boldsymbol{r}_j)\frac{1}{(1+\mathrm{i}\omega\tau)\kappa_m(\boldsymbol{r}_j)}\eta c\Phi_x(\boldsymbol{r}_j,\zeta_s)\Delta_j \qquad (5.77)$$

$$X(\boldsymbol{r}_j) = \mu_{ax\to m}(\boldsymbol{r}_j) \qquad (5.78)$$

必须注意，在实际的逆问题计算过程中还需要考虑如下问题：即使假设荧光寿命为一个定值，因为 $\Phi_x(\boldsymbol{r})$ 和 $\mu_{ax\to m}$ 有关，式（5.76）对 $\mu_{ax\to m}$ 而言也是非线性的。在实际应用中为了简化计算步骤，通常采取所谓的一步法，即在计算 $\Phi_x(\boldsymbol{r})$ 时假设 $\mu_{ax}(\boldsymbol{r})$（μ_{ax} 包含组织本征吸收 μ_{ax-} 和荧光吸收 $\mu_{ax\to m}$）是已知的，$\Phi_x(\boldsymbol{r})$ 只和光源及探测器的分布有关，但必须注意到上述假设只在 $\mu_{ax\to m}\ll\mu_{ax}$ 才有效。

虽然在理论上我们可以获得相对应于某个输入的绝对的输出测量值，在实际中却很难做到这一点（系统测量和模型间只存在一定的比例关系），下面我们介绍三种参考测量方法，其目的是免除系统放大因子的标定。

（1）相对于背景的测量

所谓的相对于背景的测量是指用不含不均匀物的背景对测量系统进行校正的方法，通常的做法是用一个均匀的、光学参数已知的模型（phantom）的测量量进行校正，对于频域测量

$$\frac{\Phi_m(\xi_d,\zeta_s)}{\Phi_m^b(\xi_d,\zeta_s)} = \frac{A_m G(\lambda_m)\exp[\mathrm{i}(-\theta_m+\theta_{\mathrm{sys}})]}{A_m^b G(\lambda_m)\exp[\mathrm{i}(-\theta_m^b+\theta_{\mathrm{sys}})]} = \frac{A_m}{A_m^b}\exp[\mathrm{i}(\theta_m^b-\theta_m)] \quad (5.79)$$

式中，Φ_m^b 为背景测量值；$G(\lambda_m)$ 为与波长相关的系统放大因子。由此可见，用这种方法可以消除绝大多数的系统误差。然而在实际应用中应用相对于背景的测量是很困难的，因为模型毕竟不可能具有和实际对象完全相同的表面状态及内部分布。对于对比度增强成像方式，例如，生理变化前后组织体的光学参数变化的成像，可以用状态变化前的测量值作参考，从而实现相对测量。然而对于荧光成像，由于根本就无法获得当荧光剂不存在时的荧光输出，因此对背景的相对测量是不可行的。

（2）相对于发射光的测量

所谓相对于发射光的测量是指利用不同测量点的发射光通量的比 $\dfrac{\Phi_m(\xi_d,\zeta_s)}{\Phi_m(\xi_r,\zeta_s)}$ 进行重建的方法，其中 $\Phi_m(\xi_r,\zeta_s)$ 是指在 ξ_s 激励时在某固定点（通常为远离目标区域的位置点）ξ_r 处的发射光的光通量。

$$\frac{\Phi_m(\xi_d,\zeta_s)}{\Phi_m(\xi_r,\zeta_s)}=\frac{A_m(\xi_d)G(\lambda_m)\exp[\mathrm{i}(-\theta_m+\theta_{\mathrm{sys}})]}{A_m(\xi_r)G(\lambda_m)\exp[\mathrm{i}(-\theta_m(r_r)+\theta_{\mathrm{sys}})]}=\frac{A_m(\xi_d)}{A_m(\xi_r)}\exp[\mathrm{i}(\theta_m(r_r)-\theta_m)]$$

$$(5.80)$$

因此，用这种方法也可以消除绝大多数的系统固有参数带来的误差。由于目标测量和相对测量是一次完成的，因此这种参考测量方法更为合理。

（3）相对于激励光的测量

所谓相对于激励光的测量是指利用不同测量点的发射光通量和激励光通量的比 $\dfrac{\Phi_m(\xi_d,\ \zeta_s)}{\Phi_x(\xi_r,\ \zeta_s)}$ 进行重建的方法，其中 $\Phi_x(\xi_r,\ \zeta_s)$ 是指在 ζ_s 激励时在某点 ξ_r（通常取 $\xi_r=\xi_d$）处的激励光的光通量。

$$\frac{\Phi_m(\xi_d,\zeta_s)}{\Phi_x(\xi_r,\zeta_s)}=\frac{A_m(\xi_d)G(\lambda_m)\exp[\mathrm{i}(-\theta_m(\xi_d)+\theta_{\mathrm{sys}})]}{A_x(\xi_r)G(\lambda_s)\exp[\mathrm{i}(-\theta_x(\xi_r)+\theta_{\mathrm{sys}})]}$$

$$\approx\frac{A_m(\xi_d)}{A_x(\xi_r)}K\exp\{\mathrm{i}[\theta_x(\xi_r)-\theta_m(\xi_d)]\}\qquad(5.81)$$

式中，$K=G(\lambda_m)/G(\lambda_x)$。

这三种相对测量方法比较如下：

1）很显然，相对于发射光的测量方法和相对于背景的参考测量方法，无论是对荧光层析成像还是前面章节所述的近红外光层析成像均是有效的，而相对于激励光的测量方法只对荧光层析成像有效。

2）从合理性来讲，相对于发射光的参考测量方法最为合理，因为此时参考测量和目标测量处于同样的测量环境，包括波长、被测体的表面状态和被测体的内部分布。而相对于激励波长的测量虽然具有与目标测量相同的被测体的表面状态及被测体的内部分布，却由于采用了不同波长而必须对系统在激发和发射波长下的放大因子进行标定，正如我们在式（5.81）所看到的。

3）在参考测量情况下的图像重建算法将在式（5.74）的积分方程中引入一个比例因子 Φ_{ref}

$$\frac{\Phi_m(\xi_d,\zeta_s)}{\Phi_{\mathrm{ref}}}=\frac{1}{\Phi_{\mathrm{ref}}}\int_\Omega G_f(\xi_d,\boldsymbol{r})\frac{\mu_{\mathrm{ax}\to m}(\boldsymbol{r})c}{(1+\mathrm{i}\omega\tau)\kappa_m(\boldsymbol{r})}\eta\Phi_x(\boldsymbol{r},\zeta_s)\mathrm{d}\Omega\qquad(5.82)$$

在作相对于背景测量、相对于发射光的相对测量、相对于激励光的相对测量时，Φ_{ref} 分别等于 $\Phi_m^b(\xi_d,\ \zeta_s)$、$\Phi_m(\xi_r,\ \zeta_s)$ 和 $\Phi_x(\xi_r,\ \zeta_s)$。在相对于背景的参考测量中，由于 $\Phi_m^b(r_d,\ r_s)$ 在图像重建的迭代过程中保持为常量，逆问题仍然是线性的，雅可比矩阵的计算和在绝对测量情况下的计算相同。而在其他两种相对测量方法中，由于 $\Phi_m(\xi_r,\ \zeta_s)$ 和 $\Phi_x(\xi_r,\ \zeta_s)$ 也需在迭代中不断更新，导致逆问题的高度非线性化。

最后需指出，上述讨论均限于荧光参数的重建方面，而实际中背景光学参数对荧光参数的重建具有不可忽视的影响。因此，严格意义上的荧光扩散层析应包括三次测量过程，即激发光波长下的 DOT 求 μ_{ax} 和 κ_x 分布，发射波长下的 DOT 求 μ_{am} 和 κ_m 分布和荧光扩散层析测量求 $\mu_{ax \to m}$ 及 τ，如图 5.6 所示。鉴于荧光寿命对生化微环境（pH，O_2 等）变化的高度灵敏性，荧光吸收和寿命图像的同时重建方法研究也获得了高度重视，有兴趣的读者可参阅相关文献。

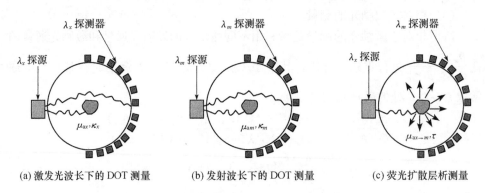

(a) 激发光波长下的 DOT 测量　　　(b) 发射波长下的 DOT 测量　　　(c) 荧光扩散层析测量

图 5.6　荧光扩散层析所需的三个测量过程

参 考 文 献

[1] 陆婉珍，袁洪福，徐广通，等. 现代近红外光谱分析技术. 北京：中国石化出版社，2000：1～21

[2] 梁逸曾. 白灰黑复杂多组分分析体系及其化学计量学算法. 长沙：湖南科学技术出版社，1996：1～10

[3] 严衍禄. 近红外光谱分析基础与应用. 北京：中国轻工业出版社，2005：34～50

[4] 王惠文. 偏最小二乘回归方法及其应用. 北京：国防工业出版社，2000：28～110

[5] 柯以侃，董慧茹. 分析化学手册第三分册——光谱分析. 北京：化学工业出版社，1998：176～177

[6] 梁逸曾，俞汝勤. 分析化学手册第十分册——化学计量学. 北京：化学工业出版社，2000：265～267

[7] 王学民. 应用多元分析. 上海：上海财经大学出版社，1999：218～220

[8] Berger A J, Feld M S. Analytical method of estimating chemometric prediction error. Appl. Spectrosc., 1997, 51 (5)：725～731

[9] Liang L, Kvalheim O M. Robust methods for multivariate analysis-a tutorial review. Chemometrics Intell. Lab. Syst., 1996, 32：1～10

[10] Kubinyi H. Variable selection in QSAR studies. I. An evolutionary algorithm. Quant. Struct. Act., 1994, 13：285～294

[11] Lorber A. Error propagation and figures of merit for quantification by solving matrix equations. Anal. Chem., 1986, 58：1167～1172

[12] Todeschini R, Consonni V, Maiocchi A. The K correlation index: theory development and its application in chemometrics. Chemom. Int. Lab. Syst. , 1999, 46: 13~29

[13] Todeschini R, Consonni V, Mauri A, et al. Detecting 'bad' regression models: multicriteria fitness functions in regression analysis. Anal. Chim. Acta. , 2004, 515: 199~208

[14] Gordon R, Bender R, Herman G T. Algebraic reconstruction techniques (ART) for three-dimensional electron microscopy and X-ray photography. J. Theor. Boil. , 1970, 29: 471~481

[15] Arridge S R. Optical tomography in medical imaging. Inv. Problems. , 1999, 15: R41~93

[16] Hebden J C, Arridge S R, Delpy D T. Optical imaging in medicine: I. Experimental techniques. Phys. Med. Biol. , 1997, 42: 825~840

[17] Arridge S R, Hebden J C. Optical imaging in medicine: II. Modelling and reconstruction. Phys. Med. Biol. , 1997, 42: 841~853

[18] Schweiger M, Arridge S R, Deply D T. Application of the finite element method for the forward and inverse models in optical tomography. J. Math. Imaging and Vision, 1993, 3: 263~283

[19] Schweiger M, Arridge S R, Hiraoka M, et al. Application of the finite element method for the forward model in infrared absorption imaging. Proc. SPIE, 1992, 1768: 7~108

[20] Arridge S R. Photon measurement density function. Part 1: Analytic forms. Appl. Opt. , 1995, 34: 8026~8037

[21] Arridge S R, Schweiger M. Photon measurement density function. Part 2: Finite element calculations. Appl. Opt. , 1995, 34: 8026~8037

[22] Hielscher A H et al. Near-infrared diffuse optical tomography. Disease Marker, 2002, 18: 313~337

[23] Gibson A P, Hebden J C, Arridge S R. Recent advances in diffuse optical imaging. Phys. Med. Biol. , 2005, 50: R1~43

[24] Dehghani H, Pogue B W, Poplack S P, et al. Multiwavelength three-dimensional near-infrared tomography of the breast: initial simulation, phantom and clinical results. Appl. Opt. , 2003, 42: 135~145

[25] Yamada Y. Light-tissue interation and optical imaging in biomedicine. Annual review of heat transfer 6, chap. 1, 1995

[26] Hielscher A H, Klose A D, Hanson K M. Gradient-based iterative image reconstruction scheme for time-resolved optical tomography. IEEE Trans. Med. Imag. , 1999, 18: 262~271

[27] 高峰，牛憨笨. 光学 CT 中的图像重建算法. 光学学报，1996，16: 494~499

[28] 高峰，牛憨笨. 光学 CT 二维正向问题的数值模拟研究. 光学学报，1997，17: 206~210

［29］高峰，赵会娟，牛憨笨. 光学 CT 图像重建的模拟研究——Rosenbrock 坐标轮换法. 光子学报，1997，26：237～243

［30］高峰，牛憨笨，张焕文，等. 求解光学 CT 图像重建问题的广义脉冲谱技术研究. 光子学报，1998，27：679～687

［31］高峰，牛憨笨，赵会娟，等. 最佳摄动量法在光学计算机层析图像重建逆问题中的应用. 光学学报，1999，19：577～585

［32］Gao F, Zhao H, Niu H. A study of numerical simulation of image reconstruction in optical computer tomography. Bioimaging, 1997, 5：51～57

［33］Gao F, Niu H, Zhao H, et al. The forward and inverse models in time-resolved optical tomography and their finite-element solutions. Image and Vision Computing, 1998, 16：703～712

［34］Gao F, Poulet P, Yamada Y. Simultaneous mapping of absorption and scattering coefficients from full three-dimensional model of time-resolved optical tomography. Appl. Opt. , 2000, 39：5898～5910

［35］Gao F, Zhao H J, Tanikawa Y, et al. Time-resolved diffuse optical tomography using a modified generalized pulse spectrum technique. IEICE Trans. on Inf. and Sys. , 2002, E85-D (1)：133～142

［36］Gao F, Zhao H, Yamada Y. Improvement of image quality in diffuse optical tomography by use of full time-resolved data. Appl. Opt. , 2002, 41：778～791

［37］Natterer F. The Mathematics of Computerized Tomography. New York：Wiley, 1986

［38］Natterer F. Regularization techniques in medical imaging. In：Viergever M A, Todd-Pokropek A. Mathematics and Computer Science in Medical Imaging, NATO ASI F 39：127～141, 1988

［39］Tikhonov A N, Arsenin V Y. On the Solution of Ill-Posed Problem. New York：Wiley, 1977

［40］Viergever M A. Introduction to discrete reconstruction methods in medical imaging. In：Viergever M A, Todd-Pokropek A. Mathematics and Computer Science in Medical Imaging. NATO ASI F, 1988：127～141

［41］Youla D C, Webb H. Image reconstruction by the method of convex projections. Part I：Theory. IEEE Trans. Med. Imaging, 1982, 1：81～94

［42］Boas D A, et al. Imaging the body with diffuse optical tomography. IEEE Signal Process. Mag. , 2001, 18：57～75

［43］Ntziachristos V, Ripoll J, Wang L H V, et al. Looking and listening to light：the evolution of whole-body photonic imaging. Nature Biotech. , 2005, 23：13～20

［44］Yalavathy P K, Dehghani H, Pogue B W, et al. Critical computational aspects of near infrared circular tomographic imaging：Analysis of measurements number, mesh resolution and reconstruction basis. Opt. Express, 2006, 14 (13)：6113～6127

［45］Mycek M A, Pogue B W. Handbook of Biomedical Fluorescence. New York：Marcel

Dekker, 2003

[46] Lakowicz J R. Principle of Fluorescence Spectroscopy. New York: Plenum Press, 1983

[47] Paithankar D Y, Chen A U, Pogue B W, et al. Imaging of fluorescent yield and lifetime from multiply scattered light reemitted from random media. Appl. Opt., 1997, 36: 2260~2272

[48] Eppstein M J, Hawrysz D J, Godawarty A, et al. Three-dimensional Bayesian image reconstruction from sparse noisy data sets: near-infrared fluorescence tomography. Proc. Nat. Acad. Sci., 2002, USA 99: 9616~9624

[49] Milstein A B, Oh S, Webb K J, et al. Fluorescence optical diffusion tomography. Appl. Opt., 2003, 42: 3081~3094

[50] Noziachristos V, Weissider R. Experimental three-dimensional fluorescence reconstruction of diffuse media by use of a normalized Born approximation. Opt. Lett., 2001, 26: 893~895

[51] Gao F, Zhao H, Tanikawa Y, et al. A linear, featured-data scheme for image reconstruction in time-domain fluorescence molecular tomography. Opt. Express, 2006, 14: 7109~7124

第六章　生物医学光子学在人体成分
浓度检测方面的应用

随着人们经济状况的改善、生活水平的提高，糖尿病、心脏病等疾病也悄悄地危害着人们的健康。同时，人们也对医用诊断仪器的人性化、舒适性提出了更高的要求，其中，无创伤或非侵入式测量已经成为临床诊断和治疗中最容易被患者接受的一种检测手段。在采用光、电、声、化、热等形式或者电离辐射（如 X 射线、γ 射线等）和非电离辐射（如超声波、红外线等）方法无创提取人体信息时，由于人体的特殊性，这些技术在实际应用中仍然存在诸多新的特有的问题。在处理这些问题时，多学科知识的交叉和技术融合就显得尤为重要。

众所周知，人体血液反映了人体的众多信息，具有很高的临床诊断价值。而血液主要由血浆、血小板和血红蛋白和白细胞等组成，其中，血浆和血红蛋白约占血液的 55% 和 44%。而血浆中水的含量为 90%～91%，蛋白质含量为 6.5%～8.5%，其他低分子物质如代谢产物和某些激素等占 2%；血红蛋白约占全血有形成分的 95%，血红蛋白具有氧合血红蛋白（oxy-hemoglobin，HbO_2）和还原血红蛋白（deoxy-hemoglobin，Hb）两种形式。血液中的这些生理成分在人体正常的新陈代谢中起着关键的作用，因此，对这些成分的准确检测对于患者病情的诊断和治疗显得至关重要，也是目前众多科研工作者和临床医生努力的主流方向之一。

下面我们将以人体血糖浓度和血氧饱和度的无创伤检测为例，简单介绍利用光谱进行活体内成分检测的方法以及存在的问题，主要内容包括近红外光谱进行人体成分无创检测的原理、系统构成，以及活体测量中遇到的一些共性的问题，例如，检测极限、强背景中的弱信号检测、人机接口技术等。

虽然利用光学的方法对人体成分进行测量，具有无损伤、无感染、可实现多成分同时和连续测量等优点，但鉴于被测对象的复杂性，实际的测量过程实质是从复杂重叠的背景中提取微弱的化学成分变化信息，并且有用信息的提取过程受到各种生理因素的制约和影响。归纳起来，采用光学的方法对人体微弱成分进行无创伤检测主要面临以下几方面的障碍：

1. 信噪比低

一方面，有效信号的变化幅度小；另一方面，来自人体的干扰严重。以人体血糖浓度为例，血液及组织中葡萄糖的正常比例只有水的 0.1%，由血糖浓度变化引起的光强变化非常小，而活体测量时，光谱还受到测量仪器、测量条件以及被测对象自身生理变化的影响。要想提高人体成分无创测量的精度，必须正确分析测量过程中其他干扰带来的影响，并给出合理的解决方案。因此，在强大的干扰中提取微弱信号，我们必须保证测量仪器具有足够高的信噪比，从而保证光谱的质量和信息。

2. 校正模型建立困难

人体组织极为复杂，组织中多种物质在近红外区域产生吸收光谱，并与血糖的吸收光谱重叠。谱线的复杂度使得从中识别和提取血糖的浓度信息极为困难，需要结合有效的多变量校正技术进行处理。此外，校正模型建立过程中，存在多种偶然相关因素，如仪器随时间的漂移、检测器随环境温度的漂移等。如果测量过程中的某种因素与人体血糖浓度之间存在一定的临时相关性，就会影响校正模型的有效性。

3. 人机接口问题复杂

由于被测对象为活体，测量过程中人体的生理变化，如测量部位的温度、出汗状况、接触压力、轻微的晃动、测量部位的差异等都会对光谱产生影响，例如，温度的变化直接影响水和葡萄糖的吸收特性。因此，我们必须结合实际情况，融合电学、光学、医学等多方面的技术综合考虑，设计友好的人机接口来尽量消除这些因素的影响。

4. 光线行走的复杂性

人体组织本身是一个强散射体，光进入组织后不可能沿着直线行走，而是要经过多次散射和吸收，这就给光学系统设计带来了困难。由于正向求解光在多层组织中的传播方程比较困难，我们一般通过 MC 模拟计算的方式，模拟得到光子在组织的传播特性，包括出射位置、平均光程和穿透深度等规律，从而指导光学测头的设计。

5. 时变性

生物活体的新陈代谢、生理周期、情绪波动以及环境影响等时变性因素都会直接或间接地影响到人体组织中各种物质成分的含量，从而影响血糖测量的精度。由于这些时变性问题涉及因素多而复杂，以当前的科研水平，这些因素的变化很难实时监测。我们目前主要是通过建立个人专用模型来涵括这些所有的变化因素，但这是以牺牲模型的精度为代价的。此外，寻找一种相对基准也是解决时变性问题的可行途径，人体血氧饱和度测量就是采取了相对测量才获得成功的典型例子，目前我们正在致力于这方面的研究，试图在组织中寻找一个浮动的基准点进行相对测量。如果获得成功，将有可能将专用模型扩展到通用模型。

尽管目前光学方法测量存在诸多问题，但其仍然具有诱人的前景，主要原因包括：首先，在近红外区域内，体液和软组织相对透明，穿透力强；其次，红外光谱方法原理清楚，硬件、软件的发展均比较成熟，实现起来也较方便，可直接测量组织或血管等部位，易于实现体液成分的无创检测和多成分的同时测量，在生物医学领域已成功应用于血氧饱和度的测量。而随着计算机技术和化学计量理论的发展，近红外光谱定量分析的灵敏度、准确性和可靠性都有较大提高，并被迅速应用于无试剂医学检验。因此红外光谱方法被认为是最有应用前景的血糖无创检测技术。

6.1　无创伤人体血糖浓度检测

6.1.1　人体血糖浓度无创测量的意义

糖尿病是由于人体体内胰岛素的相对或绝对不足而引起糖、脂肪和蛋白质代谢紊乱性疾病。糖尿病是现代疾病中的第二杀手，对人体的危害仅次于癌症。随着人口老龄化的趋势及人们饮食结构的变化，全世界糖尿病患者的数量正逐年增加。据世界卫生组织估计，目前全球范围内的糖尿病人总数大概有 1.77×10^8 人，到 2030 年患病人数将达到 3.7×10^8 人之多。而 2000 年全球死于糖尿病的有 4.4×10^6 人，仅印度、中国就达 10^6 人[1]。在我国糖尿病患者中，合并高血压者多达 1.2×10^7 人，脑猝死者 5×10^6 人，冠心病者 6×10^6 人，双目失明者 4.5×10^5 人，尿毒症者 5×10^5 人。因此，糖尿病及其并发症已成为严重威胁人民健康甚至生命安全的全球性疑难病症。

糖尿病的主要特点是高血糖（glucose）及糖尿。在临床医学中，血糖浓度就是指全血中的葡萄糖浓度，正常人血糖浓度的范围是 $3.9 \sim 6.7 \mathrm{mM}$ 或小于 110mg/dL（分子浓度的国际单位为 mol/L，简写为 M，由于葡萄糖浓度检测的误差要求为 5mg/dL，多数文献也常以 mg/dL 为单位，对于葡萄糖分子，1mM＝18mg/dL）。食物中的糖经过消化吸收，以葡萄糖的形式经体循环运到各组织器官，被细胞摄取，经氧化分解供给细胞能量或转化为其他物质。因此，血糖含量是衡量人体新陈代谢水平的主要指标[2]。血糖浓度的异常会导致体内代谢紊乱，易引起糖尿病酮症、心脑血管病变、肾病、眼病、肢端坏疽和感染等严重并发症。

然而，由于生命科学的复杂性，目前还没彻底根治糖尿病的医学手段。治疗糖尿病的常用方法是控制饮食和口服降糖药物，对于Ⅰ型糖尿病患者还需要注射胰岛素来控制高血糖浓度。世界卫生组织（World Health Organization，WHO）

推荐糖尿病患者对血糖浓度进行自我监测，并以此为依据，精确、及时地调整口服降糖药物和胰岛素的用量，将血糖浓度控制在适当的范围内。

目前自我血糖浓度监测一般是采用快速血糖仪进行测量[3]，通常采用针刺法从指尖取血 $0.1\sim10\mu L$，由血糖仪上的一次性试纸条通过虹吸作用吸入血样，短时间内显示出测量结果。由于该方法需要采集血样，容易引起患者的生理疼痛并伴有感染的危险，频繁测量还意味着要在患者身上频繁针刺取血，因此有创的测量方法在很大程度上限制了血糖测定的频率。

研制一种无创伤血糖浓度测量方法具有重要的意义：

1）减少患者每次采血测量的痛苦，提高病人的生存质量。

2）可提高测量次数，提高血糖控制精确度，降低糖尿病并发症发生的危险。

3）降低每次测量的成本。

4）有可能形成含有检测器和胰岛素注射的闭环循环系统。

5）其测量方法和原理可以推广应用到其他血液成分的检测，有助于加强人们的日常健康管理，提高生活质量。

6.1.2　人体血糖浓度无创测量的研究进展

由于无创伤测量血糖浓度的重要性，血糖浓度无创检测技术已成为科技发达国家的研究热点，多家公司及科研机构对其进行了持续而深入的研究，并不断取得阶段性成果。

在美国，大约从 1990 年开始，许多风险投资公司和相关的光学技术公司投入了巨额资金和时间进行无创伤血糖计的开发。1992 年，Futrex 公司在美国的 Oak-Ridge 会议上首次展出其研制的无创血糖检测样机 Dream Beam[4]。Biocontrol Technology 公司于 1995 年推出无创血糖仪 Diasensor 1000，并获得欧洲的 CE 许可[5]。LifeTrac Systems 公司于 1997 年获得无创血糖仪的美国发明专利，并于 2002 年开始对无创血糖检测样机 SugarTrac 进行临床实验[6]。Iowa 大学的 Arnold 和 Ohio 大学的 Small 领导的无创血糖研究组得到美国卫生署糖尿病消化系统肾脏研究中心（National Institute of Diabetes and Digestive and Kidney Diseases，NIDDK）和美国国家卫生研究院（National Institutes of Health，NIH）的连续资助来发展一种连续血糖检测系统对糖尿病患者进行治疗和管理[7,8]。近年来，InLight Solution 公司、Optiscan 公司也先后获得金额不菲的风险投资进行无创伤人体血糖浓度测量的研究。2000 年，日本也成立了由经济产业省的新能源·产业技术综合开发机构牵头，多个单位参加的血糖无创伤检测的项目组，投资经费高达 6 亿 4 千万日元[9]。2004 年，日立制作所推出了应用温度、血流等参数综合计算血糖值的无创伤血糖仪[10]。此外，德国、韩国、澳大利亚等国也先后参与了无创血糖测量的理论和技术研究，并取得了一定的研究成果[11~13]。

　　我国无创血糖测量的研究起步较晚，并且以大学的科研为主，主要资金来源为国家或省部级基金资助。北京大学[14]、西安交通大学[15]、中国科学院合肥智能机械研究所[16]、清华大学[17]、中国医科大学[18]、第三军医大学[19]、天津大学[20,21]等所在的课题组分别在国家及省部级各项基金的资助下，进行了近红外无创血糖浓度检测技术的基础研究。

　　由于真正意义上的无创血糖检测技术尚未实现，因此一些公司积极致力于微创伤血糖检测技术的研究。该方法的优点是可以利用已有的血糖测量技术，简化了研发过程，并可以在一定程度上减轻患者的痛苦和不适，能够实现血糖值的连续测量。代表产品有 Cygnus 公司开发的手表式血糖测量仪 Glucowatch[22]，SpectRx 公司开发的 SpectRx system[23]，MiniMed 公司研制的 Continuous Glucose Measurement System[24]。但由于微创测量依然存在一定程度的创伤，也会引起一些新的问题，如感染，因此，虽然部分仪器已通过美国食品药品监督管理局（Food and Drug Administration，FDA）的许可，但在使用条件仍有不少的限制，从目前来看，微创血糖测量还不能完全代替有创血糖测试，只是传统测试方法的一个有益补充。

　　所以，尽管多年以来无创血糖检测领域的竞争十分激烈，但迄今为止，没有任何公司或机构推出的无创血糖测量仪能够真正满足临床精度要求，也没有任何无创血糖测量仪通过美国 FDA 的认证。

　　从研究方法上看，血糖浓度无创伤测量的方法有很多，包括阻抗法[25]、电化学法[26]、微波法[27]、光学法等。但相对于其他方法，光学法具有快速、无创伤、信息多维化等特点，成为了目前无创伤血糖测量的主要手段。用来检测糖浓度的光信息包括光速、位相、强度、频率、偏振角等，应用这些信息产生了近红外光谱法[28]、中红外光谱法[29]、旋光法[30]、拉曼光谱法[31]、光声光谱法[32]、光学相干成像法[33]。

1. 近红外光谱法

　　近红外光对于体液和软组织具有很好的穿透性，是较为理想的检测光谱段。而随着计算机技术和化学计量理论的发展，近红外光谱定量分析的灵敏度、准确性和可靠性都有较大提高，并被迅速应用于无试剂医学检验。

　　根据近红外光与组织相互作用机理的不同，又有研究者将近红外光谱法分为近红外吸收光谱和散射光谱两种。实际上，在人体测量中吸收的作用和散射的作用是分不开的，因此通常所说的近红外光谱法包含两者的共同作用。当入射光进入组织后，与粒子发生碰撞，其中一部分光子被粒子吸收而损耗，另一部分光子被粒子散射。前向散射光子由组织的另一侧射出，构成透射光，而后向散射光子由入射侧射出，构成漫反射光。在漫反射测量技术中，用一窄束光照射到人体的某个部位，并从距光照点一定距离的一点或多点测量漫反射光强。直接用简单的方法，很难导出漫反射光与血糖浓度的关系，通常借用于化学计量学的方法加以建模处理。漫反射光很弱，要获得高质量的漫反射谱，需要高通量的红外光谱仪和灵敏度较高的检测器，现有的光学技术已经能够满足这一需求。在漫透射测量中，光源与检测器分别置于被测部位的两侧，该方法对于检测器和光谱仪的要求与漫反射测量相同，但测量部位仅限于耳垂、指尖等较薄部位。

对于人体血氧饱和度检测，由于需要利用深层组织的光学信息，一般利用的是光学窗口的波段（700～900nm），此时水的吸收相对而言比较弱，血红蛋白的吸收占主导作用，因此人体血氧饱和度监测一般采取透射测量的方式，以最大限度地利用人体组织信息。

而对于人体血糖浓度的无创伤测量而言，一般利用的是葡萄糖的倍频和合频吸收区域（波长大于1100nm），此时水的吸收占主要优势，光在组织中的衰减程度十分严重，导致测量光的信噪比较低，严重影响测量精度。而被测的葡萄糖浓度信息主要分布于人体的真皮层，不需要利用人体皮下组织的光学信息，因此一般采取测量漫反射光的形式测量人体血糖浓度，此时，入射光纤与检测器位于组织的同侧，如图6.1所示。

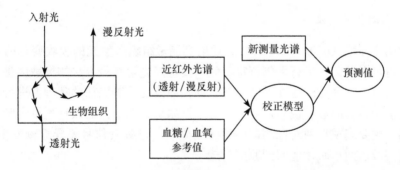

图6.1　近红外光谱进行人体成分无创检测示意图

2. 中红外光谱法

血糖的无创伤测量通常都是经皮测量的，而皮肤中含有60%以上的水分，且水在中红外区域存在强烈的吸收，使得中红外光谱在血糖的无创伤测量中受到了很大的限制。通常只有在血液的分析中，采用衰减全反射（attenuation total reflectance，ATR）方式测量时才选择中红外光谱法。因此，中红外光谱法并不适合于无创伤的检测。

3. 旋光测量法

旋光法是利用溶液对于穿透过其中的偏振光的偏振角的偏转来定量测量溶液

中某种成分的浓度。如血液中的葡萄糖浓度为 5.6mM，光穿透 1cm 的光程长引起的偏转角为 +0.052°。血液中胆固醇的浓度为 4～5mM，光穿透 1cm 的光程长引起的偏转角为 -0.06°～0.08°。由于旋光测量是在人眼的前房测量，患者一般不容易接受这种方式。

4. 拉曼散射光谱法

拉曼散射光谱是利用激光照射在样品后产生的非弹性散射，散射后光的频率产生频移来实现测量的。在理想条件下，拉曼谱线的强度与入射光的强度和样品分子的浓度成正比例关系，因而可以利用拉曼谱线来进行血糖定量分析。拉曼光谱技术具有许多明显的优点。首先，它具有优秀的指纹能力，对于葡萄糖的分子结构具有很好的特征性，在 10～4000cm^{-1} 范围内的谱线对应着生物大分子的振动基频，因而它的谱线锐利，不会与其他光谱有相互重叠的现象。其次，水在近红外的拉曼谱十分微弱，这也是利用拉曼散射光谱测量血糖的优势。

但是，影响拉曼线的因素很多，例如光源的稳定性、样品的自吸收、单色仪的狭缝、样品的浓度改变时折射率的变化等。目前还没有用拉曼光谱对葡萄糖浓度进行体内测定的临床数据发表。

5. 克朗莫光谱法

利用宽波段（600～1100nm）光照射到测量组织产生光的吸收变化的克朗莫光谱法也可对葡萄糖进行无创测定，然而要提高光学测量方法的灵敏度是很困难的。据报道，这种方法是在眼睛对颜色的轻微改变能够确认的基础上进行的，但从其测量中得到的数据说明，对一个未知糖尿病状态个体的饮食耐量实验是不可控制的，主要表现在两对探测器的信号差异点。进餐后信号差异立刻发生变化，且要等到饭后两小时才能回到原值附近。

6. 脉冲光声法

脉冲光声技术是通过声信号来测量样品的光吸收，因而克服了人体组织细胞对光的散射的影响。脉冲激光器发出脉宽为 10ns，波长在 800～1800nm 之间连续可调的近红外激光，样品吸收激光后产生瞬态温度变化，并最终经热弹效应转化为脉冲压力波，高速压电换能器将压力波信号转为电信号。理论分析表明，最后测得的光声信号正比于葡萄糖浓度值，且有实验表明血液中其他成分浓度的变化只影响测量曲线的基线，而对测量曲线的斜率基本上没有影响。

7. OCT 方法

OCT 方法是利用由于葡萄糖浓度改变将引起真皮层的衰减系数的变化，从而反映到 OCT 信号则表现为在真皮层所对应的信号斜率变化。每 10mg/dL 的糖浓度变化将引起 OCT 信号的斜率改变 2.8%。由于采用相干测量方式，能很好地保证背向散射光子来自特定的深度，而不会受到其他层光子的干扰，因此，血糖浓度与 OCT 信号的斜率具有很好的相关性。

总结上述的几种血糖浓度无创伤测量的光学方法，近红外光谱结合多变量分析技术的研究方案被认为是无创伤测量人体血糖浓度的有效方法[34]，另外 OCT 方法作为一种新兴的血糖检测方法也被寄予了厚望。

6.1.3 近红外光谱测量血糖浓度的理论基础

1. 葡萄糖浓度变化对近红外光谱的影响机理分析

近红外光谱区域的吸收谱带是由于低能的电子跃迁。能吸收近红外光的分子主要有两种振动模式[35]：伸缩和弯曲。伸缩振动是指组成化学键的两个原子沿着键轴方向连续变化的振动，而弯曲振动是指两个原子成键角变化的振动。大多数近红外光谱有着不同于中红外光谱的信息特征。只有吸收峰波数在 $2000cm^{-1}$ 以上的基频振动，才可能在近红外区内产生一级倍频。而能够在 $2000cm^{-1}$ 以上产生基频振动的主要是含氢官能团，如 C—H、O—H、N—H 的伸缩振动。因此，近红外光谱主要是含 C—H、O—H、N—H 等基团的化合物在中红外区域基频振动的倍频吸收与合频吸收。

葡萄糖是己醛糖，分子式为 $C_6H_{12}O_6$。葡萄糖分子结构中包含有多个 O—H 和 C—H，均为能在近红外光谱区产生吸收的主要含氢官能团。根据分子结构特点，葡萄糖分子在 1100～1300nm 波段内存在二级倍频吸收，在 1500～1800nm 波段内存在一级倍频吸收，为利用近红外光谱测定血糖浓度提供了理论依据。但与中红外光谱相比，近红外的谱带较宽且强度较弱。同时，人体测量时，由于血液及组织液中其他一些成分（如血红蛋白、白蛋白、水等）的分子结构中也包含能够产生近红外吸收的含氢基团，因此在近红外区域产生相应的吸收光谱，这些成分的吸收是人体血糖浓度无创测量的最主要的障碍。如图 6.2 所示为血液中主要成分包括葡萄糖、水、白蛋白、血红蛋白等在近红外区域的吸收（图中虚线部分为水的强吸收导致的测量误差较大的区域）。

此时，近红外光谱实际是多种成分吸收信息的重叠，单波长测量的误差较大。为了提高近红外光谱测量精度，从人体得到的光谱数据需要结合第五章介绍的多变量分析技术，才能实现对人体葡萄糖浓度的精确定量。

以上考虑的仅为透明介质中的葡萄糖在近红外区域的吸收特性，如果葡萄糖分子处在具有散射特性的非均匀介质中，还需要考虑葡萄糖浓度变化对介质的吸收和散射的共同影响。对人体而言，皮肤组织中包含脂肪、蛋白质、线粒体等散

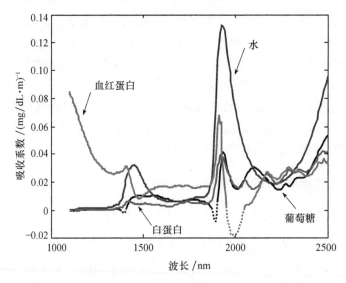

图 6.2　血液中主要成分的近红外吸收光谱图

射体，还包含组织液等散射背景。我们可以将皮肤组织简化为散射体和散射背景溶液构成的浑浊介质，来分析葡萄糖浓度变化后对皮肤光学特性参数的影响。

依据比尔定律，组织的吸收系数是所有吸收介质的摩尔吸光系数和物质的量浓度乘积的线性累加。在生物组织中含有很多种成分，其中水分占到了 60%～80%，在分析中主要考虑水和葡萄糖这两种成分。因此溶液的总吸收系数为

$$\mu_a = \varepsilon_w c_w + \varepsilon_g c_g \tag{6.1}$$

式中，ε_g 为葡萄糖分子的摩尔吸光系数；c_g 为葡萄糖分子的物质的量浓度；ε_w 为水分子的摩尔吸光系数；c_w 为水的物质的量浓度。

当溶液中葡萄糖的浓度增加时，将从两个方面影响溶液的吸收特性[36]：一方面，葡萄糖分子的物质的量浓度 c_g 增加，导致葡萄糖分子的本征吸收增加；另一方面，葡萄糖分子的增加会置换溶液中的水分子，从而导致水分子的本征吸收减小。所以，吸收系数的改变表示为

$$\Delta\mu_a = \varepsilon_g \Delta c_g + \varepsilon_w \Delta c_w = \varepsilon_g \Delta c_g - \varepsilon_w f_w^g \Delta c_g \tag{6.2}$$

式中，f_w^g 为葡萄糖对水的置换因子。根据 Weast 的研究[37]，随着葡萄糖的加入，水的浓度变化为 0.0111% mM^{-1}，在温度 20℃下纯水的物质的量浓度为 $C_w^0 = 55.4$M。因此，在 20℃ 下，葡萄糖浓度变化导致的吸收系数的变化为

$$\frac{\partial\mu_a}{\partial c_g} = \varepsilon_g - 6.1494\varepsilon_w \tag{6.3}$$

由式（6.3）可以看出，当环境温度恒定时，葡萄糖浓度对吸收系数的影响具有波长特性。而在近红外区域，葡萄糖分子的吸收系数比水分子的吸收系数要低一到两个数量级，因此葡萄糖浓度的增加会导致溶液的总吸收系数减小。

但在人体组织环境下，一方面，组织中水的物质的量浓度要小于纯水的物质的量浓度；另一方面，生物组织具有独特的自身调节功能，组织中葡萄糖对于水的置换作用没有其在水溶液中显著。因此，更具真实性的结果须在人体皮肤或皮肤组织模拟液的模型中获得。

在散射介质中，葡萄糖分子主要通过改变溶液的折射率来改变组织的散射特性。组织的散射效应主要是由于散射介质的折射率 n_s 与周围非散射特性的背景介质的折射率 n_0 之间的不匹配引起。当 n_s 与 n_0 之间满足 $\left|\dfrac{n_s}{n_0}-1\right| \ll 1$ 时，采用 Rayleigh-Gans 理论近似 Mie 理论[38]，约化散射系数 μ_s' 可以表示为

$$\mu_s' = K\left(\frac{n_s - n_0}{n_0}\right)^2 \tag{6.4}$$

式中，K 为与散射粒子的大小、密度、各向异性因子及波长相关的比例常数。

当葡萄糖浓度改变时，背景介质的折射率 n_0 的改变并不是特定的，受到血液和组织液中的各种溶质的总浓度的改变的影响，其表达式为

$$n_0 = \sum_i (f_i n_i) \tag{6.5}$$

式中，f_i 为背景介质中各成分的体积百分比浓度；n_i 为各成分的折射率。如果仅考虑葡萄糖与水的体积改变，溶液的折射率随葡萄糖浓度的增加而线性增加[39]，即

$$\frac{\partial n_0}{\partial C_g} = k(\lambda) \tag{6.6}$$

式中，$k(\lambda)$ 为随波长变化的比例系数。

因此，葡萄糖浓度改变与约化散射系数 μ_s' 的关系为

$$\frac{\partial \mu_s'}{\partial C_g} = \frac{\partial \mu_s'}{\partial n_0}\frac{\partial n_0}{\partial C_g} = \frac{2Kn_s(n_0 - n_s)}{n_0^3}k(\lambda) \tag{6.7}$$

根据实验结果[38]，在组织模拟液中，K 的大小近似为 $1.3 \times 10^{-2}\,\mathrm{mm}^{-1}$。在近红外区域，$k(\lambda)$ 的大小近似为 $2.73 \times 10^{-5}\,\mathrm{mM}^{-1}$。

同样，葡萄糖浓度的改变还会导致介质各向异性因子 g 的改变，但相对来说，变化幅度更小。

根据以上的分析，葡萄糖浓度的改变，确实改变了生物组织的吸收和散射特性。但是，这些改变非常微弱，通常小于 $0.1\%\,\mathrm{mM}^{-1}$。从理论上来说，近红外漫反射光或者透射光的光谱强度变化，都可以用于监测葡萄糖的浓度变化，但这些光强变化极其微弱，如在 800nm 和 960nm 的波长下，葡萄糖浓度变化导致的反射光强的变化分别为 $-0.01\%\,\mathrm{mM}^{-1}$ 和 $-0.006\%\,\mathrm{mM}^{-1}$[40]。所以，对于无创测量活体组织的漫反射或透射光来说，精确和可靠地检测这些微弱信号变化需要检测技术具有非常高的灵敏度和稳定性。

2. 经皮漫反射光谱测量真皮血糖浓度的可行性

由上一节的分析可知，人体组织中葡萄糖浓度的变化确实改变了组织的光学特性参数，进而影响漫反射光谱强度。但要想真正实现无创测量血糖浓度的目的，必须保证入射到人体的近红外光在体内传播的过程中能够携带足够的葡萄糖浓度变化信息，并被合适的检测器接收，最后才能进行有效地分析和综合。

在生物医学的无创伤诊断和测量中，皮肤是光进入被测组织的必经部位。因此，在本节中，我们首先根据葡萄糖在皮肤组织中的分布情况确定目标组织，然后选择进行光谱采集的测量部位，并根据光子在组织中的穿透深度规律设计光学测头，最后验证采用经皮漫反射光谱进行人体血糖浓度检测的可行性。

（1）葡萄糖在皮肤组织中的分布

皮肤是人体最大的器官[41]，占人体体重的 4%～6%。人体全身各个部位的皮肤厚度也不相同，一般厚度为 0.5～4.0mm。人体皮肤组织具有较明显的分层结构特性，从表层到里层可分为三层：表皮层、真皮层、皮下组织层。

表皮起源于外胚层，是皮肤表层的上皮细胞，主要由角朊细胞、树枝状细胞及迈克尔细胞组成。表皮层中不包含血管。手掌的表皮层厚度在 0.48～0.79mm 之间，平均厚度值为 0.53mm。

真皮位于表皮之下，由结缔组织组成，真皮又可分为浅在的乳头层和深在的网状层。其中，乳头层内部及网状层的深部都分布有丰富的毛细血管丛。与表皮层相比，真皮层中的细胞含量较少，主要包含三种纤维结缔组织：胶原纤维、网状纤维和弹性纤维。真皮层的厚度随身体部位而异，手掌和足跖可厚达 3mm 以上，平均厚度为 0.2～2.0mm。

皮下组织由疏松结缔组织和脂肪组织构成，还含有皮下血管和神经主干、神经末梢、毛囊和皮脂腺等。皮下组织的结缔组织很疏松，脂肪含量随性别和部位而异。一般在腹部和臀部较多，厚 3～5cm。

在皮肤组织各层中，真皮乳头层的毛细血管丛是最浅层的血管丛。相对于表皮漫反射光，真皮漫反射光携带有丰富的葡萄糖浓度信息；而相对于皮下组织的漫反射光而言，真皮组织漫反射光的检测信号更强。因此，研究人员一般选用真皮层作为测量人体血糖浓度的目标组织。在真皮层中，葡萄糖分子除了以血糖的形式存在于血管中，还溶解于组织液中，由于葡萄糖分子的等渗特性，血液和真皮组织液中的部分葡萄糖分子透过血管壁相互渗透，真皮组织液中的葡萄糖浓度随血糖浓度而相应的改变。因此，经过真皮层的近红外光同时反映了真皮层组织液与血液中的葡萄糖信息。

由图 6.1 可知，要想成功地实现人体血糖浓度的无创检测，需要首先建立人体血糖浓度与近红外光谱之间的回归模型。而建立模型有两个必要条件：一方面，需要通过有创的方式获得与光谱相对应的人体血糖浓度值；另一方面，需要高精度的硬件系统从人体组织获得葡萄糖浓度变化导致的近红外光谱。

对于第一个必要条件，虽然需要测量的是人体真皮组织的近红外扩散光谱，但考虑到真皮层组织液中的葡萄糖浓度很难直接获得，在实际的模型分析中，一般都采用人体血液中的葡萄糖浓度作为模型的参考值。因此，利用真皮组织的近红外光谱测量人体血糖浓度的有效性首先取决于组织液与血液中糖浓度的相关性。

Thennadil 等对真皮组织液与静脉、毛细血管等三个不同部位的葡萄糖浓度在糖浓度变化过程中的相关性进行了系统的研究[42]。实验对象为六位糖尿病患者，通过口服葡萄糖和注射胰岛素相结合的方法来改变被测对象的血糖浓度值。在测量时间内，分别采用负压发疱法从手臂吸取真皮组织液，采用静脉留置针方法从另外一个手臂抽取静脉血液，采用针刺法从手指取得毛细血管的血样，然后用 YSI（yellow springs instrument）血糖分析仪测量得到各个部位的葡萄糖浓度。并使用线性回归法分析三个不同部位的葡萄糖浓度之间的相关性，其结果如表 6.1 所示。表 6.1 中，组织液与血管中葡萄糖浓度之间的均方根误差较大的主要原因是组织液样品量过小带来的测量误差。

表 6.1　不同部位葡萄糖浓度之间的线性回归分析结果

比较部位	有效样本数	相关系数	均方根误差/(mg/dL)	百分比误差/%
静脉与组织液	37	0.9697	15.8	5.6
毛细血管与组织液	40	0.9524	19.3	6.8
静脉与毛细血管	46	0.9726	13.2	5.2

从表 6.1 中不难看出，在人体葡萄糖浓度的变化过程中，真皮组织液与血液中的葡萄糖浓度具有极好的相关性。该结论很好地支持了通过真皮漫反射光测量葡萄糖浓度的方案。同时，为了便于分析，在后面的内容中不再具体提到真皮组织液葡萄糖浓度的概念，而将真皮组织液与血管中的葡萄糖浓度统称为血糖浓度。

（2）测量部位的确定

众所周知，人体组织是一种复杂介质，属于不均匀性的散射系统，吸收与散射同时存在。当近红外光入射到皮肤表面，对进入皮下的光所经过路径起决定性作用的是皮肤及皮下的组织结构特性、相应的光学特性等。而对于同一个体的不同生理部位，皮肤的生理结构、组织厚度等都不相同，因此出射光所携带的组织内部的信息也有很大差异。从目前发表的文献来看，各研究小组的研究水平都还处在建立个人专用模型的阶段，所选择的测量部位也因所采用的系统不同而不同。已有的研究对人体诸多部位进行了尝试，主要包括耳朵、手指、手掌、前臂内侧、舌、眼、口腔黏膜等。Jagemann 等[43]以及 Robinson 等[44]应用食指进行测量；Heise 等[11, 28]、Marbach 等[45]对下唇内部的近红外光谱进行血糖的无创检测，Stephen 等[46]和 Maruo 等[47]用近红外扩散反射光谱在前臂位置进行无创血糖测量的研究，Hazen[48]应用拇指与食指之间的指蹼部位进行血糖测量的研究。总的来说，目前的研究一般认为指蹼部与眼睛分别适用于透射测量、拉曼光谱技术或旋光检测技术，而手掌部和手指适合于光谱的扩散反射测量。

在对人体血糖浓度无创测量二十多年的发展历史和现状深入研究的基础上，并对人体面颊、手臂、手指、手掌等多个部位的解剖结构、光谱稳定性、测量的方便性等各方面因素进行综合考虑，一些课题组选择了真皮层漫反射光的测量方式，并确定手掌为测量部位[49]。选择的主要依据是：掌心部位不含毛发及毛囊，便于进行光谱测量；基于掌纹的特异性可以构建图像定位系统，从而消除测量部位差异对光谱的影响；便于人机接口的设计，且易于被测量对象所接受。

在下面的内容中，我们将以手掌为测量部位，通过理论分析经皮漫反射光的穿透深度特性，并考察系统对葡萄糖浓度的极限检测精度，从而论证通过真皮漫反射光谱测量人体血糖浓度方案的可行性。

（3）光子穿透深度分布规律的研究

在前面我们已经明确了待测量的血糖浓度分布在真皮层，只有穿透深度到达了真皮层并从真皮层返回后被检测器接收的光子才被认为是携带了人体血糖浓度的信息的有效光子。我们将来自真皮层的光子占检测器所有出射光子的比例定义为有效光子比例。

将手掌组织近似为半无限介质，光从皮肤表面某一点垂直入射，经多次散射后，部分后向散射光子经皮肤表面出射，构成漫反射光。对距入射点 ρ 远处检测的漫反射光进行分析（ρ 定义为径向检测距离）。以入射点为原点，入射点与检测点连线为 x 轴，光垂直入射方向为 z 轴，对皮肤组织建立三维坐标系，如图 6.3 所示，光入射点的坐标为 （0，0，0），光接收点的坐标为 （ρ，0，0）。$z>0$ 代表手掌组织，光源位于原点，检测光纤位于坐标（ρ，0，0）处。

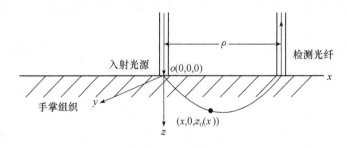

图 6.3　近似半无限的手掌组织坐标系

根据 Cui 等[50]和 Feng 等[51]的研究，漫反射光子在均匀介质内的传播路径主要集中在由光入射点到接收点的香蕉形区域。取 xz 平面上的传播曲线进行研究，定义光子在传播曲线任一点处的坐标为 (x, y, z)。根据曲线的定义可知，光子在 y 轴的坐标值为 0。将 z 轴坐标值定义为 x 的函数 $z_0(x)$

$$z_0(x) \approx \left[\frac{2x(\rho - x)}{\sqrt{3\mu_a \mu_s' \rho}} \right]^{\frac{1}{2}} \tag{6.8}$$

由香蕉形路径的特征可知，在 $x = \frac{\rho}{2}$ 处，曲线的 z 轴坐标值最大，即

$$z_0(x)_{max} = \left(\frac{\rho}{2\sqrt{3\mu_a \mu_s'}} \right)^{\frac{1}{2}} \tag{6.9}$$

即在同样的组织光学参数测量条件下，随着径向接收距离增加，漫反射光子的最大穿透深度增加。

对于稳态的光传输情况的概率密度函数 $p(\rho, z)$，假设第一层厚度为 z_1，第二层的厚度为 z_2，那么对应各层的比例为[52]

$$f_1(\rho) = \frac{\int_0^{z_1} p(\rho, z)\mathrm{d}z}{\int_0^\infty p(\rho, z)\mathrm{d}z} \tag{6.10}$$

$$f_2(\rho) = \frac{\int_{z_1}^{z_1 + z_2} p(\rho, z)\mathrm{d}z}{\int_0^\infty p(\rho, z)\mathrm{d}z} \tag{6.11}$$

$$f_3(\rho) = \frac{\int_{z_1 + z_2}^\infty p(\rho, z)\mathrm{d}z}{\int_0^\infty p(\rho, z)\mathrm{d}z} \tag{6.12}$$

因此，光子的平均深度为

$$\langle z \rangle = \int_0^\infty z p(\rho, z)\mathrm{d}z \tag{6.13}$$

由此可见，平均穿透深度以及各层的比例均决定于皮肤各层的光学参数和几何厚度。

由于手掌组织中真皮层较厚，穿透真皮层进入皮下组织的近红外光衰减较大，能够从皮下组织返回的漫反射光能量很弱，可近似忽略。我们将单层介质内漫反射光子的最大穿透深度特性近似应用于分层的手掌皮肤组织中，并基于 MC 模拟思路，研究近红外光在皮肤组织中的穿透深度的规律，并最终指导人体血糖浓度测量的光学测头设计。

在 MC 模拟计算中，所采用的光子总数为 10^7，所选用的波长为葡萄糖分子在一级倍频区域的一个吸收峰 1600nm，该波长的光学参数来自文献 [47]。根据手掌组织的结构，分别定义表皮层和真皮层的厚度为 0.5mm 和 3.5mm。具体

参数设置如表 6.2 所示。程序启动以后，光子包被发射到组织中。由于吸收粒子的衰减作用，光子包的权重在传输过程中不断减小。当部分光子包最终从皮肤表面漫反射出来时，其最终权重被分类统计。

表 6.2　程序的参数设置

分层	μ_a/mm^{-1}	μ_s'/mm^{-1}	g	厚度/mm
表皮	0.156	13.65	0.873	0.5
真皮	0.556	13.65	0.873	3.5
皮下组织	0.089	8.99	0.873	∞

在 MC 模拟的限定条件中，要求入射光源为无限细光束，但在实际光谱测量时，入射到皮肤表面的光束具有一定的面积。假设入射光线束的截面为直径 3mm 的圆形，并以光纤束的圆心作为原点建立三维坐标系，使圆面上的点光源具有不同坐标值。累加全部点光源在不同径向距离处（相对于原点的 r 值）出射的具有不同穿透深度和光程长特性的漫反射光子数，得到圆形面光源入射情况下，漫反射光子的空间分布规律。

圆形面光源入射情况下，其实质是圆面上均匀分布的点光源在空间上的叠加。沿径向等分圆面为不同的圆环，在面光源的边界处，单位径向距离等分所得圆环的面积最大，分布的点光源数量最多。不同穿透深度的漫反射光子分布特性如图 6.4 所示。由于程序中模拟的所有点光源的纵向坐标相同，模拟得到的穿透深度特性一致。因此，直径 3mm 的圆形面光源入射时，模拟得到的漫反射光子沿穿透深度方向的比率分布规律与点光源入射特性相同，图中两条曲线重合。根据图中的统计，在检测到的漫反射光子总数中，来自表皮层的漫反射光子占63.98%，来自真皮层的漫反射光子占 36.02%，而来自皮下的漫反射光子只占0.002‰。因此，在手掌真皮漫反射光谱测量时，皮下组织层的影响可以忽略不计。

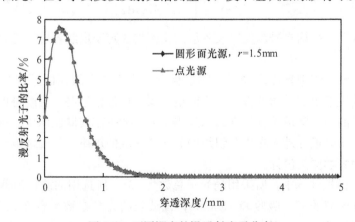

图 6.4　不同深度的漫反射光子分布

　　漫反射光子的平均穿透深度分布规律如图 6.5 所示。点光源入射情况下，漫反射光子的平均穿透深度随径向接收距离增加而单调递增。同样，由于圆形面光源上不同位置处的入射光子在径向坐标上的叠加效果，在径向距离等于圆面半径的位置处，漫反射光子的平均穿透深度最小。在径向距离大于圆面半径的区域，漫反射光子的平均穿透深度随径向距离增加而单调递增。由此可见，虽然表皮漫反射光的比率较大，但主要集中分布于光源附近。只要选择合适的径向检测距离，就可以减小表皮层的反射光的干扰。

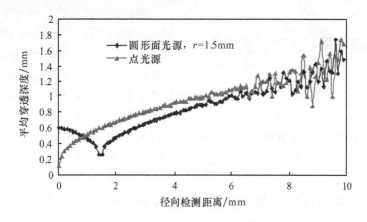

图 6.5　不同径向距离处漫反射光子的平均穿透深度分布

　　为了进一步研究平均穿透在真皮层的光子的出射位置规律，我们分析了在不同径向检测距离处来自真皮层光子的比例。图 6.6 为不同径向检测距离下检测到的不同深度的光子的比率，其中，ratioEpd、ratioDms、ratioSub 分别表示在出射的光子中，从表皮、真皮和皮下组织中返回的光子数占全部光子数的比率。

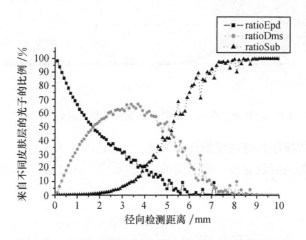

图 6.6　来自不同深度的光子占所有出射光子的比率

从图中可以看出，在径向检测距离 3.2mm 处，来自真皮层的光子占有最大的比率，多达 60%，这意味着如果在该位置收集光信息能最大限度地获取到真皮层的信息。

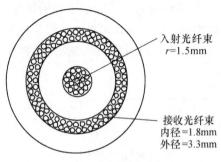

图 6.7　光学测头结构示意图

基于真皮漫反射光子的径向分布曲线以及光子在不同径向检测距离上的平均穿透深度规律，可采用如下的光学测头设计方案。光学测头的截面形状如图 6.7 所示，为同轴圆环状结构。测头中心的圆形入射光纤束的半径为 1.5mm，圆环状接收光纤束的内径为 1.8mm，外径为 3.3mm。

依据图 6.7 所示的光学测头的结构参数值，我们可以计算 1600nm 波长下该圆环面积内所接收的漫反射光子中，来自不同穿透深度的光子比率，结果如图 6.8 所示。环状光纤束面积内检测到的漫反射光子的平均穿透深度为 0.69mm，全部漫反射光子中，来自真皮层的光子所占比例为 54%，而皮下组织层漫反射光子的比例低于十万分之一，忽略不计。通过对不同深度的光子进行进一步的分类统计，可得到 1600nm 波长下漫反射光子在真皮层中的平均光程长为 1.46mm。

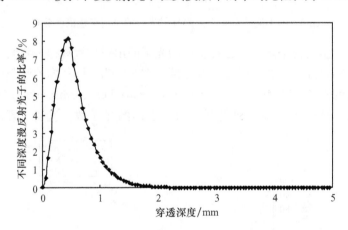

图 6.8　环形接收区域内不同穿透深度的漫反射光子比率分布

（4）系统的极限检测精度的简单估计

对于透明的纯吸收介质，根据朗伯-比尔定律，入射光强 I_0 与透射光强 I 之间满足

$$I = I_0 e^{-\sum_{i=1}^{n} \varepsilon_i c_i l} \tag{6.14}$$

由于被测成分 k 的浓度变化 Δc_k 所引起的光能量变化量 ΔI 为

$$\Delta I = \left| \frac{\mathrm{d}I}{\mathrm{d}c_k} \Delta c_k \right| = Il \left[\sum_{i=1}^{n} \varepsilon_i \frac{\mathrm{d}c_i}{\mathrm{d}c_k} \right] \Delta c_k \tag{6.15}$$

式中，l 为光程长；c 为吸收物的浓度；ε 为吸光系数（波长的函数）；n 为溶液中总的物质成分个数；ΔI 为被测成分 c_k 的变化引起的光强变化；$\dfrac{\mathrm{d}c_i}{\mathrm{d}c_k}$ 表示样品中被测成分 k 的浓度变化与成分 i 的浓度变化相关值。

假设仪器的信噪比为 SNR，则有仪器噪声 $\sigma_N = I/\mathrm{SNR}$。我们认为当被测成分的浓度变化所引起的光能量变化 ΔI 与仪器噪声 σ_N 相当时，即 $\Delta I = \sigma_N$，就无法将被测成分的信息从噪声中提取出来，这种条件称之为极限检测条件[53]。此时被测成分 k 的浓度变化量对应着可检测的最小浓度变化，并定义 $\Delta c_k^{\lim}$ 为信噪比为 SNR 且光程长为 l 的条件下的检测极限。

分别代入相应各式，可得到检测极限

$$\left| \Delta c_k^{\lim} \right| = \frac{1}{\left(\sum\limits_{i=1}^{n} \varepsilon_i \dfrac{\mathrm{d}c_i}{\mathrm{d}c_k} \right) l \cdot \mathrm{SNR}} \tag{6.16}$$

如果在被测成分与其他成分之间不存在浓度变化相关性或者相关性很小时，可近似认为

$$\frac{\mathrm{d}c_i}{\mathrm{d}c_k} = \begin{cases} 1, & i = k \\ 0, & i \neq k \end{cases} \tag{6.17}$$

因此，式（6.16）可以简化为

$$\left| \Delta c_k^{\lim} \right| = \frac{1}{\varepsilon_k \, l \cdot \mathrm{SNR}} \tag{6.18}$$

由式（6.18）可知，被测成分 k 可检测到的最小浓度变化即检测极限 $\Delta c_k^{\lim}$ 与仪器的信噪比、光程长 l 以及被测成分在测量波长处的吸光系数成反比。而在确定的某一波长下，被测成分的吸收系数是确定的，因此成分的检测极限只与光程长 l 和信噪比有关[54]。光程长越大，检测极限越小，但此时由于透射信号减弱，信噪比也会减小。因此，检测极限是一个综合了光程长、信噪比、被测成分吸收系数等因素的复合问题。

对于纯的葡萄糖水溶液，假定样品池的光程长为 1mm，系统的信噪比为 10 000∶1，忽略葡萄糖浓度变化对水浓度的影响，我们可以粗略计算葡萄糖水溶液中该条件下系统能分辨的葡萄糖浓度的检测极限，结果如图 6.9 所示。

从图 6.9 中可以看出，在葡萄糖的一级倍频吸收区域内，在光程长为 1mm 且信噪比为 10 000∶1 的情况下，如果只利用单波长的信息，并忽略葡萄糖浓度变化对水的影响，系统能分辨的葡萄糖浓度的检测极限大约为 $10\sim20\mathrm{mg/dL}$。如果要获得 5mg/dL 的精度，必须增加测量的光程长或者提高仪器的信噪比。当然，图 6.9 仅仅是对单波长测量下葡萄糖浓度检测极限的一个大致估计，多波长

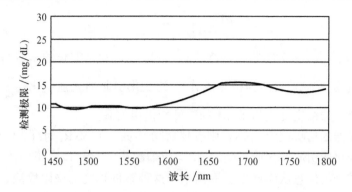

图 6.9　单波长下葡萄糖浓度的检测极限（光程长 1mm，信噪比 10 000∶1）

情况下的检测极限不仅与仪器信噪比、光程长相关，还与建模方法、样品复杂度等相关，更多信息请参考相关文献[53,54]。

对于血糖浓度无创测量系统，检测到的漫反射光来自不同皮肤层，而真正有用的信号只有到达真皮层并返回的真皮漫反射光[55]。因此，系统的有效信噪比要低于实际测量的重复性信噪比。如果在检测到的全部光子中，真皮漫反射光所占的比率为 $f_2(\rho)$，则系统的有效信噪比表示为

$$\mathrm{SNR}_{\mathrm{eff}} = f_2(\rho) \cdot \mathrm{SNR} \tag{6.19}$$

根据式（6.18），该测头可分辨的葡萄糖的检测极限 $\Delta c_g^{\lim}$ 可表达为

$$| \Delta c_g^{\lim} | = \frac{1}{\varepsilon_g l_{\mathrm{derm}} \cdot \mathrm{SNR}_{\mathrm{eff}}} \tag{6.20}$$

式中，ε_g 为葡萄糖的吸收系数，在 1600nm 下为 1.67×10^{-4}（mm・mM）$^{-1}$；l_{derm} 为光子在真皮层的平均光程长。

使用标准反射板对光学测头进行重复测量，得到 1600nm 下系统重复性信噪比为 12 500∶1。而根据图 6.8 中 MC 模拟计算的结果，在 1600nm 波长下，真皮层的光子数占接收到的总光子数的 54%，平均光程 1.46mm，因此，应用图 6.7 中所设计的测头在单波长 1600nm 下进行手掌真皮血糖浓度检测，其检测极限为 0.60mM（10.8mg/dL）。

需要注意的是，该结果是在设定表皮层厚度为 0.5mm 的情况下计算得到的。实际测量时，由于个体之间的差异，手掌表皮层的厚薄程度不一，导致其测量效果也不完全相同。对于表皮层较薄的被测对象，其血糖浓度的理论检测极限更高。因此，我们可以认为该光学测头能够有效地拾取真皮层信息，达到测量真皮血糖浓度的目的。

3. 测量条件对经皮漫反射光谱的影响

由上面的介绍可以看出，只要设计合适的径向检测距离，采用高灵敏度和稳

定性的检测方法有效地拾取真皮漫反射光，并辅以第五章介绍的近红外光谱的多变量分析方法，就可以提取其中包含的血糖浓度信息。但在实际应用中还有许多新的问题，有兴趣的读者请参看相关的研究报告。下面仅简单介绍活体测量中的接触压力对测量的影响。

(1) 测量压力的影响

在组织漫反射光谱测量时，通常采用接触式测量法来有效减少表面反射光的影响。然而，接触式测量时，皮肤组织受到测头的挤压而产生形变，组织内部结构及成分分布、组织光学参数发生改变，最终影响到漫反射光谱的分布特性。尤其在低浓度的人体成分定量分析时，压力影响已成为干扰漫反射光谱测量稳定性的一个重要因素。

Chan 等采用牛动脉、牛巩膜、猪巩膜及人的皮肤样本离体研究了 400～1800nm 波段压力对组织光学参数的影响。结果表明，随着压力增加，吸收系数、约化散射系数和透射能量增加，漫反射能量减小[56]。Shangguan 等使用 633nm 波长的氦氖激光器研究了猪动脉样品受压状态下光学参数的变化规律，其实验结果与 Chan 的研究相似[57]。徐可欣等通过推导吸收系数、散射系数、漫反射光能与接触压力之间的关系式，理论研究了接触压力影响漫反射光能的机理，并在 1100～1700nm 波段通过改变光学测头与样品之间的压力状态，分别研究了带皮猪肉和人体皮肤的漫反射光谱随接触压力的变化规律。理论和实验的结果都表明，随着接触压力的增加，漫反射光谱的能量减小[55, 58, 59]。

如图 6.10 所示为，活体实验中，人体手掌在不同接触压力条件下的漫反射光谱。其中，z 值表示光学测头相对于原点的位置，z 值为负表示测头与手掌皮肤没有接触，z 值为正表示测头对手掌产生压力。从图中可以看出，随着测头与皮肤之间接触压力增加，z 轴坐标增加，漫反射光谱能量降低，且各波长下的变化趋势相似。

在接触测量状态下，我们选取 1600nm 波长点进行分析，得到漫反射光强随接触压力的变化曲线如图 6.11 所示。从图中可以清楚地观察到，随着接触的压力增加，漫反射光能量减小。主要原因是测头与皮肤接触后，皮肤组织受压形变，有效散射体密度和吸收粒子密度增加，因而吸收系数和散射系数增加，最终导致漫反射光谱能量降低。此外，我们还可以观察到，在接触压力较小时，漫反射能量与接触压力之间成近似线性变化，测头位置变化引起的光谱差异相对较大；而当接触压力达到一定程度后，相同压力变化导致的漫反射能量差异减小。

(2) 接触时间的影响

从人体组织的生物力学角度分析[60]，真皮层和肌肉层都具有一定的弹性。当测量部位受到挤压后，组织受压发生形变的同时，会对该挤压产生一定的抵抗，并逐渐适应该压力，最终达到一个平衡状态。由于该弹性抗力的存在，在测

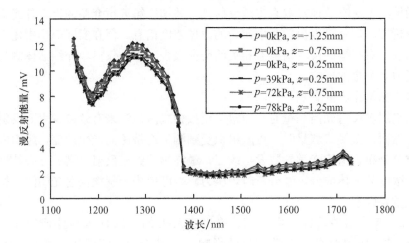

图 6.10　不同接触状态下人体手掌的漫反射光谱（活体测量）

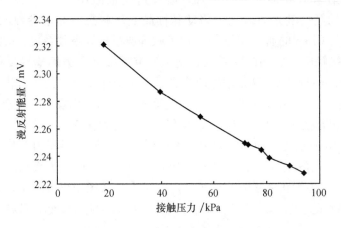

图 6.11　不同接触压力对人体手掌漫反射光谱的影响（1600nm）

头接触皮肤后，组织光学参数不会由一个状态马上转变到另一个状态，需要一定的稳定时间来到达新的平衡状态。

　　在接触压力固定时，不同接触时间点的漫反射光谱如图 6.12 所示，其中每条光谱测量时间为 6s。从图中可以看出，相对于接触压力变化的影响，漫反射光谱随接触时间的波动幅度相对较小。

　　为了更加细致地观察漫反射光能随接触时间的波动特性，我们选择单波长点的数据进行分析。波长 1600nm 下，漫反射能量随接触时间的变化趋势如图 6.13 所示。在相同的接触测量状态下，皮肤受压后的初始阶段，漫反射光能量随时间变化有着剧烈的波动，经过一定的稳定时间后，漫反射的波动幅度逐渐减弱，趋于平缓。

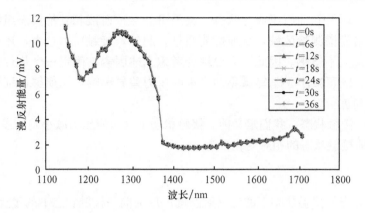

图 6.12 同一接触状态不同接触时间下的手掌漫反射光谱 ($z=0.5\text{mm}$)

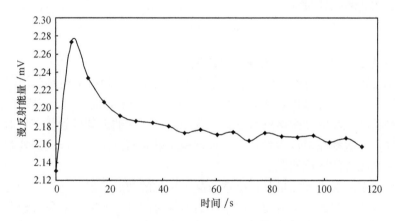

图 6.13 手掌接触测量,同一接触状态下漫反射能量随接触时间变化关系

因此,由上面的分析可知,当进行活体接触测量时,即便保持测头与皮肤之间的相对位置恒定(相应的接触压力不变),由于组织本身的弹力特性,在接触发生后的初始阶段,漫反射光谱能量随时间会有较大的波动,此时,其测量稳定性相对较差。因此,在实际活体漫反射光谱测量时,必须对漫反射光谱的时间变化特性进行分析,找到漫反射光谱测量的稳定时间,并等到稳定时间后进行光谱采集,避开光谱波动的影响,保证测量的可靠性。

(3)最佳接触状态的确定

在前面的实验中,我们可以发现,当接触压力较大时,测头与皮肤间相对位置变化导致的漫反射光谱差异远远小于较浅接触程度时的情形。根据该结论,我们可以让测头很深地接触皮肤,以减小手掌晃动带来的光谱差异,提高测量信噪比。但这样做又会导致其他的问题,例如,随着测头与皮肤之间接触压力的增加,漫反射光能量减小,同时,如果皮肤组织受到的挤压过大,将会干扰血液循环及其他组织成分状态，甚至可能导致血液和其他液态组织成分被大量排除出光谱测量区域，从而影响测量。此外，接触压力过大，还会造成被测对象的极大不适感。因此，需要综合考虑上述因素，确定一个最佳接触状态测量位置，既可减小手掌轻微晃动带来的压力差异影响，又能够保证测量的有效性和顺利进行。

在每一接触状态，我们定义前一接触状态下（对应压力减小）的漫反射能量相对于当前接触状态的相对变化量为

$$\delta_{e\_d} = \frac{I_{d'} - I_d}{I_d} \tag{6.21}$$

式中，I_d 为当前接触状态下的漫反射能量；$I_{d'}$ 为前一接触状态下的漫反射能量。

同理，我们定义后一接触状态下（对应压力增加）的漫反射能量相对于当前接触状态的相对变化量为

$$\delta'_{e\_d} = \frac{I_{d''} - I_d}{I_d} \tag{6.22}$$

式中，$I_{d''}$ 为后一接触状态下的漫反射能量。

当 δ_{e_d} 和 δ'_{e_d} 都能控制在测量允许的误差范围内（阈值根据具体情况而定），即可消除手掌晃动带来的影响。我们定义满足该条件的接触状态为完全接触状态，接触程度最浅的完全接触状态就是我们需要寻找的最佳接触状态。对于同一被测对象，每次都在最佳接触状态下进行漫反射光谱测量，可以较好地解决活体测量中接触压力的影响问题。

在活体漫反射光谱测量时，手掌与测头接触的初始阶段不适于立刻进行光谱采集，应等待一定的稳定时间。但过长的测量时间将引起被测对象心理和生理上的不适，并且也不能满足快速测量的要求。在综合考虑被测对象的舒适度、测量时间和光谱稳定性的基础上，我们将测头与皮肤接触 30s 后定义为最佳测量时间。

实际应用时，由于不同被测对象手掌结构的个体差异，最佳接触状态对应的测头坐标值各不相同。因此，必须针对不同个体进行最佳接触状态的实验确定，记录对应该对象的测头 z 轴坐标，并转换成平移台的绝对坐标值。在被测对象以后的光谱测量中，由软件自动调用数据库里存储的平移台坐标值，驱动测头移动到该对象的最佳接触状态位置，从而达到减小接触压力影响的目的[61,62]。

4. 漫反射光谱无创伤血糖浓度检测系统的研制

（1）硬件系统介绍

基于上文提出的经皮漫反射光谱无创伤检测人体血糖浓度的原理，研制了相应的检测系统，如图 6.14 所示，主要由近红外光谱分析子系统、人机接口子系统和数据处理与计算机控制子系统三部分组成。

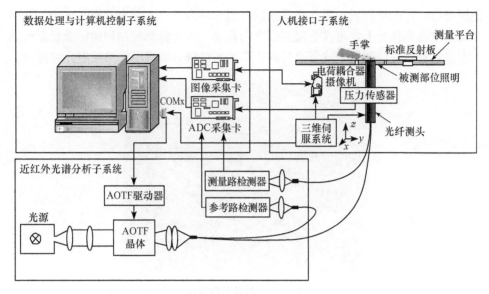

图 6.14 近红外无创血糖检测系统结构示意图

卤钨灯发出的白光经声光可调滤波器（acousto-optic tunable filter，AOTF）分光得到设定波长的单色光，然后经光纤束分成两部分，其中一路光直接传递到参考路检测器作为参考光，另一路光传入手掌组织，经手掌组织扩散反射回来的光被测量路检测器接收作为测量光。测量路和参考路的信号由两个半导体制冷的InGaAs 光电检测器分别接收，并经过多通道数据采集卡采集并转换成数字信号存储到计算机。通过软件控制计算机，连续改变 AOTF 驱动器的输出频率，实现 AOTF 晶体在一定波段范围内的波长快速切换，并采集各个波长下的漫反射光信号。

基于 AOTF 构建的分光系统具有无移动部件、波长切换快、重现性好、程序化波长控制等诸多优点，较好地满足了实时高精度测量的要求[21]。系统设置的分光波长范围为 1100~1700nm，波长切换及稳定时间小于 1ms，分光波长的带宽约为 20 个波数。

在保证分光及检测精度的同时，必须尽量减小光在传递过程中的损失。由于光纤具有光传输损耗低、光传导方向性灵活、安装使用方便等优点，系统中采用光纤束来实现 AOTF 衍射光到人体皮肤表面以及皮肤漫反射光到检测器之间的传递。

光谱测量时，测头与皮肤组织直接接触，由于人体的生理及心理变化，各次测量时测量部位及接触压力的差异都会给测量结果带来一定的干扰。因此，图6.15 为用来减小测量误差的测量平台举例。

如图 6.15 所示，在测量平台中央开一圆孔，圆孔周围根据手掌形状特征设计有三个限位柱，被测对象的左手掌依据限位柱水平放置于圆孔上方。圆孔的旁边固定有一标准反射板，用作背景光谱。测量平台下方安装有三维平移台，光学测头固定在平移台上，可在空间三维方向移动。由计算机控制到达标准反射板的下方进行背景光谱测量，或者通过圆孔与手掌接触，实现手掌漫反射光谱测量。

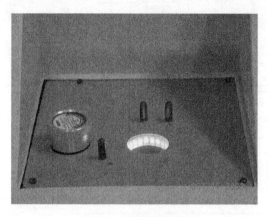

图 6.15　测量平台照片

由于限位柱只能简单地限定手掌的大概位置，不能保证每次测量时测量位置的精确重现，为减少测量位置差异对光谱测量的影响，可以采用图像定位系统来实现测量部位的重复定位。其具体方法是：每次测量前，开启圆孔下的 LED 灯对手掌部位照明，并使用电荷耦合器摄像机在圆孔下的固定位置采集当前掌纹图像，然后调用图像匹配程序计算得出当前手掌放置位置与模板图像手掌放置位置的偏移量，并据此自动调节三维平移台在 x 和 y 轴方向的移动量，实现测量部位的重复性定位，整个定位系统在 x、y 轴方向的定位误差小于 0.2mm。

系统采用压力分析子系统来减小接触压力差异对光谱测量的影响。当光学测头与手掌接触时，通过安装在测头上的压力传感器可以获知当前接触压力大小。被测对象在第一次光谱测量前，先对该被测对象进行压力影响分析，确定该被测对象的最佳接触状态和最佳测量时间（具体确定方法参见相关文献[55]）。记录并存储该最佳接触状态下测头的 z 轴位置。当该被测对象再次进行光谱测量时，调节光纤测头的 z 轴位置至最佳接触点，并在最佳测量时间进行光谱采集。

（2）软件系统介绍

系统软件的流程如图 6.16 所示。在光谱测量前，首先判断该被测对象是否是第一次进行光谱测量。如果是第一次光谱测量，则先为该对象建立一个专用的资料库，记录被测对象的一些相关信息，然后采用压力分析子系统判断得到该对象的最佳接触状态，将相应的测头 z 轴坐标值存储到该对象的资料库，同时测量该对象当前掌纹图像作为其掌纹模板图像，并存储到资料库中。如果数据库中已经保存有被测对象的资料，则直接调用该对象的相关信息，得到其模板图像和最佳接触状态位置。然后调用图像匹配程序对当前掌纹图像和对应的模板图像进行图像匹配，得到当前手掌位置的偏移量，并修正平移台的移动量，驱动光学测头移动到准确的测量位置。测头定位后，启动光谱采集程序，测量当前血糖浓度下的手掌漫反射光谱。对光谱数据进行必要的预处理后，调用该对象的校正集模型进行计算，预测对应的血糖浓度值，并将该次测量的光谱数据及对应的血糖浓度预测值存储到该被测对象的资料库中。在光谱测量前后，可以根据需要对测头标准位置、AOTF 等部件的型号选择、光谱采集参数等测量参数进行相应的设置和修改。

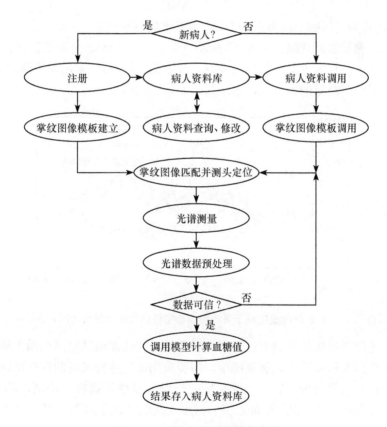

图 6.16　系统软件测量程序流程

　　根据程序功能要求，整个软件分为七个模块进行设计：主界面及主程序模块、数据库模块、测量参数修改模块、图像匹配模块、光谱采集模块、数据预处理模块、血糖浓度预测模块。其中程序主界面由 VB 编写，其他功能模块可以通过 VB 主程序进行调用。

（3）系统信噪比的提高以及离体实验

由于人体血糖浓度含量较低，且其近红外光谱重叠现象严重，要想提高血糖这类微弱成分的检测精度，必须从测量方法上将测量条件的变化与待测成分浓度这类化学变化区分开来，以降低微弱信号提取的难度。要想提高检测精度，首先必须提高系统的信噪比，使之达到所需的水平[63,64]。

提高系统信噪比的方法可分为提高硬件精度和进行数学处理两种。对于微弱的血糖信号检测，要求的系统信噪比很高。在保证系统硬件精度的前提下，可以采取双光路的方法降低系统的漂移水平。系统的变异系数 CV 定义为

$$CV = \frac{STDEV}{AVE} \tag{6.23}$$

式中，AVE 为光谱的平均值；STDEV 为光谱的标准偏差。

双光路测量法的效果如图 6.17 所示（波长 1400nm 处变异系数较大是因为所用光纤在该波长附近具有明显的吸收，导致信号较弱）。采用双光路测量法后，极大提高了光谱测量的稳定性，系统的短期信噪比高于 10 000∶1。

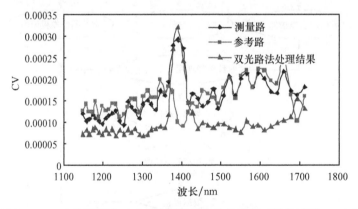

图 6.17　双光路测量法对于系统短期稳定性的效果（评价时间：1min）

在双光路测量法的基础上，还采用扣背景处理法来消除电网波动、检测电路漂移等干扰因素的影响。在该系统中，需要采用稳定特性很高的标准反射板作为背景。采用扣背景处理法后，系统测量的长期重复性得到极大提高，6h 的长期信噪比高于 5000∶1。为了验证系统的精度，我们在此采用葡萄糖水溶液测量实验来评价系统对葡萄糖浓度的分辨率。

葡萄糖水溶液的实验系统如图 6.18 所示，采用一个 1mm 光程长的石英样品池，并使用半导体温控器恒定样品池的温度在 27℃。实验过程中使用蠕动泵进行溶液进样。每次测量前，蠕动泵连续进样被测溶液 20mL，实现样品池的清洗。

为消除环境和仪器漂移的影响，每次测量待测样品前，测量一次蒸馏水的光谱作为背景，并处理得到扣除蒸馏水背景后的糖水光谱。对于每个样品，连续测

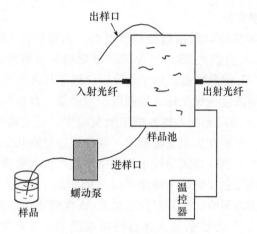

图 6.18　透射测量实验装置

量八次后取平均值，以降低随机噪声。测量时随机抽取被测样品，所有样品在同样条件下连续测量完成。对各样品的透射光谱进行处理，得到不同葡萄糖浓度样品的吸收光谱，如图 6.19 所示。

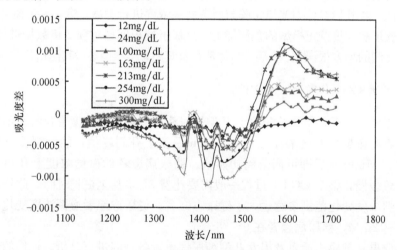

图 6.19　不同浓度葡萄糖水溶液的吸光度差

对全部 30 个样品的光谱数据建立 PLS 模型，并用完全交互验证法评价该模型的预测能力，相关系数为 0.994，预测的均方根误差为 6.96mg/dL。因此，该系统用于低浓度的葡萄糖测量在原理上是可行的。

6.1.4　人体血糖浓度无创测量的初步临床结果

在目前公布的文献资料中，许多研究小组都开展了人体血糖浓度的无创测量实验研究，临床实验的主要方式为口服糖耐量实验（oral glucose tolerance test，

OGTT）和长期观察实验。

OGTT 用于了解机体对葡萄糖的调节能力。标准化的 OGTT 实验方法是：空腹被测对象在 5min 内饮入 250mL 含 75g 葡萄糖的水溶液，分别在服糖后的 0.5h、1h、1.5h 和 2h 静脉取血，用生化分析仪测量其血糖浓度值，然后以测量时间为横坐标，血糖浓度为纵坐标，绘制糖耐量曲线，并根据糖耐量曲线特征进行糖尿病的诊断[65]。而在无创人体血糖浓度实验中，通常需要对标准的 OGTT 测量规范进行改进，一般在口服葡萄糖后，根据需要每隔几分钟测量一次血糖浓度值及相应的近红外光谱，以满足校正集模型性能评价的需要。

例如利用近红外无创血糖浓度检测系统（如图 6.16 所示）进行人体无创血糖浓度测量的临床实验研究。实验对象包括 20 人次健康志愿者和 30 人次 II 型糖尿病患者。采用 OGTT 方法引起人体血糖浓度波动，在血糖浓度变化过程中，利用高精度的快速血糖仪 GLUCOCARD II 有创测量被测对象耳垂静脉的血糖浓度值，作为参考值。

对 OGTT 实验中取得的光谱数据进行平均，以消除随机误差，并以每次手掌光谱测量前的标准反射板光谱作为其背景光谱。然后，利用遗传算法对光谱矩阵进行波长优选，再用 PLS 法对光谱矩阵与参考血糖浓度进行关联，建立校正模型。用完全交互验证法评价校正模型的预测能力，并基于校正模型对预测集数据进行预测，计算其预测的均方根误差。实验的具体流程及其注意事项请参考其他相关文献[55,59]。

1. 单天 OGTT 实验结果分析

口服葡萄糖后，健康志愿者与 II 型糖尿病患者的血糖浓度变化特性不同。健康志愿者的血糖浓度通常经过 40～55min 后就上升到峰值，然后缓慢下落，一般在 120～150min 后即可回落到初始值。糖尿病患者的血糖浓度上升和下降速度都比较缓慢，整个 OGTT 过程一般需要花费 3h 多甚至更长时间。此外，糖尿病人血糖浓度变化范围要远远大于健康志愿者，健康志愿者血糖浓度变化范围一般在 4～12mM，糖尿病患者在 6～28mM。

选取男女健康志愿者及男女 II 型糖尿病患者各一名进行分析，他们的血糖浓度随时间的变化趋势如图 6.20 所示。图中，横坐标为测量过程中的相对时间，统一定义服糖时间为 0:00。

去除奇异点样本后，得到健康志愿者单次 OGTT 实验的有效样本量为 40 个，糖尿病患者单次 OGTT 实验的有效样本量为 56 个。分别对各次 OGTT 实验的全部有效样本建立 PLS 校正集模型，并对校正集模型进行完全交互验证。各次 OGTT 实验的校正集模型性能如图 6.21 和表 6.3 所示，其中的 RMSEP 表示模型预测的均方根误差（root mean standard error of prediction），即由独立的预测集给出的模型误差（建模数据和预测数据是不同的数据），在第五章已经阐述。

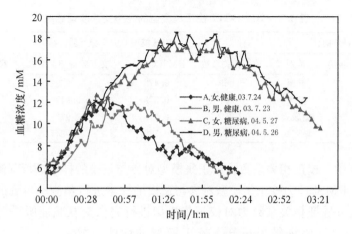

图 6.20 OGTT 过程中血糖浓度的变化趋势

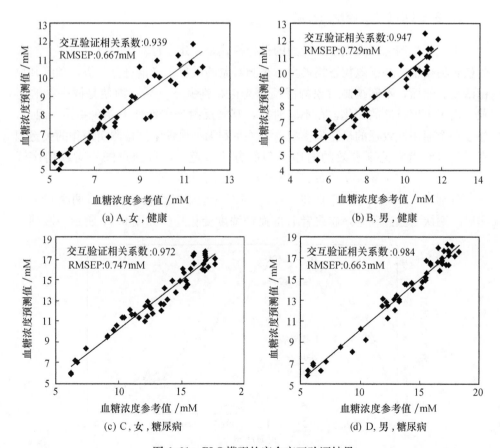

(a) A, 女, 健康

(b) B, 男, 健康

(c) C, 女, 糖尿病

(d) D, 男, 糖尿病

图 6.21 PLS 模型的完全交互验证结果

表 6.3　单次 OGTT 校正集模型的完全交互验证结果

被测对象信息				PLS 模型的完全交互验证结果			
姓名	性别	年龄	类别	校正相关系数	RMSEC/mM	交互验证相关系数	RMSEP/mM
A	女	24	健康	0.969	0.478	0.939	0.667
B	男	40	健康	0.989	0.338	0.947	0.729
C	女	68	糖尿病	0.980	0.635	0.972	0.747
D	男	66	糖尿病	0.990	0.539	0.984	0.663

表 6.3 中，校正相关系数为校正集模型对参与建模的样本进行预测所得到的相关系数，RMSEC 为校正集模型对参与建模的样本进行预测所得到的均方根预测误差，交互验证相关系数为对校正集模型进行完全交互验证所得到的相关系数。由完全交互验证结果可知，校正模型的性能较好，相关系数高于 0.9，RMSEP<0.8mM。各样本的血糖浓度预测误差基本控制在 10% 以内。

2. 多天 OGTT 实验结果分析

近红外光谱无创血糖浓度检测的目标模式是：建立针对单一对象或多个对象的校正集模型，基于该校正集模型对被测对象的漫反射光谱进行分析，预测其血糖浓度。然而，不同被测对象的漫反射光谱特性并不一致，即使是同一被测对象，由于生理条件的变化，在不同时期，其漫反射光谱特性也存在差异。因此，建立一个通用性较强的校正集模型，是关系到无创血糖浓度检测实用化的关键因素，但目前尚未见到有效的通用模型的方法报道。可以通过同一对象的多天 OGTT 实验，来分析多天 OGTT 样本集的相互预测效果。

分别在 2004 年 6 月 27 日和 8 月 22 日对 Ⅱ 型糖尿病患者 E 进行两次 OGTT 实验。两次实验过程中，志愿者 E 的血糖浓度变化趋势如图 6.22 所示，服糖后

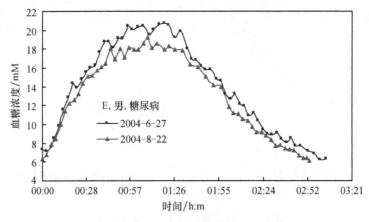

图 6.22　OGTT 过程中血糖浓度的变化趋势

血糖浓度曲线的特征相似。以 6 月 27 日和 8 月 22 日的 OGTT 实验的有效样本分别建立校正集模型，并用另一次 OGTT 实验的有效样本作为预测集，得到两次实验之间相互预测的结果如表 6.4 所示。表中，RMSECV 表示交互验证均方根误差（root mean standard error of cross validation），即由交互验证过程给出的模型误差（非独立的预测集，建模和预测的数据是相同的数据，每次挑选一个数据作为预测数据）。

表 6.4　两天 OGTT 实验样本集互相预测结果

数据的测量时间	校正集			预测集	
	校正相关系数	RMSEC/mM	交互验证相关系数	RMSECV/mM	RMSEP/mM
2004-6-27	0.998	0.269	0.983	0.799	16.315
2004-8-22	0.995	0.447	0.984	0.790	11.903

从表 6.4 中，我们可以发现同一对象的两天 OGTT 实验中，单天实验样本所建立的校正集模型具有较好的完全交互验证结果。但两天 OGTT 实验样本集之间的相关性很差，其相互预测的误差较大。引起上述误差的可能原因包括两次测量之间的系统漂移带来的误差和被测对象的生理状态差异（包括内分泌调节机制差异、身体状况差异等）对漫反射光谱的影响。因此，基于人体测量的复杂性，分析导致多天实验样本特性差异的主要原因，从数学方法上寻求一种转换模型，将多天测量的样本有效关联起来，以加强校正模型的稳健性和通用性，是下一步研究的主要任务。

在前面的几节中，我们主要介绍了近红外光谱血糖浓度无创伤测量的原理，建立了真皮组织光学模型，并通过 MC 模拟的方法研究了光子在组织中传播的穿透深度规律，最后设计了相应的光学测头来提取真皮层中的血糖浓度变化信息。对于这些讨论，大部分都是在理想的情况下分析的，而葡萄糖测量的低信噪比以及众多干扰因素，正是血糖无创伤测量至今在世界范围内还没有真正实现的原因。

在离体实验中，我们通常采用扣除背景的方法来消除仪器的漂移，也就是通过测量与被测物质光谱性质相近的参考样品的光谱作为背景光谱来提高测量信噪比，实验结果表明这种方法能有效提高信噪比，并能在一定程度上消除仪器漂移的影响。但在人体血糖浓度的测量中寻找参考样品并不是一件简单的事情[66]。虽然我们在测量系统中引入了标准反射板，但由于光在反射板上的传播方式与人体皮肤存在差异，因此效果并不明显。

从血糖测量的原理来看，主要是由于糖浓度的变化影响了组织光学参数的变化，进而改变了光强的分布。而葡萄糖对组织光学参数的影响体现在改变组织的吸收系数和散射系数两个方面，最终对光强分布的影响是吸收和散射影响的综合作用。如果在空间的特定位置或在频域的特定波长，由于散射和吸收改变的影响能相互抵消，那么就能实现在该位置或该波长的光强不随葡萄糖浓度变化而变化，该位置或该波长下的光谱就可以用来作为参考光谱。同样，选择散射和吸收效应引起最大的综合影响的位置或波长作为测量光谱，就能实现漫反射光对葡萄糖浓度变化的最大灵敏度。这种采用灵敏度为零的位置（波长）作为浮动的参考基准，同时采用灵敏度最大的位置（波长）作为测量位置的方法，被称为浮动基准方法。这方面的工作目前已经申请了国家发明专利[67]，进一步的工作也在有序开展中[68]。

6.2　无创伤人体血氧检测

6.2.1　人体血氧饱和度及无创检测的意义

人体在不同的生理状态下，各器官组织的新陈代谢情况不同，对血流量的需要也就不同。人体内存在神经和体液的调节体制，可对心脏和各部分血管的活动进行调节，从而满足各个器官组织在不同情况下对血液量的需要。足够的氧是所有生命活动的物质基础，能否充分吸入氧气，使动脉血液中溶入足够的氧，对维持生命是至关重要的。许多呼吸系统的疾病会引起人体血液中血氧浓度的减少，严重的会威胁人的生命。几秒钟的脑缺氧即导致意识丧失，如达 $2\sim3\mathrm{min}$ 将造成不可逆转细胞死亡。所以，监测组织和血液中血红蛋白的氧合程度，实时地监护人体组织中氧的代谢及输运过程，对临床诊断和治疗工作有重要的意义[69,70]。

健康的生物组织体的功能是通过适当的血液循环将氧输送到机体来实现的。氧的输送作用就是借助于血红蛋白来实现的，血红蛋白具有氧合血红蛋白和还原血红蛋白两种形式，1mol 的还原血红蛋白在肺内结合 4mol 氧称为氧合血红蛋白，氧合血红蛋白通过动脉输送到毛细血管中实现组织体的氧和二氧化碳的交换。还原血红蛋白再通过静脉被送入肺内，完成一个循环。

血氧饱和度就是指血液中氧合血红蛋白的容量占全部可结合的血红蛋白的百分比，即血液中血氧的浓度。目前一般采用血氧饱和度（oxygen saturation, $\mathrm{SaO_2}$）来估计血红蛋白的携氧能力，其计算公式为

$$\mathrm{SaO_2} = \frac{[\mathrm{HbO_2}]}{[\mathrm{HbO_2}] + [\mathrm{Hb}]} \times 100\% \tag{6.24}$$

血氧饱和度取决于血氧分压的高低。正常人的动脉血氧饱和度为 $93\%\sim98\%$，静脉血氧饱和度为 $70\%\sim75\%$。临床上一般通过测量血氧饱和度来判断人体血液中的含氧量，血氧饱和度检测一般具有如下几个方面的临床应用：

1）动脉血氧饱和度检测。利用 $\mathrm{HbO_2}$ 和 Hb 对 660nm 和 940nm 两种红外光波长吸收率的差异，用分光光度法测定红外吸收量的变化来实现血氧水平检测，是一种快速测量动脉血氧饱和度的有效方法，适用于病人麻醉、术后、移植时血

氧水平的监测[71,72]。

2) 脑血氧饱和度检测。脑血氧的检测是将传感器贴到前额偏离中心处，探头的 LED 发光波长分别为 730nm 和 810nm，用两个检测器分别接收来自表层和深部脑组织的信息。脑血氧可为神经外科医生提供手术后脑组织的血氧基础值及其动态变化情况，也是研究脑认知活动的有效手段[73,74]。

3) 肌血氧饱和度检测。由宾夕法尼亚大学 Britton Chance 发展起来的肌血氧计，检测的是生物组织尤其是骨骼肌中的含氧量。所用波长为 760nm 和 830nm，两种不同波长的光穿透肌肉时光密度的和、差分别表示肌肉含氧量百分比和肌肉中血红蛋白、肌红蛋白的浓度变化。肌血氧饱和度可为组织病变成像提供各种数据，还可以持续监测某一部位的血氧水平，评定有氧代谢功能[75,76]。

4) 胎儿血氧饱和度检测。利用脉搏血氧饱和度技术的基本原理，可在产程中直接实时测定胎儿血氧饱和度。所用波长分别为 735nm 和 890nm，通过测量血液对红光与红外线吸收的搏动性变化来确定胎儿血氧水平。胎儿血氧饱和度直接反映了胎儿宫内氧合状态及酸碱平衡，可降低临床常见的不可恢复的异常胎儿图形诊断的不准确性[77]。

5) 癌变组织血氧饱和度检测。癌变组织与正常组织相比，通常呈现"高血低氧"的特征，双波长组织检测技术，就是根据氧合血红蛋白与还原血红蛋白在近红外光区域内的不同吸收特性，通过两种特定波长的红外光来检测比较患病组织与健康组织中的血氧含量，从而判断肿块的良、恶性。由于其具有无创、快速以及数字化等特点，因此在乳腺癌、肝癌、肝硬化的早期诊断等方面有广泛的应用前景[78,79]。

血氧饱和度的检测手段分为有创和无创两种方法。有创的方法是抽取动脉中的血液，利用血气分析法或分光光度计法计算血氧饱和度。血气分析法是将采到的血样利用血气分析仪进行电化学分析，测出血氧分压进行计算，可为临床提供准确的血氧饱和度值，应用于很多需要准确的血氧饱和度的场合。分光光度计的方法是测定从动脉血中抽取血样的光密度来计算血氧饱和度，这种方法适用于临床的准确测定以及体外血液循环机的监测。由于血氧饱和度的有创检测方法不仅费时、易对患者造成痛苦甚至感染，而且不能提供连续、实时的血氧饱和度数据，在病人处于危险状况时，不利于病人的及时抢救。因此，采用无损伤性的快速准确的血氧饱和度检测方法，具有广泛而实际的意义。

6.2.2 人体血氧饱和度无创检测原理

鉴于血液中 Hb 和 HbO$_2$ 在红光（600～700nm）、红外光（800～1000nm）波段具有独特的吸收光谱，从而使得近红外和红外光谱法成为研究组织中血液成分的简单可靠的方法。如图 6.23 所示，在红光波段，HbO$_2$ 和 Hb 的吸收系数相差很大，光的吸收程度在很大程度上依赖于血氧饱和度；而在红外光波段，HbO_2 和 Hb 的吸光系数相差不大，光的吸收则主要反映了 HbO_2 和 Hb 的总量。因此，通过检测人体组织对光线的吸收情况就可推测出此时血液中的含氧量。

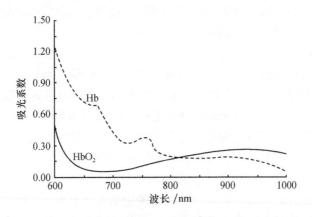

图 6.23　HbO_2 和 Hb 在近红外区域的吸光系数

　　近红外光谱法可分为连续波光谱法、时间脉冲光谱法和相位调制光谱法。连续波光谱法以朗伯-比尔定律为理论基础，利用光在组织中传输的衰减来确定氧合血红蛋白和还原血红蛋白的浓度。由于生物组织是一个高散射介质，组织的散射特性随组织的不同而变化，因此测量过程中的光程是变化的，很难只从测量入射光和散射光的光强来确定被测物的吸收率，测量误差较大。同连续波光谱法相比，时间脉冲光谱法和相位调制光谱法测量光子在组织中的散射路程，它们能够更精确地提取组织的血氧信息[80]。时间脉冲光谱法用大功率脉冲激光作为光源，采用时间分辨测量系统对出射光进行收集，实现对时间扩展函数测定，从而实现对散射路程的实时测量。该方法的主要缺点是设备贵且测量速度慢。相位调制光谱计采用对输入光强进行连续的高频调制，检测出射光相对于入射光的调制度的降低和相位的变化，当组织体的吸收增加时，光穿进组织体的深度将减小，被接收光的平均光程缩短，因而相移角将减小，相反，当组织体的散射增加时，由于光程增大，相移角将变大，因而利用调制度和相移不但反映了吸收的信息而且反映了光程的信息。

　　利用氧合血红蛋白和还原血红蛋白独特的光谱吸收特性测量人体血氧饱和度的研究，可以追溯到 1942 年 Millikan 研制的从前额无创测量动脉血氧饱和度的装置[81]。随后许多研究者如 Brinkman、Wood、Sekely、Tait 等对无创动脉血氧饱和度和组织血氧饱和度的装置进行了更进一步的研究。1977 年，Jobsis 首次报道了用近红外光观测猫头部的血氧变化，揭示了用近红外光谱法无创检测组织血氧的可行性[82]。20 世纪 70 年代末，Takatan 研制出一种需要五个波长的皮肤和组织反射型血氧测量装置[83]。到 80 年代中期，Jobsis、Wyatt 及 Delpy 都致力于研究透射模式的脑血氧监测装置，并初步用于早产儿及新生儿的临床监护[84～86]。进入 90 年代，MoCormick 利用反射光谱及独特的深浅双光路对比检测的传感器设计，完成了可实用化的脑血氧饱和度测量装置的研制[87]，并由 Som anetics 公司改进后成为商品化的脑血氧计[88]。此外，红外光谱法还广泛应用于运动医学，对肌肉氧含量的测量也取得了一定的进展，美国宾夕法尼亚大学医学院率先推出了肌肉血氧饱和度检测装置[89]。

6.2.3　动脉血氧饱和度测量原理

无创血氧饱和度检测是基于人体动脉的搏动能够引起测试部位血液流量的变化，从而引起光吸收量的原理。通常假设非血液组织对光的吸收不变来消除非血液组织的影响，求得动脉血氧饱和度。如今，脉搏血氧计已广泛应用于手术室、监护室、急救病房、病人运动和睡眠研究中[90]。

脉搏式动脉血氧饱和度监测仪作为一种能够无创、连续、实时的监测动脉血氧饱和度的方法，按照所使用的传感器采样方式的不同，还可以分为透射式和反射式两种，如图 6.24 所示。透射式测量方法主要用于成人或新生儿的血氧监护，目前已成为较成熟的手段，在临床和家庭保健场合有广泛的应用。而反射式测量方法由于其不受传感器安放位置的限制，适合在任何场合使用，在一些临床场合，如成人脑血氧检测和胎儿血氧检测中具有更好的应用前景[91]。

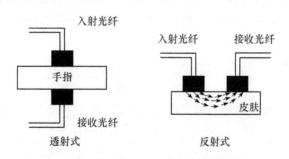

图 6.24　血氧饱和度监测仪的测量示意图

在透射式脉搏血氧饱和度检测中，在测量指尖的光衰减量时，指尖的光衰减量应包括血的成分（动脉血、静脉血）及非血成分（皮肤、骨骼，结缔组织等）。非血成分不随脉动过程而变化，而血的成分随脉动过程引起的血液流入与流出血管床的容量变化而变化。假定光衰减量的变化完全是由于动脉容积搏动所引起的，就可以从光的总衰减量中除去直流成分，用余下的交流成分进行分光光度分析，计算出动脉血的氧饱和度。

假设皮肤、肌肉、骨骼和静脉血等组织对光的吸收是恒定不变的，称为直流量。如果忽略由于散射、反射等因素造成的衰减，按照朗伯-比尔定律，当动脉不搏动时，假设光强为 I_0 的单色光垂直照射人体，通过上述直流量组织的透射光强为 I_{DC}，由于动脉血液在红光区域的主要吸光成分是 Hb 和 HbO_2，因此 I_{DC} 为

$$I_{DC} = I_0 \, e^{-\varepsilon_0 C_0 L} \, e^{-\varepsilon_{HbO_2} C_{HbO_2} L} \, e^{-\varepsilon_{Hb} C_{Hb} L} \tag{6.25}$$

式中，ε_0、C_0 分别表示组织内的骨骼、肌肉、皮肤及静脉血的总的吸光系数和光吸收物质的浓度；L 为光程；ε_{HbO_2} 和 C_{HbO_2} 分别是动脉血液中 HbO_2 的摩尔吸光系数和浓度；ε_{Hb} 和 C_{Hb} 分别是动脉血液中 Hb 的摩尔吸光系数和浓度。

当动脉搏动时，设血管舒张使动脉血光路长增加了 ΔL，动脉血液对光的吸收量将随之变化，此变化量随脉搏波动而变化，因此被称为脉动或交流量 I_{AC}。在直流量组织对光的吸收不变的假设下，相应的透射光强由 I_{DC} 变化到 $I_{DC} - I_{AC}$，则有

$$\begin{aligned} I_{DC} - I_{AC} &= I_0 \, e^{-\varepsilon_0 C_0 L} \, e^{-(\varepsilon_{HbO_2} C_{HbO_2} + \varepsilon_{Hb} C_{Hb})(L + \Delta L)} \\ &= I_{DC} \, e^{-(\varepsilon_{HbO_2} C_{HbO_2} + \varepsilon_{Hb} C_{Hb}) \Delta L} \end{aligned} \tag{6.26}$$

整理得

$$\ln\left(\frac{I_{DC} - I_{AC}}{I_{DC}}\right) = -(\varepsilon_{HbO_2} C_{HbO_2} + \varepsilon_{Hb} C_{Hb}) \Delta L \tag{6.27}$$

考虑透射光中交流成分占直流量的百分比为远小于 1 的数值，则

$$\ln\left(\frac{I_{DC} - I_{AC}}{I_{DC}}\right) \approx -\frac{I_{AC}}{I_{DC}} \tag{6.28}$$

由于在测量中光在组织中行走的光程无法确定，通常采用双光束的测量方式，即两束不同波长的光作为入射光分时入射。设两束光的波长分别为 λ_1 和 λ_2，定义 $D_{\lambda_1} = I_{AC}^{\lambda_1} / I_{DC}^{\lambda_1}$，$D_{\lambda_2} = I_{AC}^{\lambda_2} / I_{DC}^{\lambda_2}$，则有

$$\frac{D_{\lambda_1}}{D_{\lambda_2}} = \frac{I_{AC}^{\lambda_1} / I_{DC}^{\lambda_1}}{I_{AC}^{\lambda_2} / I_{DC}^{\lambda_2}} = \frac{\varepsilon_{HbO_2}^{\lambda_1} C_{HbO_2} + \varepsilon_{Hb}^{\lambda_1} C_{Hb}}{\varepsilon_{HbO_2}^{\lambda_2} C_{HbO_2} + \varepsilon_{Hb}^{\lambda_2} C_{Hb}} \tag{6.29}$$

将式（6.29）代入血氧饱和度定义式（6.24），有

$$SaO_2 = \frac{\varepsilon_{Hb}^{\lambda_2}(D_{\lambda_1}/D_{\lambda_2}) - \varepsilon_{Hb}^{\lambda_1}}{(\varepsilon_{HbO_2}^{\lambda_1} - \varepsilon_{Hb}^{\lambda_1}) - (\varepsilon_{HbO_2}^{\lambda_2} - \varepsilon_{Hb}^{\lambda_2})(D_{\lambda_1}/D_{\lambda_2})} \tag{6.30}$$

当波长 λ_2 选为 HbO_2 和 Hb 吸光系数曲线交点（805nm）附近时，即 $\varepsilon_{HbO_2}^{\lambda_2} = \varepsilon_{Hb}^{\lambda_2}$ 时，式（6.30）改写为

$$SaO_2 = \frac{\varepsilon_{Hb}^{\lambda_1}}{\varepsilon_{Hb}^{\lambda_1} - \varepsilon_{HbO_2}^{\lambda_1}} - \frac{\varepsilon_{Hb}^{\lambda_2}}{\varepsilon_{Hb}^{\lambda_1} - \varepsilon_{HbO_2}^{\lambda_1}} \frac{D_{\lambda_1}}{D_{\lambda_2}} \tag{6.31}$$

因此，血氧饱和度的近似公式可以写为

$$SaO_2 = a - b \frac{D_{\lambda_1}}{D_{\lambda_2}} \tag{6.32}$$

式中，a 和 b 为经验常数，一般通过正常人群的缺氧实验获得。在透射型的血氧

传感器中，光源波长一般选择为 660～940nm。选择 660nm 可保证血氧饱和度公式中的常数项尽可能小以提高检测的灵敏度；选择在 940nm 可以更好地满足透射式血氧计算公式中的线性关系。

虽然脉搏血氧计深受临床欢迎，然而在实际应用中，脉搏动脉血氧计仍存在着一些问题。目前影响 SaO_2 准确性的因素主要包括以下几个方面[92,93]：

1）血红蛋白异常和染料影响。如前所述，脉搏动脉血氧监测仪仅有两个波长，仅能识别 HbO_2 和 Hb，如果出现碳氧血红蛋白（CoHb）和正铁血红蛋白（MetHb），脉搏血氧计就不能补偿这些干扰物质的影响，从而导致错误估计计血氧值。此外，外科手术中吲哚花青绿的使用也将使脉搏血氧计出现非正常的低血氧值。

2）外周脉搏信号减弱。危重患者血流动力学波动较大，低温、低灌注和外周末梢血管阻力大会使脉搏血氧信号消失或精确度降低。

3）静脉搏动的影响。明显的静脉搏动可能影响脉搏血氧测量值，静脉充血时读数偏低且延长测定时间。在低血压或血管收缩的情况下，脉搏血氧计不易准确，甚至失效。在停循环和低灌注的心脏手术时，脉搏血氧计无法正常工作。

4）运动和光电干扰的影响。患者活动会导致信号的波动，同时，外周围的强光源可能会干扰探头工作，而电场干扰可能导致心率计算失真。

5）脉搏血氧仪以血容积的变化和动脉血吸收系数的变化为考察对象，忽略了组织对光的散射，从而导致计算结果的偏差。

综上所述，脉搏血氧计获得的血氧值的动态变化虽然能反映真实的血氧状态变化情况，但其测量的有限精度使得血氧数值本身意义有限，一般在血氧值 75％～100％ 范围内测量精度为 2％～6％，低血氧值时误差更大。当临床需要精确估计病人血氧状态时，仍需采取有创的血气分析方法。

此外，正确选择与应用传感器是确保脉搏血氧计检测结果可信的最关键因素之一。透射式脉搏血氧计多以手指、耳垂、脚趾等作为检测部位，因为这些部位是光线最容易透射过的部位。而对于采用指套式传感探头的脉搏血氧计，检测前最好将手指特别是指甲部位清洗干净，否则脏物会阻碍光线的透射。在临床应用中，还应该严格按照使用说明，保证在透射测量中光源与光探测器排列在一条直线上，反射测量中则要求传感器于皮肤表面正对且位于一条直线上。为防止光干扰，探头必须加设避光翼，还可在强光存在时在传感器上加盖不透光材料。

总之，无创脉搏血氧饱和度监测用于临床以来，很快得到广泛应用，通过不断的改进和完善，目前已成为临床上重要监测方法之一。

最近几年，各大公司在降低功耗、增强功能等方面取得了不少的成果，现代血氧仪在用户界面的友好性、方便操作、数据长期记忆、低功耗、小体积、方便携带、数据分析、打印等方面取得了巨大的改进和完善，为医生和患者提供了更多的便利和更丰富的信息。同时，反射式血氧仪也是目前的一个研究热点，它将克服传统的透射式血氧仪只适用于手指、耳朵等部位的缺陷，此外，多波长的引入也将进一步提高血氧仪的精度，扩大适用范围。因此，仪器的小型化、轻便和多功能将是未来血氧仪产品的发展趋势。

6.2.4　肌血氧和脑血氧饱和度检测

骨骼肌是人体主要的运动器官，肌肉组织中氧的产生与消耗实际上是一个动态平衡的过程，一方面，动脉毛细血管向细胞供氧，另一方面，氧又与营养物结合产生能量，并将血氧饱和度较低的血液输入到静脉。在静止时，人的肌肉中有一定的含氧量，而一旦进入到特定水平的耐力性运动状态时，肌肉中对氧的需求量就会增加，从而使肌肉含氧的百分比下降。运动停止后，肌氧又会恢复。由于氧的运输是由血红蛋白完成的，如果能够监测到运动时骨骼肌组织中 HbO_2 的变化，对了解运动时人体的身体机能状况、对不同强度负荷的适应，以及判断运动性疲劳等有着重要的参考价值。而近红外光谱的方法可以无损地检测组织肌氧，从而实现对运动代谢功能的评定，组织自体移植之后成活情况的监测等多方面[94,95]。

人体中，脑组织是人体的指挥中枢，其新陈代谢率高，耗氧量占全身的20%，而且对缺氧特别敏感，短时间缺氧就有可能造成中枢系统不可恢复的损伤。此外，在各种危重病人抢救和心血管手术时，如果缺乏对脑组织氧的实时准确监护，还可能造成脑组织神经功能的丧失和损害。由于红外光谱法能对脑血氧情况反应灵敏，且能实现实时连续的无创伤测量，因而在脑血氧监测方面显示出极大的应用前景，受到国际上的普遍重视。脑血氧计能提供有价值的颅内甚至麻醉过程的信息，以及手术后脑组织的血氧基础值及其动态变化情况，是医生评估颅内血氧水平的有效依据；另外，脑血氧计使用简单，在深低温、停循环的颅内和心脏外科等领域受到高度评价，在其他一些临床监护领域，脑血氧计也表现出诱人的应用前景。脑血氧计的原理与肌血氧计原理基本相同，它将传感器贴到前额偏离中心处，探头的 LED 发光波长分别是 730nm 和 810nm，两个接收器分别接收来自表层和深部脑组织的信息，检测来自颅内和颅外组织的信号。对比观察不同波长的光电信号成分的相对变化，即可获得被测脑组织中血氧水平及其动态变化。

由于人体组织的强散射特性，光在其内部的传播和分布具有随机性，因此无法从所测得的光密度衰减光谱直接得到毛细管内的血液的吸收光谱。早期的研究报道仅描述了组织内还原血红蛋白浓度和氧合血红蛋白浓度随时间变化过程，只能定性反映含氧量的变化趋势，严重限制了其临床应用。为实现检测结果的定量化，许多学者作了大量的研究工作。从目前已有的定量化方法来看，基本研究思路主要有三类：从基本的朗伯-比尔定律出发，直接由动物实验或者人体实验数据确定光衰减系数；对朗伯-比尔定律进行适当修正，通过实验方法事先测定光在生物组织中传播的平均光路长来确定演算式中的各项系数；利用光散射理论直接推算生物组织的吸收系数来求得组织血氧浓度的绝对值[96]。

　　基本的朗伯-比尔定律原则上仅适用于均一、无散射的介质。但实际上，生物组织是一个很强的光散射体，光子不再沿直线传播，而是经过多次散射不断改变其传播方向，只有一部分从介质深处返回的光被表面的光接收器所接收。因此，被接收的光信号在介质内部的平均传播距离要大于入射点与接收器之间的直线距离，而且除了被吸收的光能量外，由于光的散射也导致探测器接收到的光能量大为减少。考虑到这些因素，Delpy 等提出了微分光路长和平均光程长的概念，并给出了修正的朗伯-比尔方程[97]

$$A = \ln(I_i/I) = BL\varepsilon C + G \tag{6.33}$$

式中，I_i 为入射光强；I 为出射光强；B 为路径修正因子（DPF）；L 为介质厚度介质的吸收系数；G 为散射引起的衰减因子。G 和 B 可认为是常数。

　　由于衰减因子 G 的存在，我们在组织的强散射条件下无法定量确定 HbO_2 和 Hb 等吸收物质的浓度，但是可以从光密度的变化跟踪其相对变化 ΔC_{HbO_2} 和 ΔC_{Hb}，这在临床应用中也有一定的意义。

　　当一定强度的光入射到组织，设在初始状态（参考点）下得到的出射光强为 I_0，而在状态改变之后测得的出射光强为 I_t，根据式（6.33），相对于参考点的光密度变化可以表示为

$$\Delta A = A(t) - A(0) = \ln(I_0/I_t) = BL\varepsilon\Delta C \tag{6.34}$$

　　如果采用双波长测量，双波长的光密度变化为

$$\Delta A(\lambda_1) = B(\lambda_1)L(\varepsilon_{\lambda_1}^{HbO_2}\Delta C^{HbO_2} + \varepsilon_{\lambda_1}^{Hb}\Delta C^{Hb}) \tag{6.35}$$

$$\Delta A(\lambda_2) = B(\lambda_2)L(\varepsilon_{\lambda_2}^{HbO_2}\Delta C^{HbO_2} + \varepsilon_{\lambda_2}^{Hb}\Delta C^{Hb}) \tag{6.36}$$

式中，$\varepsilon_{\lambda}^{HbO_2}$ 与 $\varepsilon_{\lambda}^{Hb}$ 分别为氧合血红蛋白与还原血红蛋白在波长 λ 处的摩尔吸光系数。

　　HbO_2 和 Hb 的浓度变化可以表示为

$$\Delta C^{HbO_2} = a\Delta A(\lambda_2) - b\Delta A(\lambda_1) \tag{6.37}$$

$$\Delta C^{Hb} = k\Delta A(\lambda_1) - d\Delta A(\lambda_2) \tag{6.38}$$

式中，a、b、k、d 可近似认为是常数。

　　当选择合适的波长时，血容积 V_B 变化近似可以表达为

$$\Delta V_B = \Delta C^{HbO_2} + \Delta C^{Hb} = K[\Delta A(\lambda_1) + \Delta A(\lambda_2)] \tag{6.39}$$

式中，λ_1、λ_2 和 K 均为常数。

　　由式（6.39）可知，从光密度的变化可以给出组织氧合相对变化趋势的曲线，同时可以得到血容积的变化趋势。当传感器结构和波长确定以后，直接影响

测量结果的参数就是 B。该参数可以通过时间分辨光谱的实验获得，也可以通过 MC 方法模拟光子在生物组织模型中迁移的平均光程长[98,99]。但是需要指出的是，这些算法大都假定组织为均一的、半无限的单层介质。事实上，人体组织除了待测组织如肌肉组织和脑组织等以外，还包括皮肤、皮下脂肪、颅骨等表层介质。因此由这些方法算出的组织血氧或其变化量只是待测组织的等效量，并非实际组织的血氧含量。近年来，一些学者在研究组织血氧定量检测技术中考虑了表层组织的影响，并试图寻求克服这种影响的方法，以实现真正意义上的定量化检测。

6.3 结 束 语

从以上的介绍可以看出，红外光谱测量法在人体成分无损伤测量的应用方面已获得较大的成功，脉搏血氧计正处于大面积普及应用阶段，脑血氧计也已有商品化的仪器出现。但由于红外光与组织相互作用机理十分复杂且人体生理干扰严重，而人体内的血糖浓度变化又非常微弱，如何从红外光谱信号中分解、提取更多的血糖浓度变化信息，仍然是目前急需解决的问题。

参 考 文 献

[1] http://chinahealthcare.net

[2] 叶亚彩. 血糖仪测定血糖结果的可靠性研究. 临床医学, 2005, 25 (1): 37~39

[3] 车晓艳, 陈雁. 急诊快速血糖仪末梢血糖监测的应用研究. 护理研究, 2004, 18 (11): 1935

[4] Rosenthal R D. A portable non-invasive blood glucose meter. Oak-Ridge Conference, 1993, 312A: 1244

[5] Borchert M S, Storrie-Lombardi M C, Lambert J L. A non-invasive glucose monitor: preliminary results in rabbits. Diabetes Technol. Ther., 1999, 1: 145~151

[6] http://www.sugartrac.com/News/Freed1.html

[7] Burmeister J J, Arnold M A. Evaluation of measurement sites for noninvasive blood glucose sensing with near-infrared transmission spectroscopy. Clin. Chem., 1999, 45 (9): 1621~1627

[8] Wabomba M J, Small G W, Arnold M A. Evaluation of selectivity and robustness of near-infrared glucose measurements based on short-scan Fourier transform infrared interferograms. Anal. Chim. Acta, 2003, 490: 325~340

[9] Maruo K, Chin J, Tamura M. Noninvasive blood glucose monitoring by novel optical fiber probe. Proc. SPIE, 2002, 4624: 20~27

[10] Cho O K, Kim Y O, Mitsumaki H, et al. Noninvasive measurement of glucose by metabolic heat conformation method. Clini. Chem., 2004, 50 (10): 1894~1898

[11] Heise H M. Near-Infrared Spectrometry for in vivo Glucose Sensing in "Biosensors in the Body: Continuous in vivo Monitoring". Chichester: Wiley, 1997, 3: 79~116

[12] Yoon G, Amerov A K, Jeon K J, et al. Determination of glucose concentration in a scattering medium based on selected wavelengths by use of an overtone absorption band. Appl. Opt., 2002, 41: 1469~1475

[13] http://www. sinoas. com/websitearticle/websitearticle04/200505/12896. html

[14] 孙颖, 杨展澜, 吴瑾光, 等. 非损伤性血糖检测的研究进展. 自然科学进展, 2002, 12 (8): 806~810

[15] 王炜, 卞正中, 张大龙. 红外多波长无创人体血糖检测阵列模型的研究. 生物医学工程学杂志, 2003, 20: 716~719

[16] Sun F, Kong D, Mei T, et al. Near infrared spectral methods for non-invasively measuring blood glucose. Proc. SPIE, 2004, 5281: 595~601

[17] 林方, 丁海曙, 苏畅. Monte-Carlo 方法研究生物组织内部光能分布. 清华大学学报, 2000, 40: 20~23

[18] 沙宪政, 李明菊. 近红外光谱无创血糖检测技术的研究. 医疗卫生装备, 2003, 6: 29~31

[19] 马显光, 蒲晓允, 陈仕国, 等. 无创血糖仪的研制. 生物医学工程学杂志, 2004, 21 (3): 473~475

[20] Xu K, Li Q, Zhang L, et al. Fundamental study on non-invasive blood glucose sensing. J. X-Ray Sci. & Tech., 2002, 10: 187~197

[21] 李庆波, 徐可欣, 倪勇, 等. 声光可调谐滤光器分光系统光学特性的研究. 中国激光, 2003, 30: 329~333

[22] http://www. glucowatch. com/

[23] http://www. spectrx. com/pressreldata. asp? PRID=62

[24] http://www. minimed. com/professionals/products/cgms/

[25] Wang J, Carmon K S, Luck L A, et al. Electrochemical impedance biosensor for glucose detection utilizing a periplasmic E. coli receptor protein. Electrochem. and Solid-State Lett., 2005, 8: H61~64

[26] Cameron B D, Cote G L. Polatimetric detection of chiral chemicals in biological fluids. Proc. SPIE, 1997, 2982: 308~313

[27] Nikawa Y, Someya D. Application of millimeter wave to measure blood sugar level. Proceeding of APMC 2001, Taipei: 1303~1306

[28] Heise H M, Marbach R, Koschinsky T H, et al. Noninvasive blood glucose sensors based on near-infrared spectroscopy. J. Artif. Org., 1994, 18: 439~447

[29] Kim Y J, Hahn S, Yoon G. Determination of glucose in whole blood samples by mid-infrared spectroscopy. Appl. Opt., 2003, 42 (4): 745~749

[30] Coté G. L, Cameron B D. Noninvasive polarimetric measurement of glucose in cell culture media. J. Biomed. Opt., 1997, 2 (3): 275~281

［31］Berger A J, Koo T W, Itzkan I, et al. Multicomponent blood analysis by near-infrared Raman spectroscopy. Appl. Opt. , 1999, 38 (13): 2916~2926

［32］MacKenzie H A, Ashton H S, Spiers S. Advances in Photoacoustic noninvasive glucose testing. Clin. Chem. , 1999, 45 (9): 1587~1595

［33］Esenaliev R O, Larin K V, Larina I V. Noninvasive monitoring of glucose concentration with optical coherence tomography. Opt. Lett. , 2001, 26 (13): 992~994

［34］Klonoff D C. Noninvasive blood glucose monitoring. Diabetes Care, 1997, 20: 433~437

［35］陆婉珍，袁洪福，徐广通，等. 现代近红外光谱分析技术. 北京：中国石化出版社，2000

［36］Kohl M, Essenpreis M, Cope M. The influence of glucose concentration upon the transport of light in tissue-simulating phantoms. Phys. Med. Boil. , 1995, 40: 1267~1287

［37］Weast R C, Astle M J. CRC Handbook of Chemistry and Physics. 63th ed. New York: CRC Press, 1982

［38］Maier J S, Walker S A, Fantini S, et al. Possible correlation between blood glucose concentration and the reduced scattering coefficient of tissues in the near-infrared. Opt. Lett. , 1994, 19 (24): 2062~2064

［39］Kohl M, Essenpreis M, Bocker D, et al. Glucose induced changes in scattering and light transport in tissue-simulating phantoms. Proc. SPIE. , 1995, 2389: 780~788

［40］Liu H, Beauvoit B, Kimura M, et al. Dependence of tissue optical properties on solute-induced changes in refractive index and osmolarity. J. Biomed. Opt. , 1996, 1: 200~211

［41］王德昌，傅洪滨，王一兵. 人体皮肤组织学彩色图谱. 济南：山东科学技术出版社，1999

［42］Thennadil S N, Rennert J L, Wenzel B J, et al. Comparison of glucose concentration in interstitial fluid, and capillary and venous blood during rapid changes in blood glucose levels. Diabetes Technol. Ther. , 2001, 3: 357~365

［43］Jagemann K, Fischbacher C, Danzer K, et al. Application of near-infrared spectroscopy for non-invasive determination of blood/tissue glucose using neural networks. Zeitschrif. für Physikalische Chemie, 1995, 191: 179~190

［44］Robinson M R, Eaton R P, Haaland D M, et al. Noninvasive glucose monitoring in diabetic patients: a preliminary evaluation. Clin. Chem. , 1992, 38: 1618~1622

［45］Marbach R, Koschinsky T H, Gries F A, et al. Noninvasive blood glucose assay by near infrared diffuse reflectance spectroscopy of the human inner lip. Appl. Spectrosc. , 1993, 47: 875~881

［46］Stephen F M, Timothy L R, Thomas B B, et al. Noninvasive prediction of glucose by near-infrared diffuse reflectance spectroscopy. Clin. Chem. , 1999, 45: 1651~1658

［47］Maruo K, Tsurugi M, Chin J, et al. Noninvasive blood glucose assay using a newly developed near-infrared system. IEEE J. Sel. Top. in Quantum Electron. , 2003, 9:

322～330

[48] Hazen K H. Glucose Determination in Biological Matrices Using Near-infrared Spectroscopy. Iowa City: University of Iowa, 1995

[49] Liu R, Deng B, Chen W, et al. Next step of non-invasive glucose monitor by NIR technique from the well controlled measurement condition and results. Opt. & Quant. Electron. , 2005, 37 (13～15): 1305～1317

[50] Cui W, Kumar C, Chance B. Experimental study of migration depth for the photons measured at sample surface. Proc. SPIE. , 1991, 1431: 180～191

[51] Feng S, Zeng F A, Chance B. Photon migration in the presence of a single defect: a perturbation analysis. Appl. Opt. , 1995, 34: 3826～3837

[52] Feng S, Zeng F, Chance B. Monte Carlo simulations of photon migration path distributions in multiple scattering media. Proc. SPIE, 1888, 1993: 78～89

[53] 李庆波. 近红外光谱中若干关键技术的研究. 天津: 天津大学博士论文, 2002

[54] 李庆波, 徐可欣, 汪曦. 人体血糖浓度无创伤检测的必要测量条件. 天津大学学报, 2003, 36 (2): 139～142

[55] 陈文亮. 近红外无创血糖测量——信号拾取的理论和实验研究. 天津: 天津大学博士论文, 2005

[56] Chan E K, Sorg B, Protsenko D, et al. Effects of compression on soft tissue optical properties. IEEE J. Sel. Top. in Quantum Electron. , 1996, 2: 943～950

[57] Shangguan H, Prahl S A, Jacques S L, et al. Pressure effects on soft tissues monitored by changes in tissue optical properties. Proc. SPIE, 1998, 3254: 366～371

[58] 陈文亮, 刘蓉, 崔厚欣, 等. 无创血糖测量的测量界面稳定性研究. 光电子激光, 2004, 15 (2): 242～245

[59] 蒋景英. 人体内成分无创光谱检测中测量条件的研究. 天津: 天津大学博士论文, 2002

[60] Elsner P, Berardesca E, Wilhelm K P, et al. Bioengineering of the Skin: Skin Biomechanics. Boca Raton: CRC Press, 2002

[61] Chen W, Liu R, Xu K, et al. Influence of contact state on NIR diffuse reflectance spectroscopy in vivo. J. Phys. D: Appl. Phys. , 2005, 38: 2691～2695

[62] Xu K, Chen W, Jiang J, et al. Study on optical measurement conditions for non-invasive blood glucose sensing. Proc. SPIE, 2004, 5330: 83～91

[63] Tenhunen J, Kopola H, Myllyla R. Non-invasive glucose measurement based on selective near infrared absorption: requirements on instrumentation and spectral range. Measurement, 1998, 24: 173～177

[64] Arimoto H, Tarumi M, Yamada Y. Instrumental requirements for non-invasive blood glucose measurement using NIR spectroscopy. Opt. Rev. , 2003, 10: 161～165

[65] Genuth S, Alberti K G, Bennett P, et al. For the expert committee on the diagnosis and classification of diabetes mellitus. In: Follow-up Report on the Diagnosis of Diabetes Mellitus. Diabetes Care, 2003, 26 (11): 234～239

［66］罗云瀚. 近红外无创伤血糖浓度测量方法的组织光学基础及应用研究. 天津：天津大学博士论文，2006

［67］徐可欣，罗云瀚，刘蓉. 利用浮动基准实现浓度测量的方法：中国，200510013373. 3. 2005-04-01

［68］安林. 近红外无创血糖浓度测量中浮动基准方法的基础实验研究. 天津：天津大学博士论文，2007

［69］Shiga T, Tanahe K, Nakase Y, et al. Development of a portable tissue oximeter using near infra-red spectroscopy. Med. Biol. Eng. Comp. , 1995, 33：622～626

［70］Mendelson Y. Pulse oximetery：theory and application for noninvasive monitoring. Clini. Chem. , 1992, 38（9）：1601～1607

［71］严新忠，杨静，郭略. 人体血氧饱和度监测方法的研究. 医疗装备，2005,（12）：1～4

［72］冯焕清，周荷琴. 脉搏血氧饱和度仪的原理与设计. 世界医疗器械，1996, 2（12）：41～44

［73］Pollard V, Prough D S, Memelo A E, et al. Validation in volunteer of a near infrared spectroscopy for monitoting brain oxygeneration in vivo. Anesth Analg, 1996, 82：269～277

［74］李胜利，凌晨，徐敏. 激光无创脑血氧传感系统研究. 传感器技术，2005, 24（9）：10～12

［75］Seiyama A, Hazeki O, Tamura M. Noninvasive quantitative analysis of blood oxygenation rat skeletal muscle. Biochem. , 1988, 103：419～424

［76］Patterson M S, Chance B, Wilson B C. Time resolved reflectance and transmittance for the noninvasive measurement of tissue optical properties. Appl. Opti. , 1989, 28：2331～2336

［77］Cope M, Delpy D T. System for long-term measurement of cerebral blood and tissue oxygenation on newborn infants by near infrared transillumination. Med. Biol. Eng. Comput. , 1988, 26：289～294

［78］Joblin A. Tumor contrast in time-domain, near-infrared LASER breast imaging. Appl. Opt. , 1997, 36：9050～9057

［79］Sevick E M, Chance B, Leigh J, et al. Quantitation of time-and frequency-resolved optical spectra for the determination of tissue oxygenation. Anal. Biochem. , 1991, 195：330～351

［80］Shiga T, Tanahe K, Nakase Y, et al. Development of a portable tissue oximeter using near infra-red spectroscopy. Med. Biol. Eng. Comp. , 1995, 33：622～626

［81］Millkan G A. The oximeter, an instrument for measuring continuously the oxygen saturation of arterial blood in man. Rev of Scientific Instrument, 1942, 13：434～444

［82］Jobsis F F. Noninvasive Infrared monitoring of cerebral and myocardial oxygen sufficiency and circulatory parameters. Science, 1977, 168（1）：1264～1267

［83］Setso T, Peter W C, Edward A. A non-invasive tissue reflectance oximeter. Annals of

Biomed. Eng., 1980, 8: 1~15

[84] Jobsis V, Vilest F F. Non-invasive near-infrared monitoring of cellular oxygen sufficiency in vivo. Adv. Exp. Med. Biol., 1986, 191: 833~841

[85] Wyatt J S, Cope M, Delpy D T, et al. Quantification of cerebral oxygenation and hemo-dynamics in sick newborn infants by near infrared spectrophomecopy. The Lancet, 1986, 8: 1063~1065

[86] Delpy D T, Cope M, Cady E B, et al. Cerebral monitoring in newborn infants by magnet-ic resonance and near infrared spectroscopy. Scand. J. Clin. Lab. Invest., 1987, 47 (Suppl): 9~17

[87] McCormick P W, Stewart M, Goetting M G, et al. Regional cerebrovascular oxygen sat-uration measured by optical spectroscopy in humans. Stroke, 1991, 22: 596~602

[88] Dujovny M, Slavin K V, Cui W, et al. Somanetics INVOS 3100 cerebral oximeter. Neu-rosurgery, 1994, 34 (5): 935~936

[89] Chance B, Mari M, Sorge J, et al. A phase modulation system for dual wavelength differ-ence spectroscopy of hemoglobin deoxygenastion in tissues. Proc. SPIE, 1990, 1204: 1123~1134

[90] 丁海曙，王培勇，王广志. 动脉血管及肌肉中含氧量的无损监测计. 世界医疗器械，1996, 2 (3): 40~43

[91] 郭海峰，杨康. 近红外光谱血氧监测仪发展现状. 沈阳工业学院学报，2002, 21 (4): 73~77

[92] 王强，王跃华，徐圣普. 血氧饱和度的红外光谱光电法测量. 国外医学生物医学工程分册，1998, 21 (6): 343~350

[93] Takatani S, Ling J A. Optical oximetry sensor for whole blood and tissue. IEEE Eng. Med. Biol., 1994, 13 (3): 347~357

[94] Niwayama M, Lin L, Shao J, et al. Quantitative measurement of muscle oxygenation by NIRS: analysis of the influence of subcutaneous fat layer and skin. Proc. SPIE, 1999, 3597: 291~299

[95] Seiyama A, Hazeki O, Tamura M. Noninvasive quantitative analysis of blood oxygenation rat skeletal muscle. Biochem., 1988, 103: 419~424

[96] 相韶霞，林凌，王艳秋，等. 红外光谱组织血氧检测结果的定量化方法. 光学技术，2001, 27 (5): 451~458

[97] Deply D T, Cope M, Van der Zee P, et al. Estimation of optical pathlength thought tissue from direct time of flight measurement. Phys. Med. Bio., 1988, 33: 1433~1442

[98] 黄岚，田丰华，丁海曙，等. 用近红外光谱对组织氧测量方法的研究. 红外与毫米波学报，2003, 22 (5): 379~383

[99] 王峰，李炜，林方，等. 用近红外光谱技术实现生物组织含氧量的无损检测. 清华大学学报（自然科学版），1999, 39 (7): 16~19

第七章　生物医学光子成像技术

　　成像方法旨在记录被测目标组织在某些光波长下的二维甚至三维光学及生理参数的空间变化，可分为拓扑和层析成像方法。所谓拓扑成像是指在组织体表面利用反射测量给出组织体表面下浅层的光学参数二维变化。近红外扩散光拓扑成像目前主要用于脑功能研究，例如研究人的思维活动以及肢体运动引起的大脑皮层（灰质）内血氧含量的变化，其原理是建立在改进的朗伯-比尔定律基础之上，目前已基本实现商品化。而层析成像顾名思义是要重建组织体的某一个横断面甚至整个三维空间的光学或生理参数图像。

　　我们在前面提到，根据组织体中光传播的物理过程，可将透过生物组织的光分成三种类型：弹道光、蛇行光和漫散射光（扩散光），如图7.1所示。相应地，成像技术也被分为弹道光成像、蛇形光成像和扩散光成像。由于早期到达光（弹道光和蛇行光）在组织中近似直线传播，因此携带了较好的空间分辨和对比度的信息，故可以采用适当的滤波或选通技术把早期到达光与漫射光区分开来，如我们将在7.3节中所要介绍的光学相干层析成像（OCT）技术，但弹道光成像技术只适合于薄层散射媒质（大约1～5mm）。在光学层析成像研究的早期阶段，许多学者致力于厚层组织体早期到达光的提取技术，以期利用发展成熟的X-CT算法进行图像重建。然而如我们所介绍过的，由于生物组织

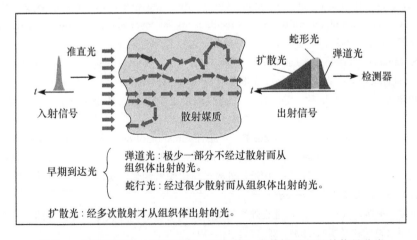

图 7.1　准直光脉冲在散射媒质（组织体）中传播过程及其信号分类

体的高散射特性，能够被极少散射的光的数目非常稀少，而早期到达光提取技术在信噪比增强方面一直没有取得突破，因此基于该技术的厚层组织成像技术发展受到了极大的制约。相反地，随着组织光传输模型理论和超快光学检测技术的实质性进展，越来越多的研究者转向利用扩散光进行层析成像的研究方向上来，这就是我们在 7.1 节中所要介绍的扩散光学层析成像（DOT）技术。由于目前尚无合适的数学模型描述被弱散射了的光子的传播行为，因此关于蛇形光成像技术的研究较少。

DOT 和 OCT 代表了当前生物组织光学成像研究的两个基本方向，针对不同的目标尺度和分辨率要求：OCT 可实现浅层（1mm）高分辨率（10μm）的显微结构层析，又称光学活检，该技术提供了介于激光共聚焦显微成像和高频超声成像之间的补充模式；DOT 则利用扩散光在组织中的相对穿透深度实现器官级（5～10cm）的临床诊断用层析成像，提供了基于组织体重要生化成分的无创功能检测新模式，它们一起构成了目前新兴的生物医学光子学中最具挑战性的研究课题和下一代医学成像模态的研究焦点[1~6]。

7.1　DOT

对高散射的器官组织，要实现厘米级厚度的探测则不得不利用扩散光承载的信息，为此发展出了 DOT 技术，俗称 CT，这项技术可被视为发展已相对成熟的组织扩散光谱（diffuse optical spectroscopy，DOS）技术的一个重要扩展。

近年的研究成果表明，近红外扩散光学检测技术具有极大的实际应用潜力，重要应用包括乳房肿瘤早期诊断、新生儿脑发育监护、脑功能成像和光动力疗法反应信息获取等诸多重要领域。在这些领域，或是现有成像模态的应用因安全性、特异性和环境适应性等多方面的缺陷受到严重制约，或是尚无有效的检测方法。DOT 作为一种基于组织体生化功能信息的无创检测技术，则提供了上述医学诊断应用的最有效的解决方案，此外，将其与内窥技术结合从而实现具有体内器官深部组织功能信息层析能力的新型医用内窥镜也是 DOT 一个极具应用前景的新领域。经过近十年的努力，DOT 在成像原理和测量系统研制等方面均取得了突破。世界各相关实验室均装备有基于连续光、频域或时域等三种主要测量模式的 DOT 系统，围绕各自关心的基础和应用问题开展研究并正取得积极成果。近年来，扩散光学成像的研究重点已从追求高空间分辨转向高特异功能成像方面。将光学成像技术与现有医学成像方法相互结合可大大提高医学无创检测的特异性和准确性。权威部门预测，以 DOT 为代表的光 CT 技术将逐渐成熟并进入正式临床应用阶段，成为现有医用检测手段的一个极为有益的补充。

7.1.1　图像信息的获取

与 X 射线 CT 类似，DOT 的实现需要测量多点激励（广义地视为多角度扫描）下表面其他各点的光流分布（广义地视为投影），如图 7.2 所示。对于只有 1 个源和 D 个探测位置的简单情形，探测器的输出为[7~11]

$$\boldsymbol{\Gamma}_{D\times1} = \boldsymbol{F}_{D\times1}\boldsymbol{Q}_{1\times1} \tag{7.1}$$

式中，$\boldsymbol{\Gamma}_{D\times1} = [\gamma_1,\ \gamma_2,\ \cdots,\ \gamma_D]^{\mathrm{T}}$ 代表探测器输出的 $D\times1$ 维矢量；$\boldsymbol{Q}_{1\times1} = [q]$ 代表源的输入 1×1 维矢量。此处 $\boldsymbol{F}_{D\times1} = [f_1,\ f_2,\ \cdots,\ f_D]^{\mathrm{T}}$ 应理解为由所研究对象的光学参数和结构形状，以及源-探测器对的配置方案所决定的正向模型算子矢量。每一个探测器的输出为

$$\gamma_d = f_d q, \qquad d = 1,2,\cdots,D \tag{7.2}$$

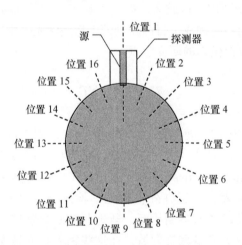

图 7.2　DOT 中光探头（同轴源和探测器）的配置

其中 16 个位置的源顺序激励（扫描），而对应于每个激励源，16 个位置的探测器同时进行测量

对于有 S 个源和一个探测位置的情形，探测器的输出为

$$\boldsymbol{\Gamma}_{1\times1} = \boldsymbol{F}_{1\times S}\boldsymbol{Q}_{S\times1} \tag{7.3}$$

式中，$\boldsymbol{Q}_{S\times1} = [q_1,\ q_2,\ \cdots,\ q_S]^{\mathrm{T}}$。探测器的输出为

$$\gamma = \sum_{s=1}^{S} f_{1s}q_s, \qquad s = 1,2,\cdots,S \tag{7.4}$$

对于层析成像所采用的具有 S 个源位置和 D 个探测器位置的情形，得到的测量可以表示为

$$\boldsymbol{\Gamma}_{D\times1} = \boldsymbol{F}_{D\times S}\boldsymbol{Q}_{S\times1} \tag{7.5}$$

式中，每一个探测器的输出可表示为

$$\gamma_d = \sum_{s=1}^{S} f_{d \times s} q_s, \qquad d = 1, 2, \cdots, D \tag{7.6}$$

式（7.6）说明在多个源和多个探测器的情况下，每一个探测点的输出是所有源激励下所产生的可测量值的叠加。而在层析成像中，我们所要求的是每个源-探测器对的位置下信号能够被分离开来用于重建，因此必须要通过对源进行编码以得到合适的信号。下面介绍两种编码技术。

1. 时分多路复用技术

X-CT 和目前的大多数的 DOT 系统中广泛地使用时分多路复用技术。所谓时分多路复用技术是指让不同的源在不同的时间开启，这是对不同的源进行编码的最直接的方法。

假设以一定的时间间隔将源逐个打开，则相应于式（7.5）的多个源位置和多个探测器位置的情形，此时得到的测量可以表示为

$$\boldsymbol{\Gamma}_{D \times 1} = \boldsymbol{F}_{D \times S} \boldsymbol{T}_{S \times S} \boldsymbol{Q}_{S \times 1} \tag{7.7}$$

式中，对角矩阵 $\boldsymbol{T}_{S \times S}$ 用来描述时序多路复用开关的工作状态，例如当第一个源被打开时

$$\boldsymbol{T}_{S \times S} = \begin{bmatrix} 1 & \cdots & 0 & 0 & 0 & \cdots & 0 \\ \vdots & & \vdots & \vdots & \vdots & & \vdots \\ 0 & & 0 & 0 & 0 & & 0 \\ 0 & \cdots & 0 & 0 & 0 & \cdots & 0 \\ \vdots & & \vdots & \vdots & \vdots & & \vdots \\ 0 & & 0 & 0 & 0 & & 0 \end{bmatrix} \tag{7.8}$$

由式（7.7）和式（7.8）可以看出，当第 s 个源打开时，第 d 个探测器的输出为

$$\gamma_d = f_{ds} q_s, \qquad d = 1, 2, \cdots, D, \quad s = 1, 2, \cdots, S \tag{7.9}$$

因此用时序的多路复用技术可以从多个源和探测器组合中解码出每个源-探测器对的测量数据。时序多路复用技术的优点是在某一时刻，每一个探测器测量的信号仅是由一个源所引起的，因此对探测器的动态范围要求不高。其缺点是测量时间长，设在一个源位置时的测量时间为 τ，则全部测量时间将大于 $S \cdot \tau$。可以想象，随着源位置个数的增多，测量时间将变得相当长。

2. 频分多路复用技术

在频分多路复用技术中，不同激励位置的光源被不同频率调制，则相应于式（7.5）的 S 个源位置和 D 个探测器位置的情形，此时得到的测量可以表示为

$$\boldsymbol{\Gamma}_{D \times 1} = \boldsymbol{F}_{D \times S} \boldsymbol{T}_{S \times S} \boldsymbol{Q}_{S \times 1} \tag{7.10}$$

式中，$T_{S\times S}$ 为 $S\times S$ 对角矩阵，用来描述频分多路复用开关的工作状态，其中 S 个源被不同频率的正弦波调制，即

$$T_{S\times S} = \begin{bmatrix} \cos(\omega_0+\Delta\omega_1)t \cdots & 0 & 0\ 0 \cdots & 0 \\ \vdots & \vdots & \vdots\ \vdots & \vdots \\ 0 & \cdots\cos(\omega_0+\Delta\omega_s)t & 0\ 0 \cdots & 0 \\ \vdots & \vdots & \vdots\ \vdots & \vdots \\ 0 & 0 & 0\ 0 & \cos(\omega_0+\Delta\omega_s)t \end{bmatrix}$$

(7.11)

式中，ω_0 代表调制的中心频率。由式（7.10）和式（7.11）可以看出，第 d 个探测器的输出为

$$\gamma_d = \sum_{s=1}^{S} f_{ds}q_s\cos(\omega_0+\Delta\omega_s)t, \qquad d=1,2,\cdots,D \qquad (7.12)$$

对于上述探测器的信号还必须通过解调的方式提取出差频信号，通常的方法是对探测器同时施加频率为 ω_0 的信号，使探测器同时充当混频器的作用，因此探测器将输出 $2\omega_0+\Delta\omega_s$ 和 $\Delta\omega_s$ 的信号，通过低通滤波器滤出 $\Delta\omega_s$ 的信号（相关内容可参考第四章的内容），则对应第 s 个源入射时的第 d 个探测器的输出信号可以被解调出来，其表示为

$$\gamma_d = f_{ds}q_s\cos\Delta\omega_s t, \qquad d=1,2,\cdots,D \qquad (7.13)$$

频分多路复用技术的优点是所有源-探测器对的测量可以同时进行，因此测量时间短，这对于一些要求快速测量的情形，如短时生理信息的测量等，是一个极大的优点。

在时分多路复用技术中，由于在不同的时间开启不同的源，因此可以通过估计源位置和探测位置之间的距离和出射光强度来调整入射到探测器上的光强，从而大大地降低对探测器动态范围的要求，例如在探测器前加可变衰减器，仪器根据入射光强自动调节衰减器的衰减比。但是，在频分多路复用技术中，由于采用的是对多个源激励下的同时测量方式，对同一个探测器来说要求能够测量的信号的强度变化很大，也就是说频分多路复用技术对探测器的动态范围要求相当高，此时分配给每一个源-探测器对的动态范围平均只有探测器总动态范围的 $1/S$。

7.1.2 DOT 的系统构造

我们知道，组织体的光吸收在近红外光波段具有窗口效应且其主要发色团具有不相关的光谱特性，因此采用适当的技术检测经组织多次散射的近红外扩散光并与适用的光传输模型相匹配，即能够定量探测几厘米甚至十几厘米深度范围的组织体光学参数（吸收系数 μ_a、散射系数 μ_s 和各向异性系数 g）的空间变化。

在近红外光波段内，可认为含氧血红蛋白和去氧血红蛋白为组织体内主要的发色团，吸收系数和发色团浓度之间的关系符合消光系数加权的线性组合，因此当采用两个以上光波长进行激励时，至少可以根据吸收系数获得与病理过程相关的含氧血红蛋白和去氧血红蛋白浓度分布，如果再辅以与组织体分化形态有关的散射系数的检测，就能达到病变的分级以及监测癌变组织对治疗的反应的目的。由此可见，基于近红外扩散光检测的诊断技术最终归结到如何准确地测量和重构组织体局部的光学参数这一物理问题上。

CT 所需测量的溢出光流及其系统构成随光辐照类型的不同而变化，根据测量技术的要求可采用的光辐照方式主要有以下三种：连续波激励、超短脉冲激励和连续波强度光调制激励；与此对应的测量模式分为连续波光强度测量、时间分辨测量和频域测量。下面就以图 7.3 所示的时间分辨测量系统为例，介绍 DOT 系统的工作原理和对主要部件的要求。

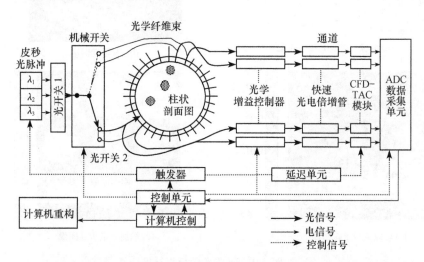

图 7.3　用于时间分辨 DOT 的多通道时间相关单光子计数测量系统

正如我们前面所介绍的，为了确定组织体中的多个发色团的浓度，必须采用两个以上光波长进行激励，并且对每个波长下的激励要形成一个源-探测器对的位置组合的测量数据阵列，即"扫描-投影"。该 DOT 系统采用 W 个具有不同波长的激光器，不同波长的光源的选择通过光纤转换开关（简称光开关）1 实现。

对于不同源位置的选择（通常使光纤在被测样品表面均匀地分布并和被测样品具有良好的接触，从而形成 S 个激励点），采用时分多路复用技术，在这里时分多路复用技术的实现是由光开关 2 完成的。在分别与这些激励点具有一定距离的位置上安放有 D 个探测光纤，每一个探测光纤经过衰减器和一个时间相关单光子计数通道相连。光开关 1 选通了第一个波长后，由光开关 2 接通第一个源光纤使之向成像体发射光子，由组织体出射的扩散光由所有探测光纤同时收集，然后转换光开关 2 连通第二个源光纤，所有光纤同时收集在此位置照射下的出射光，以此类推直到所有源光纤位置均出射光子为止。接着转换光开关 1 选通第二个波长的激光器，重复上面的测量过程。最终获取了由组织体出射的微弱的 $S \times D \times W$ 个扩散光测量，数据被送入计算机进行图像重建。如图 7.4 所示。

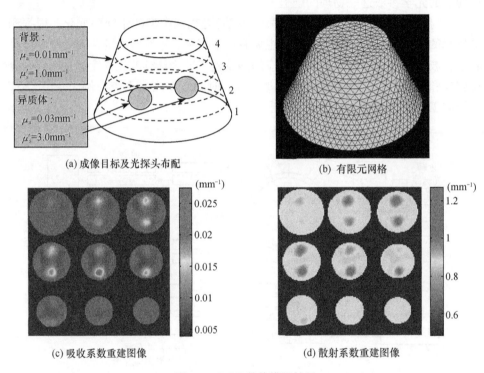

(a) 成像目标及光探头布配

(b) 有限元网格

(c) 吸收系数重建图像

(d) 散射系数重建图像

图 7.4　DOT 数值模拟结果

（1）光源及光纤转换开关

一般在 DOT 中采用三个（或以上）波长，三个波长分别取小于、约等于以及大于等值点波长（isosbestic point，800nm 左右）。通常采用的激光器为半导体激光器，功率为几十毫瓦。在时间分辨 DOT 通常采用半导体皮秒（picosecond，ps）脉冲激光器或钛宝石飞秒（femetosecond，fs）激光器，脉宽分别为几十皮秒或几百飞秒，重复频率几兆至几十兆赫兹不等，峰值功率为毫瓦级。

前面我们提到，时序多路复用技术的缺点是整个测量时间长，在实际的应用中，为了提高测量速度，通常直接用延时器代替光开关 1 来实现三个波长之间的分隔，因此在每个源光纤位置，三个波长激励下的出射光被同时探测并被依次记录。

（2）光纤

为了有效地传输近红外光，DOT 系统中采用石英光纤。我们在第二章介绍测量方式时曾经提到，为了得到经过组织体后光的变化信息，在连续波测量中需要提供源的初始光强，在频域测量中需要提供调制光源的初始相位角，而在时间分辨测量中需要提供系统的固有时间延迟。为了得到精确的测量结果，上述参考值必须在实际测量时实时提供，也就是在每一个源光纤的位置上提供一个参考信号。为了减小位于组织体上的探头的数目以及精确地获得这些参考信号，通常光纤探头采用同轴光纤束结构。位于组织体上的光纤探头（如图 7.2 中的位置 1）是一个混合光纤束，采用以源光纤为中心、探测光纤束为外环的同轴结构，即与激光器相连接的源光纤位于光纤探头的中心，位于外环的是与检测器相连的探测光纤束。为了提高收集面积，通常光纤探头作得比较大，直径约为几毫米。

（3）衰减器

对于高散射体上的多通道同时测量的方式，从临近源光纤（例如图 7.2 中的第一个源）的探测位置（图 7.2 中的第一个探测器）出射的光子的数目可能比远离源光纤的位置（例如图 7.2 中的第二个探测器）出射光子数目大几个数量级。对于新生儿的头部，当源光纤和探测光纤相距 4～8cm 时最大和最小光通量的变化可达 10^6：1。因此，每个探测通道均配备一个具有很大动态范围的可变衰减器来保证探测器工作于适合的线性区域，这些可变衰减器必须根据积分时间、检测系统的时间通道计数器长度以及可能的最高光子出射率等在测量前加以调整，以获得最佳的检测信噪比。

（4）时间相关单光子计数通道

时间相关单光子计数的基本工作原理是通过测量单光子到达时间与固定参考时间之差，建立与 TPSF 成正比的光子飞行时间统计直方图，这是一种相对的波形测量技术。该技术的时间分辨性能主要取决于 PMT 探测器的渡越时间弥散（transient time spread，TTS）特性。目前电极式 PMT 的 TTS 最小可达约 150ps，而微通道板 PMT 则可实现小于 50ps 的 TTS。时间相关单光子计数结合了光子计数和超快电子技术的综合优势，具有灵敏度高、动态范围大以及时间分辨率合理等一系列突出优点，因而非常适合时域 DOT 中具有纳秒持续时间量级的超微弱瞬态光信号的检测。在工作原理上，为防止光子"堆积"效应，时间相关单光子计数的最高计数率一般不超过光源重复频率的 1/10，因此基于时间相关单光子计数原理的时间分辨测量系统在设计上必须求得计数率（测量时间）和量程间的平衡。时间分辨 DOT 系统通常采用皮秒脉冲半导体激光器，重复频率 5～50MHz，因此对应的时间相关单光子计数最高计数率为 500kHz～5MHz，现有的时间相关单光子计数分析技术已完全能够实现这一要求。

7.1.3 仿体模型的 DOT 举例

图 7.4 给出了一个圆锥域数值仿体的时间分辨 DOT 模拟重建实例，其中两个同尺寸、吸收和散射对比度同为 3∶1 的圆球形目标体位于成像域内的不同高度，四个成像测量面边界依半径小至大分别均匀布配了 4、6、10 和 12 个源-探测器对的同轴光纤探头，图中显示了 9 等分平面的重建图像[12~19]。

图 7.5 给出了一个圆柱形模拟组织体的图像重建实例。该样品含有两个圆柱形不均匀目标体，其光学参数及结构如图 7.5（a）所示，其中 16 个源-探测器对的位置均匀分布在成像平面的圆周上。对此样品进行时间分辨测量，测量得到的时间扩展曲线如图 7.6 所示。正向问题的计算采用有限元，剖分网格如图 7.7 所示，为了保证边界处剧烈变化的光子密度场的计算精度，在距离边界的一定厚度内，剖分网格被细化。用平均飞行时间作为图像重建的数据类型，经过 15 次迭代之后得到的吸收系数及散射系数的图像如图 7.8 所示，重建图像较好地反映了目标体的光学特性和位置。

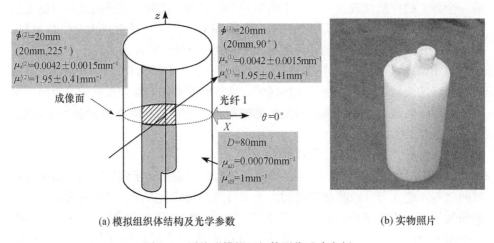

(a) 模拟组织体结构及光学参数   (b) 实物照片

图 7.5   圆柱形模拟组织体图像重建实例

7.1.4 DOT 的优点

和现有的成像方法相比，DOT 具有如下主要优点：

1）完全的无创检测，安全可靠。DOT 的安全性得到了组织体的近红外窗口特性和检测模式的双重保障。

2）数据采集速度快。DOT 不需要像磁共振成像（magnetic resonance imaging，MRI）那样严格地固定体位和设置位置标志，依现有的技术实现、工作模式和目标对比度，扫描过程通常可在几至十几分钟即可完成。

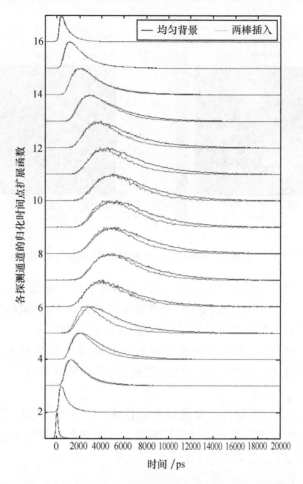

图 7.6　时间分辨测量图 7.5 所示的样品表面得到的时间扩展曲线（对应第一个源的探测点 16）
测量系统采用 5MHz 半导体脉冲激光器，测量积分时间 5s

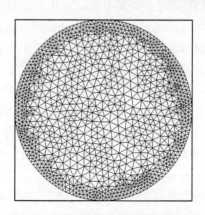

图 7.7　有限元计算所采用的剖分网格

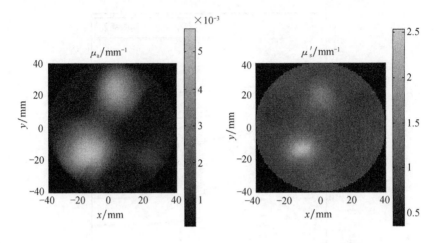

图 7.8　用 GPST 法重建图 7.5 的样品 15 次迭代后的图像

3) 合理的空间分辨率和较高动态时间分辨率。根据测量方式及空间采样密度，DOT 有望实现小于 1mm 的空间分辨率及毫秒级的动态测量时间分辨率。

4) 直接和间接地提供同时的组织体解剖和生理功能信息。与组织光谱学类似，DOT 通过对不同波长下的吸收系数进行重建可直接获得基于血氧动力学的、局域化的生理功能信息，而散射系数图像则可提供组织分化的形态信息。

5) 对目标运动的稳健性，便携性和低价格。经典的 DOT 采用光纤接触式测量，因此可直接应用于运动中的目标测量，同时光电测量技术和器件的快速进步使得 DOT 系统的实现成本在不断下降，便携性大幅提高。

7.1.5　DOT 的应用

目前对于 DOT 的应用研究主要集中在以下几个方面：

(1) 光学乳腺成像术（optical mammography）——乳腺肿瘤的早期诊断

乳腺癌是当前妇女健康的第一大"杀手"，2000 年全世界约一百万妇女被诊断出患有乳腺癌。降低乳腺癌死亡率的一个有效措施是实现早期诊断，因此许多国家提倡和施行乳腺例行检查。当前乳腺检查的主要手段为 X 射线乳腺成像术，它在降低乳腺癌发病死亡率方面起着非常有效的作用。然而长期临床实践表明，该技术在灵敏度、特异性、安全性和舒适性等方面均存在重大缺欠：一方面该技术存在高达 10%～15% 的漏检率；另一方面该技术的特异性差，假阳性率高达50% 以上。此外，该技术的有效性还与年龄、家族患病史、体质指标、荷尔蒙替代疗法的使用、计算机辅助诊断的使用，以及辅助的临床和成像信息紧密相关。由于 X 射线为电离辐射，过频的检查有诱发癌变的危险，因此年轻女性对该技术的认同度较低。其他技术如 MRI 和超声技术只可能在特定情形下作为补充手段使用，但均不适合无症状检查。这些都促使人们不得不寻找基于其他安全辐射方式的更为有效的乳腺成像术[20~23]。

由于癌变组织具有明显的血管化特征，从而相对正常组织呈现较强的光吸收特性；同时，癌变组织较良性组织呈现相对低的氧饱和度。两者结合不仅有助于检测恶性肿瘤，而且有潜力区分良性和恶性病变以及甄别病变发展的程度。以上生理表现以及乳腺组织相对均匀的低吸收特性使得乳腺成像术有望成为 DOT 技术最先临床应用的领域。NIH 在过去的五年已对世界上从事光学乳腺成像术研究的几个主要研究实验室进行了连续高强度的资助；欧盟则赞助推出了一个称为"Optimamm"的光学乳腺成像术研究联盟，已开展了超过 300 例的临床实验研究。光学方法既可直接发展为 X 射线乳腺成像术的替代技术，也可作为辅助技术提供 X 射线乳腺成像术所获病变组织附加的血氧动力学信息以提高诊断的特异性。

迄今，已有一系列光学乳腺成像方法和装置被提出和进行临床评估，大多数采用乳腺平板压缩扫描检测模式，这可有效减小光传输中的衰减和保证规则的几何边界以有利于获得高空间分辨采样数据和简化数学建模，但该方法的主要缺点是压缩造成乳腺内血流异常，由于血氧指标代表了成像的主要衬度源和肿瘤鉴别手段，因此人为的血流量的异常可能会严重干扰诊断的准确性。为此许多研究者倾向于采用由飞利浦公司最先提出的、更为松弛的锥形压缩模式，如图 7.9 所法，这种成像模式采用多层的源-检测器对的环形配置，非常适合产生或二维切片层析或全三维图像，如图 7.10 所示。

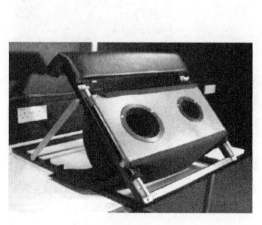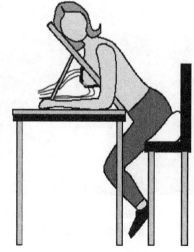

图 7.9　锥形压缩测量模式乳腺成像术示意图

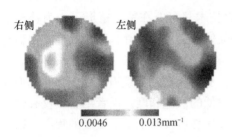
右侧　　　　左侧

0.0046　　　0.013mm⁻¹

(a) 乳腺 DOT 吸收系数重建图像（波长 815nm）

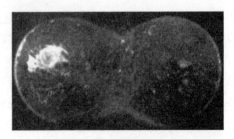

(b) 相应的 MRI 图像确诊该病人右侧乳腺具
有一个恶性肿块，光学图像和 MRI 图像
显示的病变部位大致相同

图 7.10　乳腺光学层析成像

资料来源：Tates T，et al. Phys. Med. Biol，2005，50：2503~2517

　　乳腺成像属慢生理变化过程检测范畴，因此可直接应用时间分辨测量模式获得高质量成像效果。时间分辨检测的意义目前已不局限于提高成像量化指标，更重要的是，相对于连续光和频域测量，它可提供吸收和散射系数的有效分离，而越来越多的证据表明，异常组织的散射系数较正常组织有较大的变异，因此有效的成像散射系数可提供非常有益的附加诊断信息。意大利米兰大学和德国柏林大学的科学家们发展了基于时间分辨检测模式的乳腺成像技术，其研究报告表明他们用光学技术能成功鉴别 80%~85% 的已由 X 射线确诊的肿瘤。图 7.11 为由美国 Imaging Diagnostic System 公司和意大利米兰大学研制的乳腺光学层析成像原型系统，它们分别采用连续光锥形压缩和时间分辨平板扫描检测模式。可以

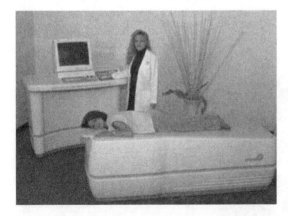

(a) 美国 Imaging Diagnostic System 公司的连续光
锥形检测模式乳腺光学层析成像系统

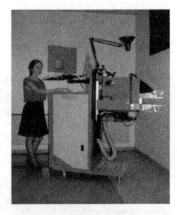

(b) 意大利米兰大学研制的时间分辨
平板扫描模式乳腺光学层析成像系统

图 7.11　两种光学层析成像系统

预计：随着成像技术的改进和光谱鉴别技术的运用，光学乳腺成像术的成功率将会逐渐满足临床应用要求。

（2）新生儿大脑发育过程供氧状况及血氧动力学观测

围产期缺氧-缺血性脑损伤和脑血肿是引起早产或新生儿神经伤疾后遗症的主要原因，这是两个临床处理手段完全相反的病护过程，早期诊治至关重要。虽然人们正在开发新的人工介入技术以尽力减缓由此引起的严重体智残障，但目前尚无有效手段及时、准确地诊断发病的致因（缺血或血肿），以及实现连续监护以评估损伤程度和介入治疗方法的有效性。从另一角度看，脑组织的各种生理异常，如血肿、脑室溢血（IVH）、局部缺氧和缺血等，均表征为光学参数的明显变化，因而非常适于采用无创的光学检测方法。组织光谱技术虽然已被广泛用于新生儿大脑血氧动力学研究和新陈代谢过程监视，普遍认为，基于多点测量的DOT 技术将可进一步提供有关生理异常变化的准确位置和定量信息，从而不仅能够评估损伤级别和监视人工介入治疗的效果，而且通过连续监测有潜力判定异常发生的起因和方位。与乳腺成像类似，新生儿大脑发育过程光学监护也属慢变化生理过程测量，因而非常适合时间分辨检测模式[24~27]。

由于迫切的临床需求，新生儿大脑发育过程的光学检测技术在欧美日各国受到了高度重视，一些以此为目标的系统已移交医学研究部门进行临床评估。图 7.12 为成像可采用的源-探测器对的点二维或三维配置方案。图 7.13 为一例新生儿血氧动力学变化二维 DOT 实验。被测早产婴儿出生 32 天（孕期 29 周），体重 1065g、头围 27.6cm，测量中首先设定呼吸机氧分压 PaO_2 和二氧化碳分压 $PaCO_2$ 分别为 55mmHg 和 35mmHg 作基准状态测量，然后保持 $PaCO_2$ 不变、提高 PaO_2 至 90mmHg 作任务测量，两次测量作差分图像重建，血氧变化图像结果示于图 7.14。

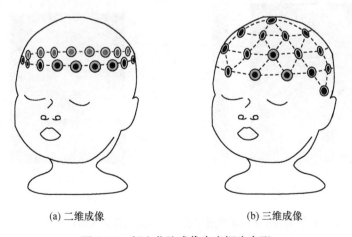

(a) 二维成像　　　　　　　　　　(b) 三维成像

图 7.12　新生儿脑成像中光探头布配

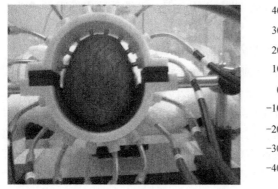
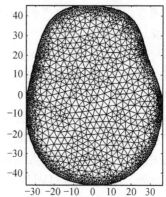

(a) 新生儿脑二维 DOT 实验　　　　　　(b) 由样条内插边界获得的有限元剖分网格

图 7.13　新生儿成像实验及成像区域的有限元剖分

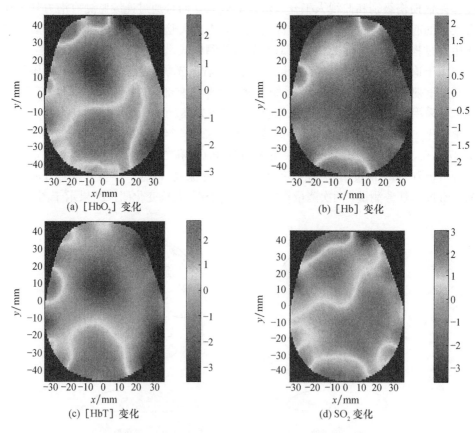

(a) [HbO₂] 变化　　　　　　　　　　　(b) [Hb] 变化

(c) [HbT] 变化　　　　　　　　　　　(d) SO₂ 变化

图 7.14　呼吸机氧分压 PaO₂ 增加所引起的新生儿大脑成像横断面内血氧动力学指标
（[HbO₂]、[Hb]、[HbT] 和 SO₂）变化图像

结果提示，由于供氧水平的增加，在脑内右后半区域呈现含氧血红蛋白浓度 [HbO$_2$] 增加、脱氧血红蛋白浓度 [Hb] 降低和血氧饱和度 SO$_2$ 增加的明显趋势。同时由于氧过剩引起的血管收缩对血流量的阻滞作用，脑内大部区域总血红蛋白浓度呈下降趋势。

（3）脑功能成像

目前脑功能成像研究的主要手段是功能磁共振成像（functional MRI，fMRI），但该模态只能间接测量总的血红蛋白浓度 [HbT]（=[HbO$_2$]+[Hb]）的变化，近红外光学成像方法则能够直接同时提供 [HbO$_2$] 和 [Hb] 变化信息，因而在脑功能研究中作为一项新兴技术而备受关注。由于穿透深度的限制，光学方法尚不具备全脑成像能力，现实的实现是采用所谓的拓扑成像方法研究大脑皮层各调控区的应激反应过程。图 7.15（a）为光拓扑成像中典型的源-探测器对的配置方案，其中只测量与源相邻的探测点处反射光流，并与两者间中点处之血氧变化相关联，由于测量距离短，因此这种方法的信噪比较高，事件时间分辨可达到毫秒级。图 7.15（b）给出了左半脑运动控制区在右手指轻拍运动时的含氧血红蛋白变化图像。光拓扑成像可采用全部三种测量模式，其中连续光模式时间分辨率最高（几十毫秒），但原则上只能获取光密度变化图像，而时间分辨模式虽能测量光子平均路径，从而提供光学参数变化图像，但一般只能达到秒级事件时间分辨且价格较高，频域系统性能和价格介于前两者之间，是相对理想的光拓扑实现模式。目前已有多家公司推出脑功能光学成像原型系统，图 7.16 为日立公司开发的 ETG 系列连续光模式脑功能光学拓扑成像系统[28,29]。

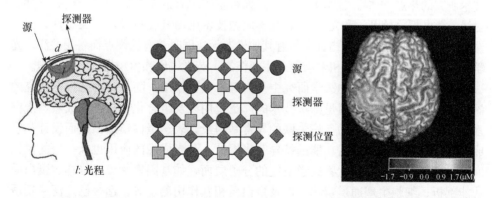

（a）脑功能光拓扑成像源-探测器对的布配示意图　　　（b）右手指轻拍运动时左脑运动控制区含氧血红蛋白变化（测量采用时域系统）

图 7.15　成人脑功能成像

资料来源：Hoshi Y. Psychophysiology, 2003, 40：511~520

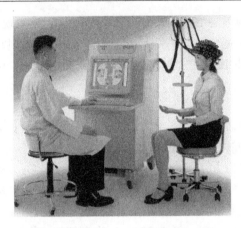

图 7.16　日立公司开发的 ETG 系列连续光模式脑功能光学拓扑成像系统

7.2　荧光分子层析

　　随着人类基因组测序工作的完成和后基因时代的到来，疾病的诊断正在从传统的表征观察、常规生化检测，发展到基因和蛋白质水平的微观特征识别。从核酸-蛋白质、蛋白质-蛋白质分子间的相互作用关系分析疾病的发病机理及其早期生物学特征，继而有效地进行疾病的早期检测、预警、诊断和疗效评估，已成为健康监测和生命科学研究的当务之急。以此为推动，在细胞和生物大分子水平上实现活体生物生理和病理信息的三维实时获取和定量，随即成为新世纪医学影像技术研究的热点[30~44]。技术上，分子影像可基于现有的主要医学成像模态（如 X 射线、磁共振、核医学和光学等），光学成像技术则因其在特异性、灵敏性、实时性和安全性等一系列重要指标上具有其他模态无法同时兼有的优点而备受关注。光学分子成像依对比度产生机制有两个主要模态：荧光成像和生物体自发光成像。

　　荧光成像技术在生物医学研究中一直起着重要作用。随着基因病理学研究的深入、基因和蛋白质高通量筛选技术的广泛应用以及组合化学技术的成熟，人们逐渐能够准确辨识与特种疾病关联的异常基因及其表达蛋白模式，进而设计和合成具有靶分子绑定或激活功能的特异荧光探针，荧光成像的应用也从一般的对比度增强功能迅速延伸至生物医学研究的分子层面，如基因表达模式描述、蛋白质功能剖析、细胞生理通道辨明，以及蛋白质相互作用测定等。迄今已广泛采用诱导发光蛋白、感应蛋白嵌合体、有机荧光染料和纳米荧光量子点等多种荧光探针，通过测量荧光强度、共振能量转移和寿命等荧光特性参数，研究生物体内的生化反应过程及其微环境特征。近年来，近红外靶标荧光造影剂、感应荧光底物和红偏移光蛋白等具有较高组织穿透力的荧光探针技术获得了长足的发展，荧光成像技术开始用于小动物模型内部特异生物大分子活动规律的在体跟踪和测量。

　　荧光增强近红外层析成像（5.4节提及的荧光扩散层析技术）源于荧光产生及衰变的动态过程，可望比的基于吸收对比的 NIR-DOT 方法提供更高对比度和特异性的图像。图7.17是说明荧光如何提供额外的图像对比度的示意图。假设在某处光的传播受到光学异质体（如肿瘤）的干扰，光被吸收及散射，光将改变方向如虚线所示，这一散射光依赖于异质体的吸收对比度、尺寸及深度，它对可探测光的贡献通常是有限的。但是如果异质体中加入特异性强的荧光剂，则当激发光传至异质体时会激发出荧光，出射的荧光相当于一个航标。当用合适的滤光片去除扩散后的激发光后，就可以根据所测的荧光特性直接对异质体进行定标。

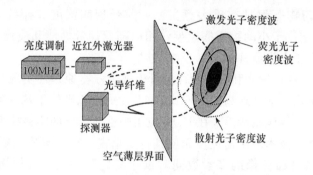

图7.17　基于荧光剂的图像对比度增强示意图

激发光的光子密度波（点画线）、不均匀荧光分布所引起的扰动（虚线）及所激发的荧光光子密度波

　　从本质上讲，上面章节中所述的基于吸收和散射的 DOT 的基本原理也适用于荧光层析成像，此时光源从内部被荧光剂增强的异质体发出，反演问题成为重建内部荧光参数分布的逆源问题（inverse source issue）。但要注意如下区别：①由于荧光剂的量子效率很低，因此测量值的信噪比很低，给成像带来了进一步的困难；②荧光寿命的变化可为时间分辨或频域测量提供进一步的信息；③荧光寿命和量子效率的动态变化参数可以被直接成像用来作为肿瘤诊断的一个定量评价指标。这三点是贯穿荧光层析技术发展的主线。

　　简单的荧光分子成像主要采用反射光强度测量模式，如采用荧光光度计和常规电荷耦合器相机进行在体组织表层的宏观测量，或结合共焦和多光子显微技术进行离体组织切片的高分辨成像等，所测光强直接反映探针与靶标分子的作用程度。该模式的主要缺点是不能提供深度分辨信息。随着生命科学研究的深入，研究者迫切期望获得一种基于荧光多参数衬度、能够在体观测组织体内部生化过程的三维成像方法。为此，荧光分子层析（fluorescence molecular tomography，FMT）技术随红偏和红外特异荧光探针技术的实质性进展和荧光扩散层析理论与技术的逐渐成熟孕育而生。较之平面荧光分子成像和一般荧光扩散层析，它更强调高灵敏的宏观三维空间分辨能力和生物大分子尺度上的特异性的统一。FMT 作为一个交叉研究学科，涉及探测方法与仪器、生物光学、荧光探针设计和评价标体系等多个科学领域，上述问题的有效解决对相关领域的研究者提出重大的挑战。

FMT 技术在功能基因组和蛋白组学、基因病理学、肿瘤诊断学、细胞和分子生物学，以及制药学等诸多重要学科领域具有广泛的应用前景，它将使活体生物内部的生化反应及其变化过程的实时定量观测成为现实，人们有可能直观地从基因表达、蛋白质相互作用、信号网络、细胞功能等多层面观察研究有机个体发育、遗传进化、重大疾病发生、环境对生命个体影响等生命现象发生、发展的过程，这对阐释生命活动规律，揭示疾病发生机理，建立疾病预警机制，提高诊疗水平和创制新药物等都具有重大意义。目前受探测深度和探针效率的限制，FMT 应用主要定位于小动物疾病模型，相信随着探针性能和成像技术的提高，它可望直接应用于人类器官。

FMT 技术已在连续光和频域两种测量模式上获得原理性实现并成功用于离体测试和在体蛋白酶活动观测，而时域 FMT 模式研究则处于基本测量技术和理论体系建立阶段，但该测量模式在 DOT 应用中已显示出的明显技术优势以及高灵敏时间分辨测量技术的快速进步而使其备受重视，它在本质上提供了有效分离荧光发射率和寿命图像的多参数同时重建能力和多组分分析潜力。可以预计，时域 FMT 技术将成为该领域未来的研究重点和发展趋势。图 7.18 为美

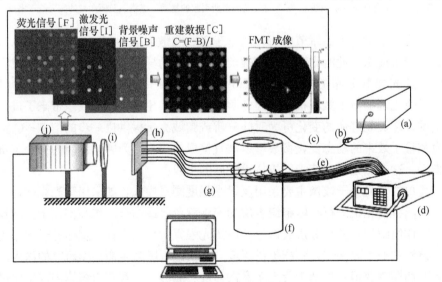

图 7.18　连续光 FMT 实验系统原理图

系统包括 (a) 675nm 激光器；(b) 分光器；(c) 参考光导入光纤；(d) 光开关；(e) 24 根源光纤；(f) 成像腔；(g) 36 根探测光纤束；(h) 成像板；(i) 滤光片；(j) 电荷耦合器相机。上面的插入框描述了测量过程及用于产生量化图像的合成光场计算方法

资料来源：Ntziachristos V，et al．Nature Med．，2002，8：757~760

国麻省医学院 Ntziachristos V 等建立的基于电荷耦合器相机的连续光 FMT 实验系统原理图，利用该系统及专门合成的特异近红外荧光探针，他们成功进行了移入裸鼠脑内植入 9L 胶质瘤蛋白酶 Cathepsin-B 表达水平的 FMT 成像实验，如图 7.19 所示。

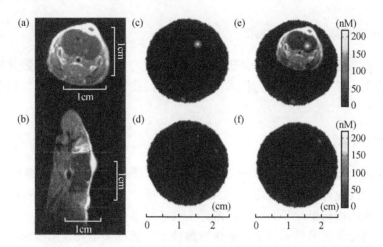

图 7.19　裸鼠脑内植入 9L 胶质瘤蛋白酶 Cathepsin-B 表达水平的 FMT 成像实验

其中（a）和（b）分别为实验裸鼠的轴向和径向 MRI 图像；（c）、（d）和（f）为（b）中指示的三个水平线分割区域的 FMT 截面图像；（e）为（a）与（c）叠加后的合成图像

资料来源：Ntziachristos V，et al. Nature Med.，2002，8：757～760

目前国际上已出现了专业从事光学分子影像设备的公司，如美国 Xenogen 公司和加拿大的 Advanced Research Technologies（ART）公司等，它们均推出了在体光学分子影像初级系统，如图 7.20 所示，其中 Xenogen 公司的系统采用基于制冷电荷耦合器相机的连续光检测模式，而 ART 公司采用基于时间相关单

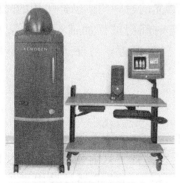

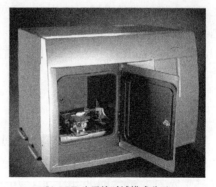

(a) Xenogen 公司的连续光模式　　　　　　(b) ART 公司的时域模式分子
分子影像系统 IVIS-200　　　　　　　　　影像系统 eXplore Optix™

图 7.20　两种分子成像系统

光子技术的扫描时域模式，前者可实现较高的空间分辨，后者则可同时提供荧光强度和寿命图像信息。

7.3 OCT

7.3.1 提取早期到达光的技术

为了提高散射媒质成像的分辨率，一种有效的方法是去除多次散射光或提取早期到达光。提取早期到达光技术主要有空间门技术、时间门技术、相干门技术等[45~56]。

1. 空间门技术

去除多次散射光的最直接的方法是全场的空间滤波，如在 X 成像中就是采用准直技术仅允许那些传播方向和入射方向一致的 X 射线到达探测器。在光学成像中，可采用傅里叶平面空间滤波器实现空间准直。

空间门技术的另外一种是共聚焦成像技术。通过采用共聚焦技术，可以获得一个像元的图像从而消除了散射光所带来的像素之间的串扰，而图像的获得则通过扫描方式获得，有关共聚焦成像技术将在第八章予以介绍。

2. 时间门技术

可以想象，由于早期到达光具有较短的组织体内飞行时间，因此采用时间门技术将非常有效。对大多数的生物组织体来说，要提取弹道光，所需要的时间门的宽度为 100fs 的数量级，提取蛇形光时所需要的时间门的宽度在 10ps 的数量级，而一般的光电二极管的响应时间大多在几十到几百皮秒之间，因此以普通光电二极管为探测器的电路无法作为提取早期到达光的时间门。已经采用的时间门探测器主要有扫描相机（streak camera）、带有时间门的微通道板增强器（microchannel plate intensifier，MCP）、雪崩光电二极管等，另外还有采用非线性光学门如克尔效应的技术。

3. 相干门技术

从本质上来讲，相干门技术是时间门技术的一种。相干门技术的物理基础是：如果入射到组织体的光为相干光，则弹道光保持了入射光的相干性，而多次散射光成为了完全的非相干光。几乎所有的相干门技术都是采用了外差测量，即通过探测与输入光的相干性并进行时间域的外差测量来选择微弱的弹道光。相干门技术的典型代表是 OCT 技术，下面加以详细介绍。

7.3.2　OCT 的工作原理

OCT 是建立在传统的低时间相干光干涉测量技术（low time-coherence interferometry，LCI）或白光相干技术的基础上。Fercher 在 1990 年第一个报道了利用 LCI 获得的人眼视网膜的拓扑图像。后来 Fujimoto 和 Huang 等于 1991 年发展出了基于光纤迈克耳孙 LCI 的 OCT 系统，并在 *Science* 杂志上发表了具有重要意义的 OCT 的文章，从此 OCT 的发展进入了一个轰轰烈烈的阶段。

简单地说，OCT 是利用近红外光及干涉仪在微米尺度上给出组织体的横截面的图像的成像方法。其基本思想是，光脉冲在样品的不同深度处反射回来的时间是不同的，通过测量光脉冲从样品中反射回来的时间延迟，就可以得到样品深度方向的结构信息。OCT 类似于 B 超，不同之处除了 OCT 使用光而 B 超使用超声波外，OCT 把被测目标按层来区分，而区分层的原则是入射光经此层上的组织体反射在回到探测器上的时间的长短，在 B 超中，这一飞行时间可以用电的回波技术来测量，而由于光的速度远高于超声波的速度（10^5 倍），如果要反映微米量级的深度差别，则要精确地测量 10^{-15} s 量级的时间延迟，这对于电子测量设备难以实现的。下面以超外差测量为例，分析 OCT 的测量原理及分辨率的表达。

我们知道，有限长度的波列对应于一定的频谱分布，设光源的频谱分布为高斯型的，即光场为

$$A_s(t,Z) = A_0 \exp\left[-\frac{(\nu-\nu_0)^2}{2\tau_\nu^2}\right]\exp\left[i\left(2\pi\nu t - \frac{2\pi}{c}\nu z\right)\right] \tag{7.14}$$

式中，ν 为光频；ν_0 为光的中心频率；A_0 为光场中心频率的振幅；z 为光程；τ_ν 为光场振幅频率分布的均方差。光源光强的频谱分布为

$$I(\nu) = A_s A_s^* = |A_s|^2 = A_0^2 \exp\left[-\frac{(\nu-\nu_0)^2}{\tau_\nu^2}\right] \tag{7.15}$$

通常用半高宽 $\Delta\nu$ 来代表频谱分布的宽度，如图 7.21 所示，由 (7.15) 式可得它和 τ_ν 的关系为

$$\Delta\nu = 2\sqrt{\ln 2}\,\tau_\nu \tag{7.16}$$

如果将此低相干光输入到迈克尔孙干涉仪，设

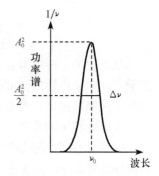

图 7.21　高斯型光源频谱

迈克尔孙干涉仪出射端的参考光和信号光分别用 A_1 和 A_2 表示，则

$$A_1 = A_{10} \exp\left[-\frac{(\nu-\nu_0)^2}{2\tau_\nu^2}\right]\exp\left[i\left(2\pi t(\nu+\Delta\nu_m) - \frac{2\pi}{c}z_1(\nu+\Delta\nu_m)\right)\right] \tag{7.17}$$

$$A_2 = A_{20} \exp\left[-\frac{(\nu - \nu_0)^2}{2\tau_\nu^2}\right] \exp\left[i\left(2\pi\nu t - \frac{2\pi}{c}\nu z_2\right)\right] \qquad (7.18)$$

式中，$\Delta\nu_m$ 为参考臂反射镜移动产生的等效频率移动；A_{10} 为参考光中心频率的振幅；z_1 为参考光经过的光程；A_{20} 为信号光中心频率的振幅；z_2 为信号光经过的光程。

$$\begin{aligned}
\tilde{I} =& A_{10}A_{20}\int_{-\infty}^{+\infty} \mathrm{d}\nu \exp\left[-\frac{(\nu - \nu_0)^2}{\tau_\nu^2} - i\frac{2\pi\nu}{c}(z_1 - z_2)\right] \\
&\times \exp\left[i\left(2\pi\Delta\nu_m t - \frac{2\pi\Delta\nu_m}{c}z_1\right)\right] + c.c \\
=& 2\sqrt{I_1 I_2}\cos\left[2\pi\Delta\nu_m\left(t - \frac{z_1}{c}\right) - \frac{2\pi\nu_0}{c}(z_1 - z_2)\right] \\
&\times \exp\left[-\frac{\pi^2\tau_\nu^2}{c^2}(z_1 - z_2)^2\right]
\end{aligned} \qquad (7.19)$$

式中，$c.c$ 代表前一项的复共轭项。由式（7.19）可见，相干信号是频率为 $\Delta\nu_m$ 的交流信号，它的强度包络曲线是光程差的高斯函数，当参考臂的长度变化时，可以观察到干涉的现象，只有当两个臂的路径长度完全相等时（$z_1 = z_2$ 时）得到的相干光强度才会最大，而当两个臂的路径长度的失配（z_1 和 z_2 不相等）时，干涉强度迅速下降。

与此一分布相对应的均方差为

$$\tau_z = \frac{c}{\pi\tau_\nu} \qquad (7.20)$$

考虑到式（7.16）和式（7.20），半高宽为

$$\begin{aligned}
\Delta z =& 2\sqrt{\ln 2}\,\tau_z = 2\sqrt{\ln 2}\,\frac{c}{\pi\tau_\nu} = 2\sqrt{\ln 2}\,\frac{c}{\pi} \cdot 2\sqrt{\ln 2}\,\frac{1}{\Delta\nu} \\
=& \frac{4\ln 2}{\pi}\frac{c\lambda}{\nu\Delta\lambda} = \frac{4\ln 2}{\pi}\frac{\lambda^2}{\Delta\lambda}
\end{aligned} \qquad (7.21)$$

从上面的分析可以看出，相干门的宽度和光源的单色性成反比，根据光源的相干长度和单色性之间的关系 $L_c = c/\Delta\nu$ 可知，相干门的宽度和光源的相干长度或相干时间成正比，若要得到窄的相干门或高的纵向空间分辨率需要具有短的相干长度即低相干的光源。

OCT 系统的原理如图 7.22 所示。光源发出的低相干光经 2×2 的光纤耦合器后被分为两部分，分别进入放有反射镜的参考端和放有被测样品的信号端。反射镜反射回来的光（参考光）与样品的背向散射光（信号光）经光纤耦合器汇合。根据 LCI 的原理，当样品臂和参考臂的光程差在"相干门"内时就会出现干涉波。干涉仪输出的光由相关探测器测量输出光束的强度，该强度对应着样品在该深度和光聚焦点处的反射光信息。为了测量从样品中不同结构回来的光的延迟，只需要使参考镜在一定范围内扫描就可以和信号光相干涉，移动样品或使光束进行扫

描就可以获得样品在该深度下的一定区域内的相对反射光强度或拓扑结构。测量结果是二维的数据，每一条曲线代表组织体不同深度下的背散射或背反射光强。

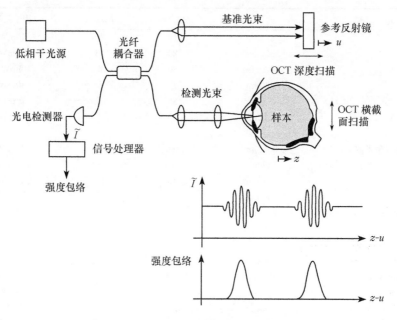

图 7.22　OCT 系统原理示意图

然而实际上由样品反射回来的光十分微弱以至于只有入射光强的 $10^{-10} \sim 10^{-12}$，即使同参考光发生了干涉，也很难从中提出此微弱的信号，为了能对干涉的信号进行有效的探测并提高信噪比，在 OCT 中广泛地采用超外差测量技术。超外差测量技术是利用多普勒效应或相位调制技术，使参考光的频率产生微小的移动，再和信号光进行干涉。

7.3.3　分辨率及穿透深度

1. 纵向分辨率

OCT 的基础是从样品出射的光和参考光在"相干门"内重合，而"相干门"就是往返相干长度，将往返相干长度除以 2 就是纵向分辨，根据光源的相干长度的定义的纵向分辨率为

$$\Delta l = \frac{1}{2}\Delta z = \frac{2\ln 2}{\pi}\frac{\lambda_0^2}{\Delta\lambda} \approx 0.44\frac{\lambda_0^2}{\Delta\lambda} \tag{7.22}$$

式中，λ 和 $\Delta\lambda$ 分别为具有高斯型谱分布的光源（图 7.21）发出的中心波长和其功率谱的 3dB 宽。因此 OCT 的纵向分辨率由光源决定。例如，对于表 7.1 所列出的超发光半导体激光器（superluminescent diode，SLD），在 820nm 时，其带

宽为 20nm，因此计算可得其纵向分辨率约为 $15\mu m$。

表 7.1　OCT 可用光源一览

光　　源	$\bar{\lambda}$	$\Delta\lambda/nm$	$I_C/\mu m$	相干功率
SLD	675nm	10	20	40mW
	820nm	20	15	50mW
	820nm	50	6	6mW
	930nm	70	6	30mW
	1300nm	35	21	10mW
	1550nm	70	15	50mW
Kerr lens				
钛宝石激光器	$0.81\mu m$	260	1.5	400mW
掺铬镁橄榄石激光器	1280nm	120	6	100mW
LED	1240nm	40	17	0.1mW
	1300nm			
ASE fibre sources	1300nm	40	19	60mW
	1550nm	80	13	40mW
superfluorescence				
Yb-doped fibre	1064nm	30	17	40mW
Er-doped fibre	1550nm	80~100	16	100mW
Tm-doped	1800nm	80	18	7mW
photonic crystal fibre	$1.3\mu m$	370	2.5	6mW
	725nm	370	0.75	
thermal tungsten halogen	800nm	320	1.1	$0.2\mu W$

2. 横向分辨率

通常光束通过透镜聚焦在样品上，因此 OCT 的横向分辨率和传统的显微镜一样，取决于光束的聚焦特性。

$$\Delta x = \frac{4\lambda}{\pi}\frac{f}{d} \tag{7.23}$$

式中，f 为透镜焦距；d 为焦斑尺寸。由式（7.22）和式（7.23）可知，与传统的显微镜不同，OCT 的纵向和横向分辨率是相互独立的，纵向空间分辨率由光源的相干长度决定，因此即使没有大的数值孔镜的镜头仍然可以获得好的纵向空间分辨率，而横向空间分辨率主要决定于物镜的焦距和光斑的尺寸。

3. 探测深度

探测器所探测的单次散射光子应该集中在相干探测体积内，所谓相干探测体积等于相干门的深度乘以光束的截面积。因此如果要探测到经过二次散射的光子，这部分光子的传播路径也必须在或接近在这个相干探测体积内，此时决定探测深度的是单次和二次散射光子的路径长度。可以想象，当探测深度增加时，被散射的光子的数目增加，这些光子的轨迹将超出相干探测体积，也就是说散射光子的增加使得时间相干性和空间相干性下降，因此在大的探测深度下，非相干的扩散光子将占主要地位。因此一般定义探测深度是二次散射的光子占主要地位时的深度。

由于 OCT 的理想工作波段为近红外光，相干测量的探测深度约为 $1/\mu_s$ 的 $3\sim 4$ 倍。对于组织体，$\mu_s \approx 10\text{mm}^{-1}$，因此可以估计出 OCT 的探测深度约为 $0.3\sim 0.4\text{mm}$。实际上目前 OCT 的探测深度可深达 1mm。

4. 外差测量下的灵敏度

采用外差测量，光强幅度为 $\tilde{I}_{\max}=2\sqrt{I_1 I_2}$，而在直接测量方式下，需要探测的光强为 I_2，二者之比为 $G=\tilde{I}_{\max}/I_2=2\sqrt{I_1/I_2}$，可见外差测量具有比直接测量高得多的灵敏度。

7.3.4 OCT 的系统构造

OCT 的发展经历了三个阶段，第一阶段：使用时间域低相干干涉仪进行深度和横向扫描，第二阶段引入傅里叶技术而导致了新的成像模式，第三阶段是最近发展的并行 OCT 方式避免了横向扫描的需要，因此大大地提高了成像速度。当前光活检是 OCT 的一个发展方向，它要求 OCT 能够具有高的穿透深度，高的分辨率和功能成像的能力。现代技术的发展，如宽带光源的发展为 OCT 技术的进一步发展提供了动力。下面介绍第一代 OCT 的组成。

光纤化的 OCT 装置利用参考臂的反射镜进行深度扫描，由多普勒效应产生的频移来得到外差信号。参考光和信号光以及它们的相干调制信号全都经由光纤耦合器进入探测端，探测器中的带通滤波器将直流本底光强滤掉，只有调制信号能够通过，然后通过光电转换将光信号变成电信号并进行放大，经 ADC 得到数字信号并由计算机得到图像。

1. 光源

在 OCT 成像中，光源是至关重要的，应通过考虑分辨率、所需光源的强度和其他实验要求等来选取合适的光源。主要的考虑是波长、带宽、功率和稳定性。

首先选择的是所采用的波长，对于波长需要考虑如下三点：

1）组织体的吸收对光的穿透深度的影响。在第二章中我们已经学习过，组织体对紫外和可见光具有强烈的散射，因此光只能在透过几百微米后的组织体，

而当波长超过 $2.5\mu m$，水的吸收又会使光的衰减变得非常强烈，因此通常采用近红外光波段。

2）我们知道，组织体的散射系数随着波长的增加而呈下降趋势，在生物组织体这样的高散射的媒质（眼睛除外）中必须考虑由于探测器灵敏度的限制所决定的探测深度，例如，如果一个组织体的散射系数为 $4mm^{-1}$，探测器的灵敏度是 100dB，则由单次散射所决定的探测深度就降低到了 $2\sim3mm$。

3）纵向分辨率的要求。由于纵向分辨率和波长的平方成反比，采用长波长意味着纵向分辨率的降低。

综合考虑以上因素，在 OCT 中广泛采用 $1.3\sim1.9\mu m$ 波段的光。

其次要选择频谱宽度。对于具有高斯型谱分布的光源，高的纵向分辨率意味着小的相干长度或大的光源的谱线宽度，因此在 OCT 中必须要采用低相干光源。我们可以这样理解，在干涉仪中，当光的相干长度大（高相干光）时，在很大的路径差范围内都可以观察到干涉现象。因此纵向空间分辨率低，当光源的相干长度小时，只有来自样品某一特定深度的散射信号才能与参考光相干，即纵向空间分辨率高。

最后还必须考虑探测器的动态范围和探测灵敏度的需求，为了满足这些要求，需要激光器具有足够输出功率以保证可以探测到微弱的背散射光。

目前采用的光源如表 7.1 所示。LED 具有价廉的优点，但是其输出功率比较低，例如运行在 $1.3\mu m$ 的 LED 可以输出 0.1mW 的功率，其线宽为 50nm，因此可能获得的纵向分辨率约为 $17\mu m$。另外一种经常被采用的光源为 SLD，其特点是输出功率和线宽较大，如波长为 820nm 的 SLD 线宽可达 50nm，功率为几毫瓦，可能获得的纵向分辨率约为 $6\mu m$。上述两种激光器还具有体积小和稳定的优点，适合于临床应用。对于实验室研究工作，除了上述两种激光器外，也广泛地采用超短脉冲激光器，如钛宝石激光器和掺铬镁橄榄石（Cr：Forsterite）激光器，这些超短脉冲激光器不但具有高的功率（几百毫瓦），而且通过采用非线性光纤，如非线性光子晶体光纤，可以获得宽达几百纳米的带宽，从而使纵向分辨率提高到几个微米级。

2. 探测装置

探测装置是指干涉仪样品臂把光输入样品并接受反射光的装置部分。该部分的基本作用是把光束会聚到微米量级，从而获得横向分辨率，具体可以采用准直器加会聚透镜或生物显微镜等。

3. 深度扫描装置

为了做到实时显示，对 OCT 而言，一个最难的技术问题是如何使参考臂精确而快速地扫描。参考臂的移动范围必须要满足成像深度上的要求。另外由于在OCT中由于在参考臂移动一个周期内对深度方向作一次扫描，参考臂的扫描速度决定了图像的获取速度。

目前广泛地采的扫描装置如图 7.23 所示。其中图（a）是普通的迈克耳孙干涉仪中所使用的结构，它通过安装在调整架上的反射镜的移动来调节参考臂的长度，这种装置达到的最大扫速为 40mm/s，最大重复频率为 30Hz。图（b）是采用集成压电光纤的光路径调制器（integrated piezoelectric fiber-based optical path modulator）作为延迟元件的方法，该调制其实际上就是一盘连有压电陶瓷的光纤，施加到压电陶瓷上的电压可以使得光纤拉长或缩短，从而改变光沿光纤的传播时间。该方法可以得到几个毫米的扫程，重复速度可高达 500Hz。图（c）给出了快速的基于傅里叶变换扫描延迟线（Fourier domain scanning delay line，FDSDL）的装置。FDSDL 的基本原理是频域（或称傅里叶域）内相的线性变化（phase ramp）可以等效为时域内的群延迟（group delay）。入射的准直的宽带光经光栅色散后，角度谱被傅里叶变换透镜转换为线性谱，旋转的平面镜为各光谱分量施加一个线性的相变化，反射回去的光由透镜做反傅氏变换，光栅把这些脉冲重新组合成一个延迟了的原光束的拷贝并输出。FDSDL 的优点是可以分离相延迟和群延迟，能够获得几毫米的延迟并且频率可达上千赫兹。

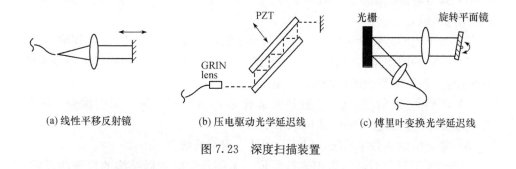

(a) 线性平移反射镜　　　　(b) 压电驱动光学延迟线　　　　(c) 傅里叶变换光学延迟线

图 7.23　深度扫描装置

4. 横向扫描装置

OCT 的横向扫描可以通过移动探测器的位置得到。由于 OCT 是以光纤为主的仪器，因此很容易和现有的内窥系统相结合实现体内测量。图 7.24 就是结合于导尿管的 OCT 的探头的示意图。单模光纤被包围在中空的可旋转得到管内，光纤端部粘贴有棱镜用来发射和接受光。横向扫描通过旋转光纤得到，因此得到类似雷达图像的二维分布。在另一个方向的信息可以通过拉出或推进导尿管得到，从而实现三维成像。

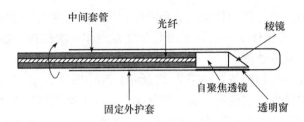

图 7.24　结合于导尿管的 OCT 的探头的示意图

7.3.5　OCT 的优点及应用

OCT 具有如下优点：

1) 具有高分辨率，目前的 OCT 分辨力为 $4\sim20\mu m$，较 CT 和磁共振技术的精密度高出上千倍。

2) 由于 OCT 只有当参考光和信号光等光程时才会产生光学干涉信号，因而对光程较长的多次散射光具有较强的抑制作用，而普通光学显微镜则会因为散射过强而使反衬度降为零，不能进行观察，OCT 对不透明的生物组织仍能得到清晰的图像。

3) 横向分辨率和纵向分辨率无关。

4) 具有较高的动态范围和灵敏度（>100dB），因此可以实现强散射生物组织的结构测量。

5) 基于光纤的设计可以很容易地与导尿管和内窥镜结合实现体内探测。

6) 采集的图像是实时显示的，它能每秒几幅的速度完成生物体内活细胞的动态成像，观察活细胞的现场动态变化。

7) 不会像 X 射线、CT、磁共振那样杀死活细胞，属于无创检查，因此 OCT 也被称为光活检（optical biopsy）。

8) 基于电脑的数字系统，轻巧、便捷、容易升级。

由于 OCT 可以对活体组织进行原位、无创及实时的微结构的探测和成像，因此在医疗领域有如下几个主要应用：

9) 对冠状动脉、眼睛及神经系统的检查。如图 7.25 所示，因为对这些区域实行通常的切除性活检是相当危险甚至不可能的。

10) 提高传统活检的检查准确率。现在活检的黄金标准被认为是对活检标本作组织病理学检查，然而活检有可能漏掉病变部位，从而导致错误的诊断结果，OCT 可望用来协助活检过程，实现对某些微小病变，如早期癌变的正确活检。

11) 作为外部介入治疗的导向。利用医学影像技术导引介入治疗近年来得到了高度重视，OCT 的高分辨力特别是具有一定深度范围的高纵向分辨力使其在精确的眼科和皮肤手术的方案制定中具有明显应用意义，而内窥 OCT 系统的实现可帮助医生对食管、胃肠以及妇女宫颈疾病的发病部位和区域作精确测定，进而施行针对性的药物或手术治疗。

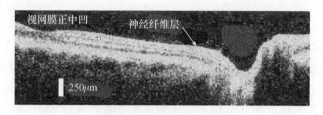

图 7.25 眼底 OCT 图像

资料来源：Fercher A F, et al. Rep. Prog. Phys., 2003, 66：239～303

OCT 目前在医学上应用的主要限制其一是成像速度比较慢，因此对于大区域组织体的成像尚有困难，其二是探测深度小，因此对于深层组织体的病变诊断存在困难。而以突破上述限制为目标的研究构成当前 OCT 技术发展的主体方向。我们以上所介绍的是基于时间相干特性的 OCT，目前还发展了一种基于空间相干特性的 OCT，此时光源的空间谱被一个空间模板调制，从而可以利用空间相干光的纵向分量实现"相干门"，即达到深度分辨的目的，当然，此时深度方向的分辨率和镜头的数值孔径有关。

7.4 光声层析成像基本原理

光声层析成像（photoacoustic tomography，PAT）是一种基于光声物理效应的厚组织体层析成像模态，近年来随着超声传感器、计算机和激光技术的进步而获得了广泛重视和发展。在 PAT 中，待测组织体通常被短脉冲激光束照射，其中一些光能被组织体吸收后，部分被转化为热，之后热又通过热弹性效应引起组织体内部压力升高，该压力升高则作为超声波在组织体中传播，称为光致声波（photoacoustic wave）。在原理上，PAT 将发挥光吸收的对比度优势和超声成像的空间分辨能力，可以在克服 OCT 探测深度局限性和 DOT 空间分辨率差的缺陷的同时，保持光学成像高灵敏度的组织功能信息检测能力，本节介绍 PAT 的基本原理和方法。

7.4.1 基本物理参数

组织体的激光加热物理过程有两个重要的时标参数：热弛豫时间（thermal relaxation time）和压力弛豫时间（stress relaxation time）。前者表征热扩散特性，可表示为

$$\tau_{\text{therm}} = \frac{d_c}{\alpha_{\text{therm}}} \tag{7.24}$$

式中，α_{therm} 为热扩散率；d_c 为被加热组织区域的特征尺度。后者则表征声压传播特性，可表示为

$$\tau_s = \frac{d_c}{v_s} \tag{7.25}$$

式中，v_s 为组织中的声速（约 1480m/s）。

若激光脉宽远小于 τ_{therm}，称激发处于热封闭中，则在此期间的热传导效应可以忽略。类似地，若激光脉宽远小于 τ_s，称激发处于声压封闭中，在此期间压力传播效应可以忽略。激光激励下，相对体积膨胀可表示为

$$\frac{\Delta V}{V} = -\kappa p + \beta T \tag{7.26}$$

式中，κ 为同热压缩率（对软组织 $\kappa \approx 5 \times 10^{-10}\,\text{Pa}^{-1}$）；$\beta$ 为热体积膨胀系数（$\beta \approx 4 \times 10^{-4}\,\text{K}^{-1}$）；$p$ 和 T 分别为组织体内压力（单位为 Pa）和温度变化（单位为 K）。同热压缩率可表示为

$$\kappa = \frac{C_p}{\rho v_s C_V} \tag{7.27}$$

式中，ρ 为质量密度（对软组织，$\rho = 1000\text{kg/m}^3$），C_p 和 C_V 分别为恒定压力和体积下的比热。

当激光激励同时处于热封闭和声压封闭中时，相对体积膨胀可以忽略，激光作用后的局部压力升高可由式（7.26）得到

$$p_0 = \frac{\beta T}{\kappa} = \Gamma \eta_{\text{therm}} \mu_a c \Phi \tag{7.28}$$

式中，$\Gamma = \beta v_s^2 / C_p$ 为 Grueneisen 参数；η_{therm} 为光热转换率；μ_a 为光吸收系数；Φ 为光子密度；c 为光速。

7.4.2　一般光声波动方程

生物组织体内的光声产生与传播的一般光声波动方程为

$$\nabla^2 p(\boldsymbol{r},t) - \frac{1}{v_s^2} \frac{\partial^2 p(\boldsymbol{r},t)}{\partial t^2} = -\frac{\beta}{\kappa v_s^2} \frac{\partial^2 T(\boldsymbol{r},t)}{\partial t^2} \tag{7.29}$$

式中，$p(\boldsymbol{r}, t)$ 和 $T(\boldsymbol{r}, t)$ 分别表示位置处 $\boldsymbol{r}$、时刻 t 的声压和温度升高。式（7.29）左边描述声波传播，而右边代表激励源项。

若定义加热函数 $H(\boldsymbol{r}, t)$ 为单位体积、单位时间转换的热能，于是有

$$H(\boldsymbol{r},t) = \eta_{\text{therm}} \mu_a(\boldsymbol{r},t) c \Phi(\boldsymbol{r},t) \tag{7.30}$$

在热封闭下，热方程可写为

$$\rho C_V \frac{\partial T(\boldsymbol{r},t)}{\partial t} = H(\boldsymbol{r},t) \tag{7.31}$$

由式（7.31），式（7.29）可写为

$$\nabla^2 p(\boldsymbol{r},t) - \frac{1}{v_s^2}\frac{\partial^2 p(\boldsymbol{r},t)}{\partial t^2} = -\frac{\beta}{C_p}\frac{\partial H(\boldsymbol{r},t)}{\partial t} \tag{7.32}$$

式（7.32）表明，只有时变的加热过程能够产生声压波。

7.4.3 光声波动方程的解

式（7.29）的解通常可用格林函数法求得，关于式（7.29）的格林函数定义为

$$\nabla^2 G(\boldsymbol{r},t;\boldsymbol{r}',t') - \frac{1}{v_s^2}\frac{\partial^2 G(\boldsymbol{r},t;\boldsymbol{r}',t')}{\partial t^2} = -\delta(\boldsymbol{r}-\boldsymbol{r}')\delta(t-t') \tag{7.33}$$

式中，$\boldsymbol{r}'$ 和 t' 分别代表冲击源的位置和时间。在无限组织空间中，式（7.33）的解为

$$G(\boldsymbol{r},t;\boldsymbol{r}',t') = \frac{\delta(t-t'-|\boldsymbol{r}-\boldsymbol{r}'|/v_s)}{4\pi|\boldsymbol{r}-\boldsymbol{r}'|} \tag{7.34}$$

式（7.34）代表一个发散的球面波，且存在下列时空互易关系：$G(\boldsymbol{r},t;\boldsymbol{r}',t') = G(\boldsymbol{r}',-t';\boldsymbol{r},-t)$。由于光声方程定义中的源项正比于热封闭条件下加热函数的一次时间导数，或温度函数的二次时间导数，因此上述格林函数代表对点吸收体对阶梯加热过程的光致声压响应。

引入格林函数后，式（7.29）的解可写为

$$p(\boldsymbol{r},t) = \int_{-\infty}^{t}\mathrm{d}t'\int G(\boldsymbol{r},t;\boldsymbol{r}',t')\frac{\beta}{\kappa v_s^2}\frac{\partial^2 T(\boldsymbol{r}',t')}{\partial t'^2}\mathrm{d}\boldsymbol{r}' \tag{7.35}$$

将式（7.34）代入式（7.35），得

$$p(\boldsymbol{r},t) = \frac{\beta}{4\pi\kappa v_s^2}\int\frac{1}{|\boldsymbol{r}-\boldsymbol{r}'|}\frac{\partial^2 T(\boldsymbol{r}',t')}{\partial t'^2}\mathrm{d}\boldsymbol{r}'\bigg|_{t'=t-|\boldsymbol{r}-\boldsymbol{r}'|/v_s} \tag{7.36}$$

在热封闭条件下，将式（7.31）代入式（7.36），得

$$p(\boldsymbol{r},t) = \frac{\beta}{4\pi C_P}\int\frac{1}{|\boldsymbol{r}-\boldsymbol{r}'|}\frac{\partial H(\boldsymbol{r}',t')}{\partial t'}\mathrm{d}\boldsymbol{r}'\bigg|_{t'=t-|\boldsymbol{r}-\boldsymbol{r}'|/v_s}$$

$$= \frac{\beta}{4\pi C_P}\int\frac{1}{|\boldsymbol{r}-\boldsymbol{r}'|}\frac{\partial H(\boldsymbol{r}',t-|\boldsymbol{r}-\boldsymbol{r}'|/v_s)}{\partial t}\mathrm{d}\boldsymbol{r}' \tag{7.37}$$

若加热函数可分解，即 $H(\boldsymbol{r},t) = H_s(\boldsymbol{r})H_t(t)$，则式（7.37）进一步简化为

$$p(\boldsymbol{r},t) = \frac{\beta}{4\pi C_P}\int\frac{H_s(\boldsymbol{r}')}{|\boldsymbol{r}-\boldsymbol{r}'|}\frac{\partial H_t(t-|\boldsymbol{r}-\boldsymbol{r}'|/v_s)}{\partial t}\mathrm{d}\boldsymbol{r}' \tag{7.38}$$

7.4.4 PAT 重建的一般方法

本节仅给出无限空间均匀声媒质中光声层析的一般图像重建方法。在短脉冲激光激励下，即 $H(\boldsymbol{r},t) = H_s(\boldsymbol{r})\delta(t)$，满足热封闭和声压封闭条件，于是由式（7.28）和式（7.30），光声波动方程可写为

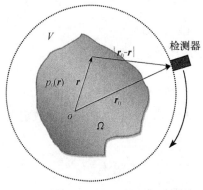

图 7.26　PAT 检测原理示意图

$$\nabla^2 p(\boldsymbol{r},t) - \frac{1}{v_s^2}\frac{\partial^2 p(\boldsymbol{r},t)}{\partial t^2} = -\frac{p_0(\boldsymbol{r})}{v_s^2}\frac{\partial\delta(t)}{\partial t} \tag{7.39}$$

式中，初始声压 $p_0(\boldsymbol{r}) = \Gamma(\boldsymbol{r})\, H_s(\boldsymbol{r})$ 即为光声层析所要重建的图像。

　　光声层析的检测原理如图 7.26 所示，超声检测器沿着包围待测组织区域 Ω 的封闭面 S 移动对初始声压源 $p_0(\boldsymbol{r})$ 发出的超声信号进行多点测量，所得数据通过适用的反演技术重建图像 $p_0(\boldsymbol{r})$。

　　对式（7.39）两边进行傅里叶变换，得

$$\nabla^2 p(\boldsymbol{r},\omega) + \left(\frac{\omega}{v_s}\right)^2 p(\boldsymbol{r},\omega) = \mathrm{j}\frac{\omega}{v_s^2}p_0(\boldsymbol{r}) \tag{7.40}$$

式中，$p(\boldsymbol{r},\omega)$ 为 $p(\boldsymbol{r},t)$ 的傅里叶变换，即

$$p(\boldsymbol{r},\omega) = \int_{-\infty}^{+\infty} p(\boldsymbol{r},t)\mathrm{e}^{-\mathrm{j}\omega t}\,\mathrm{d}t \tag{7.41}$$

在式（7.41）中，令 $\bar{t}=v_v t$ 和 $k=\omega/v_s$，则有

$$p(\boldsymbol{r},\omega) = \int_{-\infty}^{+\infty}\frac{1}{v_s}p(\boldsymbol{r},\bar{t}/v_s)\mathrm{e}^{-\mathrm{j}k\bar{t}}\,\mathrm{d}\bar{t} \tag{7.42}$$

令 $p(r,k) = \int_{-\infty}^{+\infty} p(\boldsymbol{r},\bar{t}/v_s)\mathrm{e}^{-\mathrm{j}k\bar{t}}\,\mathrm{d}\bar{t}$，则有 $p(\boldsymbol{r},k) = v_s p(\boldsymbol{r},\omega)$，于是式（7.40）改写为

$$\nabla^2 p(\boldsymbol{r},k) + k^2 p(\boldsymbol{r},k) = \mathrm{j}k p_0(\boldsymbol{r}) \tag{7.43}$$

由格林定理，测量声压谱 $p(\boldsymbol{r}_0,k)$ 可表示为

$$p(\boldsymbol{r}_0,k) = \mathrm{j}k\int_V G(\boldsymbol{r}_0,\boldsymbol{r},k)p_0(\boldsymbol{r})\mathrm{d}\boldsymbol{r} \tag{7.44}$$

式中，V 为包含组织域的封闭检测面所含体积，$G(\boldsymbol{r}_0,\boldsymbol{r},k)$ 为对应式（7.43）的格林函数，且有

$$G(\boldsymbol{r}_0,\boldsymbol{r},k) = \frac{\mathrm{e}^{\mathrm{j}k|\boldsymbol{r}_0-\boldsymbol{r}|}}{4\pi\,|\,\boldsymbol{r}_0-\boldsymbol{r}\,|} \tag{7.45}$$

成像积分方程式（7.44）可由解析或数值方法求解，反投影解析解为

$$p_0(\boldsymbol{r}) = \frac{1}{\pi}\int_{-\infty}^{+\infty}\left\{\int_S\left[\hat{\boldsymbol{n}}_s(\boldsymbol{r}_0)\cdot\nabla_0 G(\boldsymbol{r}_0,\boldsymbol{r},k)\right]p(\boldsymbol{r}_0,t)\mathrm{d}\boldsymbol{r}\right\}\mathrm{d}k \tag{7.46}$$

式中，$\hat{\boldsymbol{n}}_s(\boldsymbol{r}_0)$ 为 $\boldsymbol{r}_0$ 点处内 S 面法向单位矢量；∇_0 为关于 $\boldsymbol{r}_0$ 的梯度算子。

参 考 文 献

[1] Tuan Vo-Dinh. Biomedical Photonics Handbook. New York：CRC Press，2003

［2］ Gibson A P, Hebden J C, Arridge S R. Recent advances in diffuse optical imaging. Phys. Med. Biol., 2005, 50: R1~R43

［3］ Yamada Y. Light-tissue interaction and optical imaging in biomedicine. *In*: Tien C L. Annual Review of Heat Transfer 6, 1995: 1~59

［4］ Boas D A, et al. Imaging the body with diffuse optical tomography. IEEE Signal Process. Mag., 2001, 18: 57~75

［5］ Ntziachristos V, Ripoll J, Wang L H V, et al. Looking and listening to light: the evolution of whole-body photonic imaging. Nature Biotech., 2005, 23: 13~20

［6］ Hebden J C, Arridge S R, Delpy D T. Optical imaging in medicine. I: Experimental techniques. Phys. Med. Biol., 1997, 42: 825~840

［7］ Piao D, Dehghani H, Jiang S, et al. Instrumentation for video-rate near-infrared diffuse optical tomography. Rev. Sci. Instrum., 2005, 76, Art. No. 124301

［8］ Schmidt F E W, Fry M E, Hillman E M C, et al. A 32-channel time-resolved instrument for medical optical tomography. Rev. Sci. Instrum., 2000, 71: 256~265

［9］ Eda H, Oda I, Ito Y, et al. Multichannel time-resolved optical tomographic imaging system. Rev. Sci. Instrum., 1999, 70: 3595~3601

［10］ Schmitz C H, Locker M, Lasker J M, et al. Instrument for fast functional optical tomography. Rev. Sci. Instrum., 2002, 73: 429~439

［11］ Hielscher A H, Bluestone A Y, Abdoulaev G S, et al. Near-infrared diffuse optical tomography. Disease Makers, 2002, 18: 313~337

［12］ 高峰, 牛憨笨. 光学 CT 中的图像重建算法. 光学学报, 1996, 16（4）: 494~499

［13］ 高峰, 牛憨笨. 光学 CT 二维正向问题的数值模拟研究. 光学学报, 1997, 17（2）: 206~210

［14］ 高峰, 赵会娟, 牛憨笨. 光学 CT 图像重建的模拟研究-Rosenbrock 坐标轮换法. 光子学报, 1997, 26（3）: 237~243

［15］ 高峰, 牛憨笨, 张焕文, 等. 求解光学 CT 图像重建问题的广义脉冲谱技术研究. 光子学报, 1998, 27（8）: 679~687

［16］ 高峰, 牛憨笨, 赵会娟, 等. 最佳摄动量法在光学计算机层析图像重建逆问题中的应用. 光学学报, 1999, 19（5）: 577~585

［17］ 赵会娟, 高峰, 牛憨笨. 医用光学成像综述 I——直接法. 激光与光电子学进展, 1999, 8（10）: 1~6

［18］ 高峰, 赵会娟, 牛憨笨, 等. 医用光学成像综述 II——间接法. 激光与光电子学进展, 1999, 8（10）: 7~11

［19］ 高峰, Zint C V, Poulet P. 时间分辨光学层析的实验研究. 光学学报, 2001, 21（9）: 1068~1072

［20］ Colark S B, Mark M B van der, Hooft G W, et al. Clinical optical tomography and NIR spectroscopy for breast cancer detection. IEEE J. Quantum Electron., 1999, 5: 1143~1158

[21] Grable R J, Rohle D P, Sastray K L A. Optical tomography breast imaging. Proc. SPIE, 2004, 2979: 197~210

[22] Dehghani H, Pogue B W, Poplack S P, et al. Multiwavelength three-dimensional near-infrared tomography of the breast: initial simulation, phantom and clinical results. Appl. Opt. , 2003, 42: 135~145

[23] Hawryzsz D J, Sevick-Muraca E M. Development towards diagnostic breast cancer imaging using near-infrared optical measurements and fluorescent contrast agents. Neoplasia, 2000, 2: 388~417

[24] Arridge S R, Hebden J C. Optical imaging in medicine. II: Modelling and reconstruction. Phys. Med. Biol. , 1997, 42: 841~853

[25] Hebden J C, et al. Three-dimensional optical tomography of the premature infant brain. Phys. Med. Biol. , 2002, 47: 4155~4166

[26] Gibson A P, Austin T, Everdell N L, et al. Three-dimensional whole-head optical tomography of passive motor evoked responses in the neonate. Neuroimage, 2006, 30: 521~528

[27] Hebden J C, Gibson A, Austin T, et al. Imaging changes in blood volume and oxygenation in the newborn infant brain using three-dimensional optical tomography. Phys. Med. Biol. , 2004, 49: 1117~1130

[28] Boas D A, Dale A M, Franceschini M A. Diffuse optical imaging for brain activation: approaches to optimizing image sensitivity, resolution and accuracy. Neuroimage, 2004, 23: 275~288

[29] Hoshi Y. Functional near-infrared optical imaging: utility and limitations in human brain mapping. Psychophysiology, 2003, 40: 511~520

[30] Morgan C G, Mitchell A C. Fluorescence lifetime imaging: an emerging technique in fluorescence microscopy. Chromosome Res. , 1996, 4: 261

[31] Hawryzsz D J, Sevick-Muraca E M. Development towards diagnostic breast cancer imaging using near-infrared optical measurements and fluorescent contrast agents. Neoplasia, 2000, 2: 388~417

[32] Mycek M A, Pogue B W. Handbook of Biomedical Fluorescence. New York: Marcel Dekker, 2003

[33] Sevick-Muraca E M, Houston J P, Gurfinkel M. Fluorescence-enhanced, near infrared diagnostic imaging with contrast agent. Curr. Opin. Chem. Biol. , 2002, 6: 642~650

[34] O'Leary M A, Boas D A, Li X D, et al. Fluorescence lifetime imaging in turbid media. Opt. Lett. , 1996, 21: 158~160

[35] Milstein A B, Oh S, Webb K J, et al. Fluorescence optical diffusion tomography. Appl. Opt. , 2003, 42: 3081~3094

[36] Noziachristos V, Ripoll J, Weissider R. Would near infra-red fluorescence signals propagate through large human organ for clinical studies? Opt. Lett. , 2002, 27: 333~335

[37] Noziachristos V, Weissider R. Experimental three-dimensional fluorescence reconstruction of diffuse media by use of a normalized Born approximation. Opt. Lett. , 2001, 26: 893~895

[38] Ntziachristos V, Bremer C, Graves E E, et al. In vivo tomographic imaging of near-infrared fluorescent probes. Molecular Imaging, 2002, 1: 82~88

[39] Ntziachristos V, Tung C H, Bremer C, et al. Fluorescence molecular tomography resolves protease activity in vivo. Nature Med. , 2002. 8: 757~760

[40] Graves E E, Ripoll J, Weissleder R, et al. A submillimeter resolution fluorescence molecular imaging system for small animal imaging. Med. Phys. , 2003, 30: 901~911

[41] Schulz R B, Ripoll J, Ntziachristos V. Experimental fluorescence tomography of tissues with noncontact measurements. IEEE Trans. Med. Imag. , 2004. 23: 492~500

[42] Gao F, Zhao H, Niu H. A study of numerical simulation of image reconstruction in optical computer tomography. Bioimaging, 1997, 5 (2): 51~57

[43] Gao F, Niu H, Zhao H, et al. The forward and inverse models in time-resolved optical tomography and their finite-element solutions. Image and Vision Computing, 1998, 16 (9): 703~712

[44] Gao F, Poulet P, Yamada Y. Simultaneous mapping of absorption and scattering coefficients from full three-dimensional model of time-resolved optical tomography. Appl. Opt. , 2000, 39 (31): 5898~5910

[45] Huang D, Swanson E A, Lin C P, et al. Optical coherence tomography. Science, 1991, 254: 1178~1181

[46] Izatt J A, Kulkami M D, Kobayashi K, et al. Optical coherence tomography for biodiagnostics. Opt. Photon. News, 1997, 65: 41~47

[47] Fujimoto J G, Brezinski M E, Tearney G J, et al. Optical biopsy and imaging using optical coherence tomography. Nature Med. , 1995, 1 (9): 970~972

[48] Fujimoto J G. Optical coherence tomography for ultrahigh resolution in vivo imaging. Nature Biotech. , 2003, 21: 1361~1367

[49] Rollins A M, Kulkarni M D, Yazdanfar S, et al. In vivo video rate optical coherence tomography. Opt. Express, 1998, 3 (6): 219~229

[50] Brezinski M E, Fujimoto J G. Optical coherence tomography: high-resolution imaging in nontrasparent tissue. IEEE J. Select. Topics in Quantum Electron. , 1999, 5 (4): 1185~1192

[51] Bouma B E, Tearney G J. Handbook of Optical Coherence Tomography. New York: Marcel Dekker, 2002

[52] Sergeev A M, Gelikonov V M, Gelikonov G V, et al. In vivo endoscopic oct imaging of precancer and cancer states of human mucosa. Opt. Express, 1997, 1 (13): 432~440

[53] Rollins A M, Ung-arunyawee R, Chak A, et al. Real-time in vivo imaging of human gastrointestinal ultrastructure by use of endoscopic optical coherence tomography with a

novel efficient interferometer design. Opt. Lett. , 1999, 24 (19): 1358~1360

[54] Rollins A M, Izatt J A. Optimal interferometer designs for optical coherence tomography. Opt. Lett. , 1999, 24 (21): 1484~1486

[55] Tearney G J, Bouma B E, Boppart S A, et al. Rapid acquisition of in vivo biological images by use of optical coherence tomography. Opt. Lett. , 1996, 21 (17): 1408~1410

[56] Fercher A F, Drexler W, Hitzenberger C K, et al. Optical coherence tomography-principles and applications. Rep. Prog. Phys. , 2003, 66: 239~303

第八章 生物医学光子学其他研究热点介绍

本章将介绍几个目前生物医学光子学的热点研究和应用。

8.1 激光扫描共聚焦显微技术

激光扫描共聚焦显微镜（LASER scanning confocal microscopy，LSCM）又称显微 CT，是集光电技术、精密机械技术、计算机控制与图像、生物技术和材料技术于一体的高科技产品，它是在显微镜成像的基础上加装激光扫描装置，利用计算机进行图像处理，从而得到细胞或组织内部细微结构的图像。可以毫不夸张地说，在过去的十年里，无论是从其发展还是从其市场的占有率，激光扫描共聚焦显微技术都是整个光学显微技术中发展最快的一个分支。激光扫描共聚焦显微技术凭借扫描和共聚焦光学系统实现了对相对厚层的组织体作三维的显微成像，它可广泛应用于生物医学中的在亚细胞水平上观察钙离子、pH、模电位等生理信号及细胞形态的变化，也应用在口腔、乳腺癌等疾病的研究或诊断上。

在激光扫描共聚焦显微镜中有一类是以荧光共聚焦显微镜为基础的，通过用紫外光或可见光激发荧光进行检测的，该类激光扫描共聚焦显微镜被称为荧光共聚焦显微镜。在介绍激光扫描共聚焦显微镜之前，我们首先介绍共聚焦成像的原理，然后介绍实现激光扫描的装置和激光扫描共聚焦显微镜的结构，最后介绍荧光共聚焦显微镜的结构及其应用。

8.1.1 共聚焦成像原理[1~5]

我们知道，人眼的分辨率是 0.2mm，光学显微镜的极限分辨率由阿贝光律决定，约为 0.2μm。那么影响光学显微镜的因素是什么？光学显微镜的分辨率首先受到透镜的球差和色差的影响。所谓球差是指透镜不能把近轴和远轴光线在光轴上共聚焦，因此通过样品一点上的不同光线不能聚焦成一点，而是形成一个光斑，从而造成图像模糊。而所谓色差是指透镜对不同波长的光具有不同的折射率，因此在透镜后不同波长的光无法聚焦，从而造成图像模糊。在传统的显微镜中，除了透镜本身可能影响光学显微镜的分辨率之外，低的分辨率还缘于其是一个并行处理系统，即在场光源下，样品的每一点的图像都会受到临近点的衍射光的影响。因此，如果我们设法在每一时间只对目标的一点进行成像，而不是一次性地对整个目标成像，则此时只要求系统对该点提供准确的成像，这样就可适当地降低对光学系统的要求。共聚焦成像正是基于以上考虑来试图消除像差和临近点衍射光影响的。

图 8.1 是共聚焦的原理图，从点光源发射的探测光通过透镜聚焦到被观测物体上，如果物体恰在焦点上，那么反射光通过原透镜应当汇聚回到光源。如果在反射光的光路上加上半反半透镜（dichroic mirror），并在透镜的后焦点位置上放置一个点探测器，则只有样品焦平面的某点所发射的荧光能够成像在探测器上，该点以外的任何发射光均无法被探测到，这样的点光源-点探测器系统即可实现对焦点处目标的"光取样"。点光源与点探测器对被照射点或被探测点来说是共轭的，因此被探测点即共焦点，被探测点所在的平面即共焦平面。共聚焦显微镜是利用放置在光源后的照明针孔和放置在检测器前的探测针孔实现点照明和点探测的。

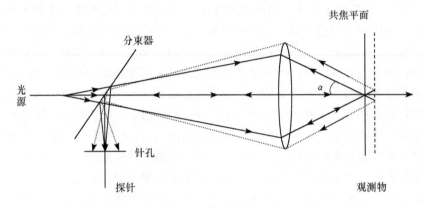

图 8.1　共聚焦原理

在实际中，采用激光作为光源，由于激光的高单色性和方向性，因此不但消除了色差而且得到了点光源照明。

共聚焦显微镜中的横向空间分辨率的表达式为

$$R_{xy} = 0.4\lambda/\mathrm{NA} \tag{8.1}$$

共聚焦显微镜的横向空间分辨率可达 $0.18\mu\mathrm{m}$，是普通显微镜的 $1/\sqrt{2}$。

上面只解释了共聚焦显微镜获得高横向空间分辨率的原因，共聚焦显微镜获得深度方向分辨的原理也可以从图 8.1 理解。假设样品表面是粗糙的，实线表示的是当样品表面位于焦平面上时的光路，如果由于样品表面的粗糙，使表面某点位于虚线的位置，此时反射回来的光线将会在探测器上形成一个不聚焦的模糊的斑，由于探测器为点探测器，不在焦平面的反射光的信号相当微弱，即只有位于焦平面的层才有可能被清楚地成像，所以共聚焦显微镜自动具有高的纵向分辨能力。一般纵向分辨率可达 $0.1\mu\mathrm{m}$，但受物镜的数值孔径、针孔大小和纵向移动步距的影响。

在得到上述探测点的像之后，为了产生一幅完整的图像，在光路中设置了扫描系统使光在样品焦平面上扫描，从而产生一幅完整的共焦图像。在完成横向扫描之后，只要载物台沿着垂直于焦平面的方向（z 轴）上下移动，将样品新的一个层面移动到共焦平面上，又可对样品的新层面进行成像，随着 z 轴的不断移动，就可得到样品不同层面上连续的光切片图像，最后利用计算机进行图像处理可得三维的层析图像。由上面的原理可以看出，共聚焦成像本身并不产生三维的影像，它只是产生了某一薄层的高质量的二维图像。共聚焦显微镜分辨率的提高可以通过牺牲视场得到，而大视场必须通过扫描的方式得到，而后必须经过相应的图像处理手段将这一系列的二维图像合成为三维图像。

和传统的显微镜相比，共聚焦显微镜除了具有高的横向空间分辨率和纵向分辨率之外，还因为其点对点的扫描而具有排出杂散光的影响、获得更清晰的图像等优点。

8.1.2　激光扫描共聚焦显微镜装置

激光扫描共聚焦的某些技术早在 1957 年就由美国学者 Marvin Minsky 提出，1985 年第一篇共聚焦显微镜在生物医学方面应用的文章发表，1987 年由美国 Meridian 公司推出第一台商业用机，标志着真正意义上的第一代共聚焦显微镜的诞生。

激光扫描共聚焦显微镜的结构如图 8.2 所示，主要由激光光源、显微镜光学系统、扫描装置和检测系统四部分组成，整套仪器由计算机控制。

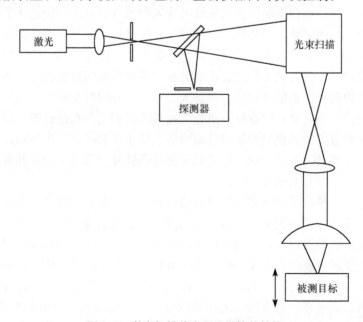

图 8.2　激光扫描共聚焦显微镜的结构

　　激光扫描共聚焦显微镜可采用的激光器主要有：氩离子激光器、He-Ne 激光器、半导体激光器等。

　　显微镜是系统的主要组件，它关系到成像质量。由式（8.1）可见，为了得到好的横向空间分辨率，物镜应选取大数值孔径平场复消色差物镜，这样不但有利于探测光的采集而且有利于清晰图像的获取。

　　在生物领域，激光扫描共聚焦显微镜使用的扫描装置一般为转镜扫描。由于转镜只需偏转很小角度就能波及很大的扫描范围，使得图像采集速度大大提高，例如每秒可采集像素为 512×512 的画面达 4 帧以上，从而有利于测定那些寿命短的粒子。

　　激光扫描共聚焦显微镜的探测器为光电倍增管或电荷耦合器系统，采用 PMT 的系统可以实现光子计数方式工作从而提高检测灵敏度。在成像过程中针孔起着关键作用，针孔直径的大小不仅决定是以共聚焦扫描方式成像还是以普遍显微镜扫描方式成像，而且对图像的对比度和分辨率有重要的影响，针孔的大小均可由计算机调节，针孔的直径一般选择在 $40 \sim 100 \mu m$ 之间。

　　目前生产激光扫描共聚焦显微镜的厂家主要有德国蔡斯（Zeiss）、日本奥林巴斯（Olympus）、德国莱卡（Leika）、日本尼康（Nikon）、美国 Meridian 等公司。

8.1.3　荧光共聚焦显微镜

　　荧光共聚焦显微镜（fluorescence confocal microscopy，FCM）是共聚焦显微镜的主要一种。被测样品被注入能够吸收入射光并具有高的荧光量子产额的染料，染料和组织体中特定组分相结合并发出波长略高于入射光波长的荧光，利用滤光片将荧光和入射光分开，然后就可使用荧光共聚焦显微镜得到细胞或组织内部的微细结构。荧光共聚焦显微镜除了具有共聚焦显微镜的优点外，还可同时对组织或细胞内两种以上的结构进行多重荧光标记，并同时显示在一幅图像上，从而达到对各种被标记物同时定位及研究各结构之间相互关系的目的。目前商品化的荧光共聚焦显微镜其横向和轴向分辨率分别优于 $0.25 \mu m$ 和 $0.7 \mu m$。

　　根据荧光激发过程的不同，荧光共聚焦显微镜分为单光子荧光共聚焦显微镜和双（多）光子荧光共聚焦显微镜。

　　顾名思义，单光子荧光共聚焦显微镜就是每一个荧光团只由一个入射光子激发，由第二章的学习我们知道，被激发到激发态的分子通过振动弛豫回到第一激发单重态的最低振动能级，并向周围介质放出热。电子从最低激发态的最低振动能级向基态跃迁可发出一个光子但不改变其自旋，从而产生了荧光，因此单光子激发荧光是一种线性过程，如图 8.3（a）所示。而在高光子密度的情况下，荧光分子也可以同时吸收两个能量之和足以引发分子跃迁到激发态的长波长光子，首先一个光子将分子激发到中间虚能级上，然后分子通过再吸收一个光子最终跃迁到激发态，之后分子回到基态并发出荧光，如图 8.3（b）所示，这一过程被称为双光子激发荧光，它是一种非线性过程，其效果和使用一个 1/2 波长光子的单光子激发是相同的。

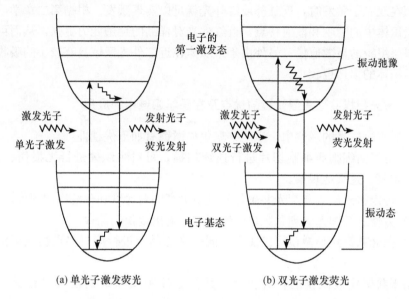

(a) 单光子激发荧光　　　　　　　　　(b) 双光子激发荧光

图 8.3　单光子和双光子激发荧光示意图

相对于单光子激发，双光子激发共聚焦显微镜主要有两个优点。

1. 自聚焦功能

在单光子激发荧光时，在聚焦面和非聚焦面都有荧光产生，只不过聚焦面产生的荧光到达探测器时具有最小的光斑半径，从而具有最大的输出信号，所以单光子荧光共聚焦显微镜必须用探测器前的光阑来选取焦点处样品发出的荧光。然而，光阑虽然遮挡了焦点以外样品发出的荧光，但也同时遮挡了焦点处散射和漫反射的荧光，从而导致可测量的荧光光子数目的减少。

设 z_1 为组织表面到焦平面的距离，在双光子荧光共聚焦显微镜中组织体中的激发强度随 $\frac{1}{z_1^2}$ 变化，可以证明在 z 轴方向上双光子激发荧光的几率按 $\frac{1}{z_1^4}$ 衰减，因此荧光激发只发生在焦点内。例如，用数值孔径为 1.25 的物镜，激发波长为 780nm 时，激发荧光的 80% 会被局限在距离焦平面 1μm 范围内，激发体积大约仅为 $0.1 \sim 1 \times 10^{-15}$ 升，与传统荧光共聚焦显微镜相比，该体积降低了约 1000 倍。由于荧光只在聚焦区域产生，因此双光子荧光共聚焦显微镜不需要探测端的小孔即可获得好的空间分辨率。

2. 对组织的损害小，穿透深度大

在单光子激发荧光中，通常必须使用紫外或可见光的能量才足以激发荧光团，而在双光子激发时，近红外或红外光就足以实现激发。根据第二章学习过的光在组织体中的吸收和散射特点，近红外光对样品的穿透能力更强，从而可以实现对厚层组织的显微成像。另外由于组织体在近红外光区域具有较小的吸收，因此对组织体的损伤也较小。

8.1.4　激光扫描共聚焦显微镜的优点及在医学领域中的应用

在对生物样品的观察中，激光共聚焦显微镜有如下优越性：

1）可对活细胞或细胞切片进行连续扫描，可对组织体进行无损伤、精确、可靠、重复、连续地观察。

2）可以得到比普通荧光共聚焦显微镜更高的对比度和分辨率的图像。

3）方便进行图像处理，数据图像可及时输出或长期储存。

4）荧光共聚焦显微镜可以实现在同一张样品上进行同时多重物质标记、同时观察。

由于共聚焦显微镜的种种优点，其在医疗领域和研究领域中有着广泛的应用。

1）细胞生物学。如研究细胞器结构和分布变化、细胞凋亡机制；对各种细胞器、结构性蛋白、DNA、RNA、酶和受体分子等细胞特异性结构的含量、组分及分布进行定量分析；分析正常细胞和癌细胞细胞骨架与核改变之间的关系；研究细胞的黏附行为等。

2）生物化学。如利用共聚焦技术可以取代传统的核酸印迹染交等技术，进行基因的表达检测，使基因的转录、翻译等检测变得更加简单、准确。

3）药理学。如药物对细胞的作用及其动力学；药物进入细胞的动态过程、定位分布及定量。

4）病理学及病理学临床应用。如活检标本的快速诊断、肿瘤诊断、自身免疫性疾病的诊断等。

8.2　光动力疗法

光动力疗法原称光辐射疗法（photoradiation therapy，PRT）、光化学疗法（photochemical therapy，PCT），它是由可见光、近红外光或紫外光所驱动的，通过生物组织中激发态光敏物质的退激而引发的一系列物理、化学和生物学过程。在临床上，光动力疗法通常仅指光动力治疗，而将光动力诊断称为荧光诊断

（photodynamic diagnosis，PDD）。

8.2.1 光动力诊断和治疗原理

光动力疗法的发现充满传奇。1897 年德国慕尼黑 Ludwig-Maximilians 大学的一位学生奥斯卡・瑞伯（Oscar Rabb）与他的指导老师赫曼・凡・泰品勒（Hermann von Tappeiner）教授，在进行抗疟疾药物相关实验时，利用吖啶（acridine）染剂对草履虫进行毒性作用研究时发现在同一组实验中，虽然染剂浓度相同，但草履虫存活的时间比通常的存活时间短一半。这位学生从研究记录中发现该实验进行时有强烈的闪电，因而他怀疑光线对草履虫的存活时间产生了重要的影响，经进一步的试验验证了这种猜想，他们命名这种作用为"光动力作用（photodynamic action）"。"动力"这个词主要在强调这个过程中需要氧分子的参与，从而与传统的光化学疗法加以区别。1900 年，泰品勒教授发表了第一篇光动力作用论文，后来，他又尝试用其他染料的光动力作用来治肿瘤，但是由于早期的光敏剂在人体内需 6～8 周才能排出体外，在这期间病人必须避光，因而光动力疗法应用并不广泛。20 世纪 70 年代，随着激光的诞生，光动力疗法得到了很大的发展，这是由于激光不但具有高的功率，而且在适当的波长下光可以穿透较厚的组织，并且通过光纤可以使得治疗体内肿瘤成为可能。1976 年 Kelly 和 Snell 应用一种血卟啉衍生物（hematoporphyrin derivative，HPD）治疗膀胱癌成功，由此开创了光动力疗法。1984 年，美国 Roswell Park 癌症研究中心制造成了新药 Photofrin（福得灵），该光敏剂对光动力疗法的蓬勃发展产生了很深刻的影响。近年来由于光敏物质、光激活装置以及导光系统的发展和进步，光动力疗法已逐步成为肿瘤的基本治疗手段之一。[1,2,6]

光动力疗法的基本要素是氧、光敏剂和光，原理如图 8.4 所示，基本过程为：通过光导纤维将激发光耦合到体内，生物组织中的内源性或外源性光敏物质受到相应波长（可见光、近红外光或紫外光）光照后吸收光子能量，由基态变成激发态。处于激发态的光敏物质极不稳定，迅速经过物理退激或化学退激过程释放出能量而返回基态。在光动力反应体系中，物理退激与化学退激是同时存在而又相互竞争的两个反应过程。光动力反应的物理退激过程可以产生荧光，通过分析荧光能进行疾病的诊断，因此也将光动力诊断称为荧光诊断，诊断过程可以采用我们在第七章介绍的 FMT 技术；我们在第二章曾经提到光化学反应过程可采用 I 型反应和 II 型反应。在临床上用光敏剂进行光动力疗法治疗肿瘤的过程中，通常是 II 型反应占主导地位，此时可以生成大量的活性氧，其中最主要的是单态氧。单态氧在细胞内的寿命只有约 $0.6\mu s$，扩散距离仅约 $0.01\sim0.02ns$，但氧化能力极强，能与多种生物大分子相互作用，氧化蛋白中的半胱氨酸和蛋氨酸等多种氨基酸的残基，氧化脂质中的不饱和脂肪酸等，从而使细胞的酶失活，受体丧失，能量代谢降低，细胞骨架破坏甚至失去修复功能和分裂能力。例如，在以血卟啉衍生物为光敏剂的光动力过程中，HPD 吸收光子后被激发到三重态（^{3}HPD），然后能量又被转移给原来处于三重态基态的氧分子（$^3O_2$），使之激发成活泼的单态氧（$^1O_2$），这种单态氧是强氧化剂，它可以与其亲和的癌细胞结合，使癌细胞强烈氧化，生成氧化物，从而达到破坏癌细胞的作用。反应过程可表示为

$$HPD + h\nu \longrightarrow {}^3HPD$$
$$^3HPD + {}^3O_2 \longrightarrow {}^1O_2 + HPD \tag{8.2}$$
$$^1O_2 + 细胞 \longrightarrow 细胞_{ox} + {}^3O_2$$

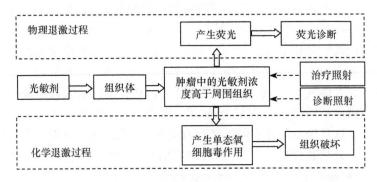

图 8.4　光动力诊断和光动力疗法的基本原理

所以光动力效应用于疾病治疗有两个前提：其一是特定病变组织能较多地摄取和存留光敏剂；其二是靶部位应较易受到光照射。庆幸的是，通常恶性肿瘤、某些癌前病变及一些良性病变由于其血管通透性高，淋巴回流很差，所以肿瘤组织均可较多地摄取和存留光敏剂，或者具有更慢的光敏剂排泄速度，因此只要这些病灶处于激光的照射范围，光动力效应就能发生并且会较小地影响正常组织。

8.2.2　光敏剂和激发光源

1. 光动力疗法中的光敏剂[7]

光敏剂是指能吸收特定波长的光能量并传递给周围的分子，从而产生活性氧等细胞毒性物质的一类化学物质。

光敏剂与一般化疗药物具有如下区别：光敏剂经注射进入人体以后，很快会在不同的组织中（如肿瘤组织和正常组织）形成不同的浓度分布，然后该浓度又以不同的速率下降，并在数天后大部分排出体外。摄取了药物的人体组织如果没有受到光的照射就不会引发光动力反应。即使受到了光的照射，只要光的波长、辐照量或组织中的药浓度未达到一定要求，细胞也不会受到大的损伤。所以是一

种可控的局部光毒性作用。而一般的化疗药物进入人体后无需外加条件便具有细胞毒性，即在对癌细胞有杀伤作用的同时也会对正常器官和细胞引起程度不等的损伤，所以是一般化疗药物具有全身性的毒性作用。

理想的治疗肿瘤光敏剂应具备下列条件：①靶组织选择性高，且能在靶组织内迅速累积，使浓度达到最高；②光敏化力强，在受到光照之后所产生的单态氧产量多；③最长的激发可达到红外区、近红外区，以便于光能够较深地穿透组织；④在体内的清除时间短，即光毒性短；⑤黑暗情况下无毒副作用，即无暗毒性；⑥对机体无其他副作用。

光敏剂有很多种类，最早开发的光敏剂为从血红蛋白中提取的血卟啉衍生物，分子量为 598.7，分子式为 $C_{34}H_{38}O_6N_4$，暗红色，呈酸碱两性，不溶于水，但易溶于有机溶剂中，需暗处保存，有效期一般为一年。能够激发血卟啉衍生物的激发波长是 405nm，发射荧光光谱峰值波长是 630nm 及 690nm，其中 630nm 比 690nm 的荧光强，因此 405nm 是最佳的治疗波长，而 630nm 是最佳诊断光波长。当血卟啉注入体内后，经过 24h，正常组织的血卟啉衍生物大多已经消失，但存留在肿瘤组织中的血卟啉可以滞留长达 7 天之久，因此激光照射的时间应该选择在血卟啉注射 24h 消失之后。而病人在一周内应该注意避光。

但是由于血卟啉衍生物在体内的滞留时间相对较长，另外能够激发血卟啉衍生物的最长激发波长只有 630nm（相应于穿透的组织深度小于 0.5cm），因此血卟啉衍生物的应用收到了很大的限制。经过多年的努力，目前已经研制出了多种光敏剂，例如可以与各种物质交联的 Npe6 和酞菁类，进一步提高了肿瘤组织的选择性。

2. 激光器[8,9]

从理论上讲相干光和非相干光都可以用于光动力疗法，但由于非相干光的强度低、单色性差、光纤耦合效率低，目前临床上均采用激光作为光动力疗法的激发光源。光动力疗法中的激光照射与通常的激光手术不同，此处激光照射只起激活光敏剂的作用，因此能量无需太大和太集中，一般采用的能量小于 1W，因此不会造成照射区的温度明显升高，更不会造成组织的热损伤。

根据第二章的介绍，血液中的主要吸收物质是水和血红蛋白，血红蛋白在425nm、544nm 和 577nm 的波长具有很强的吸收，因此为了保证一定的光穿透深度，PDT 治疗所选用的光波长应该大于 600nm，但波长大于 850～900nm 的光也通常不具有足够的能量保证光动力过程的发生，而当波长大于 1200nm 之后水的强吸收又会降低光穿透深度。综合以上三点，波长 600～800nm 的光是光动力疗法的合适激发波段，也是其被称为"治疗窗口"的原因。光动力疗法对激发光源的要求主要有：①激光波长在 450～1000nm 之间，由于大多数光敏剂能强烈吸收波长为 630nm 或大于 630nm 的光，治疗表浅病变一般选用绿光和黄光，治疗深部病变或瘤体较大的肿瘤多选择红光和近红外光；②激光波长应与所选用的光敏剂吸收峰有最大限度的重叠；③由于光动力疗法需要大光斑照射或多光路输出，照射持续时间长，因此激光器应具有较大的输出功率和稳定的工作性能。

光动力疗法中诊断中常用的激光器有 N_2 激光器（波长为 337.1nm）、Ar^+ 激光器（波长为 488～514.5nm）、He-Cd 激光器（波长为 441.6nm），治疗中常用的有 He-Ne 激光器、诺丹明染料激光器（波长为 630～640nm）等。

8.2.3　光动力疗法的方法及优势

下面以血卟啉衍生物为例介绍光动力疗法过程：

1）光敏剂的注入。首先为患者作光敏剂的皮肤过敏试验，过敏试验为阴性者可进行光动力疗法治疗，光敏剂通过静脉注射的方式注入。

2）照射治疗。待注入光敏剂 48h 和 72h 以后对病灶区进行激光照射。照光的方式根据治疗部位的不同而有所区别。对于体表或浅表性肿瘤，体表、口腔、耳、鼻、眼、子宫颈等部位，采用点光纤直接照射病变部位的肿瘤可以进行直接照射；对于巨大型肿瘤，由于光的穿透深度有限，需将光纤插入肿瘤体内进行组织间照射；对于内脏器官，如呼吸道、消化道、泌尿道等部位可采取内窥式照射。

3）治疗后的注意事项。注射光敏剂后患者应严格避光 4～6 周，严禁阳光、红外线、强灯光照射，以防皮肤发生光敏反应。尤其应严格遵守预防措施，避免眼睛及皮肤直接暴露在阳光或强度高的室内聚光灯下。在整个治疗过程中不必始终将病人置于无光的暗室里，因为微量的光可帮助清除体内的光敏剂，缩短光敏期。

手术、放疗和化疗是传统的三大肿瘤治疗手段，但后两种方法在杀伤肿瘤细胞的同时，也不可避免地会损伤正常细胞，甚至带来一些严重的并发症。与手术、化疗、放疗等常规治疗手段相比，光动力疗法作为一种微创疗法，主要用于治疗癌前病变、早期癌变或不能手术的癌肿。目前光动力疗法的应用十分广泛，例如可以应用于皮肤癌、鼻咽癌、咽癌、喉癌、淋巴癌、食道癌、支气管肺癌、胃癌、肝癌、膀胱癌、直肠癌等。图 8.5 为徐世正等人用光动力疗法治疗皮肤癌的效果图[10]。

光动力疗法具有如下优点：

1）创伤很小。借助光纤、内窥镜和其他介入技术，可将激光引导到体内深部进行治疗，避免了开胸、开腹等手术造成的创伤和痛苦。

2）选择性好、毒性低微。进入组织的光敏剂，只有达到一定浓度并受到足量光照射时才会引发光毒反应而杀伤肿瘤细胞。人体未受到光照射的部分，并不产生这种反应。同时由于正常组织具有较小的光敏剂选择性和较快的清除率，因

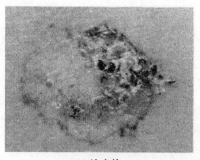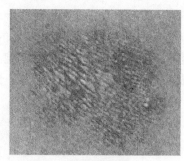

(a) 治疗前　　　　　　　　　　　　　　(b) 治疗后

图 8.5 皮肤癌光动力疗法治疗前后的对比

此正常的器官和组织都很少甚至不受损伤，因此光动力疗法是一种局部治疗的方法，选择性好、毒副作用低微。

3）适用性好。不同细胞类型的癌组织对放疗、化疗的敏感性可能有较大的差异，但在光动力疗法中由于可以采用不同的光敏剂，因此对不同细胞类型的癌组织都有效，适用范围广。

4）可重复治疗。癌细胞对光敏药物无耐药性，病人也不会因多次光动力疗法治疗而增加毒性反应，所以可以重复治疗。

尽管光动力疗法具有如上诸多优点，但不可回避的是它有作用表浅的缺点。人体组织的光透射性较差，对大多数组织而言，光动力疗法的有效作用深度很难超过 10mm。因此，光动力疗法的主要临床适应证是一些靶组织为"薄层"结构的疾病，如皮肤、黏膜的浅表肿瘤、鲜红斑痣、视网膜黄斑变性、动脉粥样硬化和牛皮癣等疾病。对于深部肿瘤或瘤体较大的肿瘤，必须通过特殊的照射方法加以解决。光动力疗法对肿瘤的杀伤效果在很大程度上取决于病变区的照光剂量是否充分，由于光进入组织后会因组织的吸收和散射而衰减，所以无论采用哪种光照方式，一次照射的杀伤深度和范围都是有限的。另外还必须注意的是一部分病人对光敏剂会有过敏反应，也使得光动力疗法的应用具有一定的局限性。

8.3 光　镊

传统的机械镊子用来挟持物体时必须使镊尖接触到物体，然后施加一定的压力于物体，物体才会被钳住。而若对细胞尺寸量级的颗粒进行操作，例如进行细胞的切割和缝合，对 DNA 分子进行翻转、拉动、折叠等操作，对细胞进行位移及作用力的测量等就必须利用特殊的工具。20 世纪 70 年代，苏联和美国的科学家提出利用聚焦的激光束来俘获原子，后人在他们工作的基础上发展了光镊（optical tweezer）技术。顾名思义，光镊是使微粒整个受到光的束缚以达到钳的效果，然后通过移动光束来迁移或翻转物体。与机械镊子相比，光镊是以一种温和的和非机械接触（或"遥控的"）的方式完成挟持和操纵活体粒子的。因此光镊不但可以实现对更微小微粒如细胞的无菌操纵，而且不会对微粒造成伤害，并可实现动态跟踪和对微小力的测量。图 8.6 是光镊的系统实物图[11]。

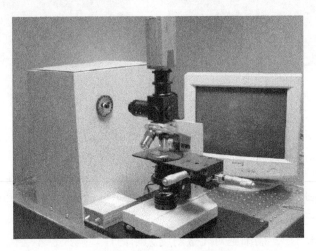

图 8.6　光镊的系统实物图

　　光镊技术的基础是光对微粒产生的梯度力，形成二维或三维光学势阱，从而实现对微粒的约束。下面介绍光梯度力的产生[12~14]。

8.3.1　光辐射压力、光梯度力

　　我们在第二章曾经介绍过，光与物质相互作用的本质就是光的电磁场和组成物质的粒子的相互作用，可发生的物理过程依赖于相互作用的物质的性质。当光在媒质表面受到反射时，光的动量发生了改变，说明光在媒质表面受到了作用力。根据牛顿第三定律，光辐射也将对物体产生力，这种发生在媒质表面的力就是光辐射压力或称为光压，其值等于单位时间内物体动量的变化率。

　　早在 17 世纪，德国天文学家开普勒就猜想彗星的尾巴背向太阳是因为受到太阳的辐射力。1873 年麦克斯韦发表的电磁场理论表明，光本身可以产生光学力或者叫辐射压力。然而光学辐射压力是极其微小的，例如，毫瓦的光只能产生皮牛顿量级的力，利用非相干光源通常观察不到光辐射压力的存在，直到 20 世纪 60 年代高强度的相干光源——激光的发明，才使得研究光的辐射压力成为可能，光辐射压力的存在才被实验所证明。光辐射压力的产生可以用图 8.7 表示，把细胞想象成小球，且设使用的光波长等于或略小于细胞的大小。将小球置于光场中，光线进出小球将产生两次折射。由于生物细胞的大多数可其折射率大于周

围媒质的折射率，当光线入射到小球的右
侧时，采用几何光学近似，最后的光将向
左方偏移。进入和射出物体时光的动量分
别为 P_{in} 和 P_{out}，光动量的变化为 ΔP，方
向向左。根据动量守恒，光线将施加给小
球一个与它的改变动量等值反向的动量，
即光线将施加给小球一个方向向右的力 F。

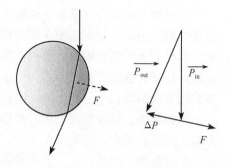

图 8.7　光机械作用中的动量转换图

　　当将小球置于均匀光场时，我们只考
虑位于小球边缘的两束光线，如图 8.8
（a）表示。光线 B 位于小球的右方，如前所述，此线将施加给小球方向向右
的力 F_B。而位于小球左方的光线 A 将施加 F_A 给小球，方向向左。两个力共同
作用的结果是该均匀光场施加给小球一沿光传播方向的纵向力，而横向力为零。

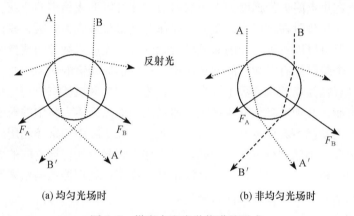

(a) 均匀光场时　　　　　　　　　　(b) 非均匀光场时

图 8.8　梯度力和光学势阱的形成

　　当小球置于非均匀光场（或强度分布存在梯度的光场中）时，如图 8.8
（b），假设位于小球右侧的光线 B 强于位于小球左侧的光线 A。由于粒子受力与
激光功率成正比，根据激光光强和功率的关系可知，强光所产生的力大于弱光产
生的力，即 $F_B > F_A$。此时，这两束光线所产生的合力将把小球推向右下方。即
当不考虑小球所受的其他外力时，小球将向较强的力的方向移动或被约束在非均
匀光场中最亮的光线附近。这种由于光场强度分布不均匀产生的力，称为梯度力
（gradient force）。

8.3.2　光学势阱

　　1986 年物理物理学家 Ashikin 成功地实现了对生物微粒的三维俘获，其利
用的是一束强汇聚激光束形成的三维光学势阱。

　　基模激光的横向（垂直于光线传播方向）光强分布为高斯型，即光强最强处位于光斑的中心。根据前面介绍的梯度力的形成可见，小球在垂直于光线传播方向的横截面上受到光束缚，会被推向光最强处，因此利用基模激光对粒子进行捕获时，粒子将被推向光斑中心。由于此时在垂直于光轴的平面可以束缚小球，而在光轴方向小球仍然是自由的，因此这种势阱被称为二维光学势阱。

　　可以想象，如果将光束进行聚焦，使得光场的分布在垂直和平行于光的传播方向上均具有梯度，则粒子在 x、y、z 三个方向都将受到梯度力，其合力 F_g 指向光的最强处，即焦点处。当小球的球心和焦点间有偏离时，合力总是使小球趋向焦点，这种梯度力就形成了三维光阱。然而当光穿过小球时，在小球表面也产生一定的散射，在这一过程中，由于光与粒子交换动量而获得的力被称为散射力 F_s。它沿着光的传播方向，作用效果使得粒子沿着光束的传播方向运动。因此透明小球在梯度光场中受到的合力为 $F = F_g + F_s$，在散射力和梯度力的共同作用下，只有当在焦点附近的梯度力大于散射力时才可以形成稳定的俘获。

　　上述的光学势阱在被应用于微粒的操作时被形象地成为光镊。我们看到，实际上光镊不但可以以一种温和的非机械接触的方式完成对微粒的挟持和操纵，光镊还犹如一个陷阱具有对微粒的捕获作用。在以形成光镊的光为中心的一定范围内，微粒（直径为亚微米到数十微米）一旦落入这个区域就有自动地移向光束几何中心的可能，其现象犹如微粒被吸尘器吸入，而已经落入阱中的粒子若没有强有力的外界扰动就不会偏离光学中心。事实上，在实际中通常还利用外界条件和二维势阱结合对小球进行束缚。例如，当小球受到的沿光传播方向的力和小球自身的重力相平衡时，可以使得小球悬浮于某一高度；利用器皿的壁来平衡粒子所受到的沿光轴方向的力也可以俘获微粒。

8.3.3　光镊装置

　　图 8.9 是光镊的基本构造图[12~14]。其基本组成包括捕获光源、捕获聚焦镜、样品室、一套调节光阱与待捕获粒子间距并对粒子进行操作的装置、实时监测系统等。其对粒子俘获的基本过程为：被测样品悬浮于溶液中，样品池放于可三维移动的样品台上，激光经扩束整形后入射到分束镜上，聚焦物镜将分束镜反射来的光聚焦形成光学势阱，微粒被俘获和操控的图像经物镜、分束镜后被反射到电荷耦合器相机上，数据经采集在显示器上显示。下面对各个组成部分进行介绍。

　　1. 捕获光

　　从上面讨论的光镊的基本原理可知，单光束光阱需要一个具有高斯光束特性的横向电磁场基模（TEM$_{00}$）光束，而其他所要考虑的俘获光的主要指标不外乎为波长和功率。

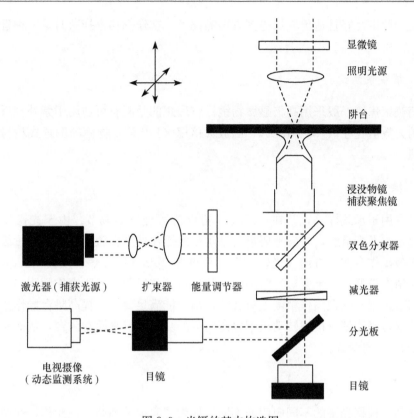

显微镜

照明光源

阱台

浸没物镜
捕获聚焦镜

双色分束器

激光器（捕获光源）   扩束器   能量调节器   减光器

电视摄像
（动态监测系统）   目镜   分光板

目镜

图 8.9 光镊的基本构造图

（1）波长的选择

对捕获光波长的选择要考虑以下几个方面：首先，对于需要光通量较大的光阱，阱中的粒子可能会因为对光的吸收而变得过热，从而受到损害，因此选择俘获光波长的依据是要避开所要操作的粒子的吸收，例如虽然紫外光波长短，可聚焦的光斑尺寸小，有利于捕获粒子，但短紫外光可能损伤生物粒子；另外由于可见光的漫反射造成的杂散光将充满视场，影响对样品的直接观察，因此捕获激光不宜采用可见光源。在光镊中，通常选用近红外光作为光源，如波长 780nm 和 830nm 以及波长更长的 1064nm 的激光都能较好地捕获粒子。

（2）功率范围

在稳定捕获下，粒子受力与激光功率成正比。选择激光功率的大小，一方面要考虑粒子的性质，使之在能够产生稳定捕获的前提下，功率应尽量降至最小，以减小光对细胞的损伤。光镊中所用激光的功率范围一般为几毫瓦到几十毫瓦。

目前光镊中采用较多的激光器主要有 Nd：YAG、He-Ne、Ar$^+$ 和固半导体激光器（如 GaALAs 镓铝砷激光器）等。半导体激光器由于具有体积小巧、使用方便、稳定性好且造价较低等多方面的优点，在作低功率捕获时是一种理想的选择。

2. 捕获聚焦镜

捕获聚焦镜一般采用高倍显微物镜，较理想的是配有可适用于紫外到近红外波段的大数值孔径（NA$\geqslant$1.25）、高放大倍率（100 倍）物镜的倒置式相衬生物显微镜。

3. 操作阱台

阱台用于承载样品，其在 x、y、z 方向应可连续地调节。由于光镊作用的粒子都是在微米量级，相应地要求三维阱台的操作精度在微米或亚微米量级。普通的显微操作台在 z 方向（光轴方向）精度为 $2\mu m$（即调焦精度），在 xy 平面的操作精度较低。如果要对光阱的力参数进行调整以及对光阱操作细胞的过程作定量测量，则必须在操作精度上有大的提高才能满足要求。提高阱台操作精度的方法通常是采用精密机械转动机配以高精度的步进电机来驱动阱台，从而实现精度小于 $2\mu m$ 的调节。

4. 样品室

样品室根据光镊的不同应用而不同。如为了实现单细胞分选操作，在两个样品室之间设置一个略大于被分选细胞大小的微管，则可用光镊将细胞从一个样品室运送到另一个样品室。

8.3.4　光镊的应用

由于光镊能够无接触、非侵入性、无损伤地操纵生物分子，目前已在生物分子和细胞研究中得到了极为广泛的应用。

1. 细胞切割和缝合

光镊可以与其他技术组合运用，如与激光刀组合运用。Berns 首先尝试了光镊和激光刀组合运用的效果，他用光镊将两个细胞并列夹在光捕获器内，然后在细胞的交接处用激光刀进行照射，经过 5min，两个细胞便完全融合在一个细胞膜内。

2. 细胞的操纵

目前用光镊实现对细胞的操纵可以说是光镊的一个最基本和最主要的应用。

为了实现对分子或分子集合的操控，通常用微米尺寸的小珠作为光镊的"手柄"，这一方法将光镊的应用从细胞、亚细胞层次推向了分子层次。

3. 细胞位移及作用力的测量

细胞中的物质运动是细胞生命活动最基本的特征之一。细胞中大多数的运动方式都依赖于细胞骨架系统，因此研究细胞骨架的力学特征，对于了解和解释细胞中物质运动的机制和调控有非常重要的意义。细胞骨架是由特定蛋白质聚合而形成的线状或管状结构。在细胞中，骨架系统以两种方式产生机械力，一是马达蛋白，二是细胞骨架微丝和微管的聚合和解聚。马达蛋白是一种特殊的蛋白质，它们可以将化学能转变为机械能，其运动依赖于微丝或微管。已开展的对细胞骨架分子力学特征研究包括：对驱动蛋白的研究、对肌球蛋白的研究、对微丝及微管刚性的测定等。

4. 作为光拉伸器

若想利用光镊来拉伸细胞，需要比使细胞移动更大的力，可实现这种拉伸功能的光镊系统被称为光拉伸器。

光拉伸器基本上也是利用光在射入介质时动量改变而对介质产生反作用力的原理，但其设计与作用都和光镊有所不同。在光拉伸器中光强虽然很大，但不对光进行聚焦。如图 8.10 所示[12]，当一束激光射到细胞球上，在其表面产生了（反）作用力。在光进入细胞时作用力与进入方向相反，在光射出细胞时作用力与光的出射方向相同，向前、向后的合力作用在细胞质心使其在光的传播方向上拉伸细胞。

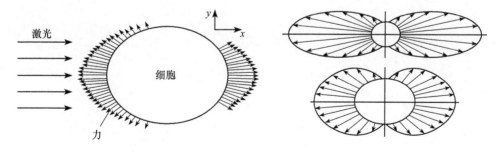

图 8.10　光学拉伸器原理

光拉伸器技术不仅被用来研究很软的人类红细胞，也为研究其他的内部有骨架的哺乳动物细胞提供了有力的工具。

参 考 文 献

[1] Tuan Co-Dinh. Biomedical Photonics Handbook. New York：CRC Press，2003

[2] 谢树森，雷仕湛. 光子技术. 北京：科学出版社，2004

[3] 戴维德，王雷，刘凡光，等. 应用激光扫描共聚焦万显微成像术研究光敏剂亚细胞定位. 中国激光医学杂志，2004，13（1）：12～17

[4] 李楠，王俊玫，杨军，等. 激光扫描共聚焦显微测定细胞内游离钙的方法. 中国体视学与图像分析，1997，2（3）：188～193

[5] 王雪，李甘地，张杰，等. 激光扫描共聚焦显微术在淋巴瘤研究中的应用，2000，29（6）：469～473

[6] 李峻亨. 光动力疗法发展近况. 基础医学与临床，1997，17（3）：167～172

[7] 张丽，顾瑛，刘凡光. 光动力疗法与氧效应. 中国激光医学杂志，2002，11（4）：241～245

[8] 王瑞平，李迎新. 光动力疗法在肿瘤治疗中的应用. 国外医学生物医学工程分册，1999，22（6）：355～360

[9] 刘颂豪，等. 光子学技术与应用. 广州：广东科学出版社，2006

[10] 徐世正，王秀丽，张春荣，等. δ-氨基酮戊酸光动力疗法治疗皮肤基地细胞癌和鳞状细胞癌. 中华皮肤科杂志，1999，32（1）：185～189

[11] 雷鸣，姚保利. 多棱锥镜产生多光束干涉场的理论和实验研究. 光学学报，2006，26（5）：757～762

[12] 李银妹，楼立仁. 纳米光镊技术. 激光与光电子学进展，2003，40（1）：1～4

[13] 姚建铨，安源，赵海泉. 光镊技术的发展与应用. 光电子激光，2004，12（1）：123～128

[14] 毛方林，邢岐荣，王错，等. 飞秒激光光镊横向光学力的理论分析. 光子学报，2004，33（5）：513～517

中英文名词对照表

中文名	英文名
$1/f$ 噪声	$1/f$ noise
YAG 激光器	YAG LASER
吖啶	acridine
暗电流	dark current
氨基荧光素	DTAF
半导体激光器	semiconductor LASER
半导体激光器阵列	semiconductor LASER array
半反半透镜	dichroic mirror
半高宽	full width at half maximum，FWHM
半无限	semi-infinite
比色皿	cell
比消光系数	specific extinction coefficient
标准差	standard deviation，SD
病态的	ill-posed
波长	wavelength
布格	Bouguer
不充分拟合	underfitting
布儒斯特角	Bewsler's angle
残差平方和	residual sum of squares，RSS
磁共振成像	magnetic resonance imaging，MRI
掺钕钇铝石榴石激光器	Nd：YAG LASER
常数比例鉴别器	constant fration discriminator，CFD
层析	tomography
产生-复合噪声	generation recombination noise，g-r noise
超宽带宽的半导体激光器	superluminescent diode，SLD
弛豫时间	relaxation time
串音	cross talk
打拿极	dynode
代数重建技术	algebraic reconstruction technique，ART
单重态	singlet state
弹道光	ballistic light
丹磺酰氯	dansyl-Cl

单色性	monochromatism
单线态氧	singlet oxygen
氮分子激光器	nitrogen molecular LASER
挡板	baffle
氘灯	deuterium lamp
倒置荧光显微镜	inverted fluroescence microscope
等值点	isosbestic point
狄利克雷边界条件	Dirichlet boundary condition, DBC
低时间相干光测量	low time-coherence interferometry, LCI
电磁场效应	electromagnetic field effect
电荷耦合器	charge coupled device, CCD
定量构效关系	quantitative structure-activity relationships, QSAR
冻结时间	dead time
渡越时间	transient time
渡越时间弥散	transient time spread, TTS
多流理论	multi-flux theory
多元线性回归	multivariate linear regression, MLR
俄罗斯轮盘赌	Russian roulette
二流理论	two-flux theory
二氧化碳激光器	carbon dioxide LASER
发光二极管	light emitting diode, LED
发射光谱	emission spectrum
反射角	angle of reflection
反射率	reflectivity
反斯托克斯荧光	anti-Stokes fluorescence
反照率	albedo
平均飞行时间方差	variance about TOF
方差减小蒙特卡罗法	variance reduction Monte-Carlo, VRMC
方法-比例制	ratiometric
防护眼镜	safe-guard glasses
防护眼罩	protective eye goggle
飞秒	femetosecond, fs
飞秒激光器	femtosecond LASER
菲涅耳	Fresnel
非弹性散射	inelastic scattering
非相干性	incoherence, noncoherence
分光光度计法（谱诊断技术）	spectroscopy
分束器	beam splitter

氟化氪激光器	Krypton fluoride LASER
氟化氙激光器	XeF LASER
氟化氩激光器	ArF LASER
傅里叶变换扫描延迟线	Fourier domain scanning delay line，FDSDL
辐射出射度	radiant emittance
辐射传输方程	radiative transfer equation，RTE
辐射功率	radiant power
辐射率	radiance
辐射曝光量	radiant exposure
辐射强度	radiant intensity
辐射衰变	radiative decay
辐射通量	radiation luminous
辐照度	irradiance
伽辽金	Galerkin
杠杆点预测法	leverage prediction
高能级	high energy level
高斯光束	Gaussian beam
各向同性	isotropic
各向异性	anisotropic
功率密度	power density
功能磁共振成像	functional MRI，fMRI
古斯塔夫·米	Gustav Mie
固体激光器	solid LASER
光电倍增管	photomultiplier tube，PMT
光电二极管	photodiode，PD
光电阴极	photocathode
光动力疗法	photodynamic therapy，PDT
光动力作用	photodynamic action
光辐射疗法	photoradiation therapy，PRT
光辐照度	irradiance
光化学疗法	photochemical therapy，PCT
光化学效应	photochemical effect
光活检	optical biopsy
光脉冲	light pulse
光漫反照率	optical albedo
光密度	optical density
光敏剂（光敏物质）	photosensitizer
光能	optical energy

光镊	optical tweezer
光凝固	light coagulation, photocoagulation
光漂白	photobleaching
光谱响应	spectral response
光强	intensity of light
光切除	LASER ablation
光热效应	photothermal effect
光声效应	photoacoustic effect
光声成像	photoacoustic imaging, PI
光束	light beam
光速	velocity of light
光纤	optical fiber
光学穿透深度	optical penetration depth
光学乳腺成像术	optical mammography
光学势阱	optical trap
光学相干层析成像	optical coherence tomography, OCT
光压强效应	photopressure effect
广义脉冲谱技术	generalized pulse spectrum method, GPST
光轴	optical axis
光子测量密度函数	photo measurement density function, PMDF
光子辐射能流率	photon fluence rate
光子计数	photon counting
光子探测器	photon detector
过拟合	overfitting
氦氖激光器	helium neon LASER, He-Ne LASER
红宝石激光器	ruby LASER
红外	infrared
红外线	infrared light, IR
弧光灯	arc light
还原血红蛋白	deoxy-hemoglobin, Hb
恢复时间	recovery time
回归平方和	explained sum of squares, ESS
灰质	gray matter
混沌介质	turbid medium
活性氧	reactive oxygen species
集成压电光纤的光路径调制器	integrated piezoelectric fiber-based optical path modulator
激发光谱	excitation spectrum
积分球	integrating sphere

激光	light amplification by stimulated emission of radiation，LASER
激光器	Light amplification by stimulated emission of radiator，LASER
激光多普勒血流仪	LASER Doppler flow imaging
激光护目镜	LASER protective eyewear
激光间质热疗	LASER included interstitial thermotherapy，LITT
激光拉曼光谱法	LASER Raman spectroscopy
激光扫描共聚焦显微镜	LASER scanning confocal microscope，LSCM
激光生物学效应	LASER biological effect
激光损伤	LASER damage，LASER injury
激光外科学	LASER surgery
肌球素	myoglobin
加-倍法	adding-doubling
交互验证法	cross-validation
解析理论	analytic theory
近红外光光学窗口	near infrared light window
近红外扩散光谱	near infrared spectroscopy，NIRS
近红外光	near infrared，NIR
近轴光	paraxial ray
经典模型	classical model
聚焦	focusing
决定系数或复测定系数	determination coefficient
均匀媒质	homogeneous medium
可见光	visible light
氪灯	Krypton lamp
氪离子激光器	Krypton ion LASER
扩散光学层析	diffuse optical tomography，DOT
扩散源	diffuse source，DS
朗伯-比尔定理	Lambert-Beer' law
累计时间或积分时间	integration time
粒子数反转	population inversion
连续波	continuous wave，CW
连续波激光器	continuous wave LASER
连续钛宝石激光器	continuous wave Ti-Sapphire LASER
亮度	brightness
量子效率	quantum efficiency
流量率	fluence rate
邻苯二甲醛	OPA
路径因子	differential pathlength factor，DPF

卤素灯	Halogen lamp
罗宾边界条件	Robin boundary condition，RBC
脉冲半宽	pulse half-width
脉冲峰值功率	pulse peak power
脉冲激光器	pulsed LASER
脉冲平均功率	average power of pulse
脉宽	pulse width
漫散射光（扩散光）	diffused light
漫射光成像	diffuse optical tomography，DOT
梅林变换	Mellin's transform
蒙特卡罗	Monte-Carlo，MC
模拟蒙特卡罗法	analogue Monte-Carlo，AMC
模型	phantom
模型预测的均方根误差	root mean standard error of prediction，RMSEP
纳恩斯特	Nernst
内部转换	internal conversion，IC
能级	energy level
能级宽度	energy level width
能级寿命	energy level lifetime
能级图	energy level diagram
能量密度	energy density
逆加-倍法	inverse adding-doubling，IAD
逆蒙特卡罗法	inverse Monte-Carlo，IMC
逆模型	inverse model
逆问题	inverse problem
逆源问题	inverse source issue
凝固	coagulation
皮秒	picosecond，ps
偏最小二乘回归法	partial least square，PLS
频率	frequency
频域	frequency domain
平均飞行时间	mean time of flight，TOF
曝光时间	exposure time
气化	gasification/vaporization
气体激光器	gas LASER
汽化	vaporization
欠定的	underdetermined
清透剂	optical clearing agent

取样积分器	boxcar
群延迟	group delay
燃烧	burning
染料激光器	dye LASER
热扩散率	thermal diffusivity
热探测器	thermal detector
热噪声	thermal noise
乳腺成像术	mammography
入射角	entrance angle
瑞利	Rayleigh
弱激光疗法	low level LASER therapy，LLLT
三重的	triplet，T
散粒噪声	shot noise
散射截面	scattering cross section
散射系数	scattering coefficient
散射效应	scattering effect
扫描相机	streak camera
上升时间	rise time
蛇行光	snakelike light
生物刺激效应	biostimulation effect
生色团	chromophore
时间点扩展函数	temporal point spread function，TPSF
时间分辨	time-resolved，TR
时间分布曲线	temporal profile
时间-幅度转换器	time-to-amplitude converter，TAC
时间相关单光子计数	time-correlated single photon counting，TCSPC
受激辐射	stimulated radiation
输出功率	output power
数据类型	data-type
输运理论	transport theory
四流理论	four-flux theory
斯涅耳	Snell
斯托克斯荧光	Stockes fluorescence
松弛因子	relaxation parameter
损伤阈值	damage threshold
锁模	mode locking
锁模激光器	mode locking LASER
锁相	phase lock

拓扑	topography
钛宝石激光器	Ti：Sapphire LASER
钛蓝宝石激光器	Ti^{3+}：Al_2O_3（Sapphire）LASER
探测度	detectivity
碳化	charring
探剂	probe
弹性散射	elastic scattering
碳氧血红蛋白	CoHb
特征光谱	intrinsic spectrum
特征吸收光谱带	intrinsic absorption band
梯度力	gradient force
外差	heterodyne
外荧光	extrinsic fluorescence
微球板	MSP
微通道板增强器	microchannel plate intensifier，MCP
稳态	steady state
无穷小生成器	infinitesimal generator
无限媒质	infinite medium
无限组织层	infinite slab
细胞结构	cellular structure
细胞色素	cytochrome coxide，Cyt
细胞组件	cellular component
吸光度	absorbance
系间跨越	intersystem crossing，ISC
吸收峰	absorption peak
吸收光谱	absorption spectrum
吸收截面	absorption crosssection
吸收系数	absorption coefficient
吸收效应	absorption effect
下降时间	fall time
氙分子激光器	molecular xenon LASER
氙弧灯	xenon-arc lamp
线性度	linearity
相的线性变化	phase ramp
相干长度	coherent length
相干光束	coherent beam
相干光源	coherent source
相干时间	coherent time

相干体积	coherent volume
相干性	coherence
响应率	responsivity
响应时间	response time
谐振腔	resonator
谐振腔振荡	oscillation of resonator
信噪比	signal to noise ratio, SNR
修正的朗伯-比尔定理	modified Lambert-Beer' law, MLBL
雪崩光电二极管	avalanche photodiode, APD
血卟啉衍生物	hematoporphyrin derivative, HPD
血红蛋白	hemoglobin
血糖	glucose
血氧饱和度	oxygen saturation（SaO_2）
雅布伦斯基	Jablonski
雅可比矩阵	Jacobin matrix
雅里夫	Yariv
氩离子激光器	argon ion LASER
亚稳态	metastable state
验证集预测法	validation set prediction
氧合血红蛋白	oxy-hemoglobin，HbO_2
阳极	anode
药物荧光	drug-fluorescence
液体激光器	liquid LASER
异硫氰酸荧光素	FITC
一氧化碳激光器	carbon monoxide LASER
荧光	fluorescence
荧光胺	fluorescamine
荧光成像	fluorescence imaging
荧光分光光度计	spectrophotofluorometer
荧光分析	fluorescence analysis
荧光分子层析	fluorescence molecular tomography, FMT
荧光辐射波长	fluorescence wavelength
荧光共聚焦显微镜	fluorescence confocal microscopy, FCM
荧光光谱	fluorescence spectrum
荧光光谱技术	fluorescence spectroscopy
荧光光谱仪	fluorescence optical spectrometer
荧光扩散层析	fluoresence diffuse optical tomograpy, FDOT
荧光量子产率	fluorescence quantum productivity

荧光漂白恢复	fluorescence recovery after photobleaching，FRAP
荧光强度	fluorescence intensity
荧光寿命	fluorescence life time
荧光显微镜	fluorescence microscope
荧光效率	fluorescence efficiency
有限差分法	finite difference method，FDM
有限体积法	finite volume method，FVM
有限元法	finite element method，FEM
预测残差平方和	prediction residual error sum of square，PRESS
远红外	far infrared
远红外光	far infrared light，FIR
约化散射系数	reduced scattering coefficient
噪声等效功率	noise equivalent power，NEP
增强型光电二极管	IPD
照射时间	exposure time
折射率	refraction index
振动弛豫	vibrational relaxation，VR
振动能级	vibration level
真空光电二极管	VAPD
真空紫外激光器	vacuum ultraviolet LASER
正规化	regularization
正铁血红蛋白	MetHb
正问题	forward problem
直方图	histogram
脂类	lipid
中心切片定理（投影定理）	central slice theorem
主成分分析	principle component analysis，PCA
主成分回归	principle component regression，PCR
逐次散射	successive scattering
转动能级	rotation level
准分子激光器	excimer LASER
准直	collimation
准直透射率	collimated transmittance
准直源	collimated source，CS
紫外光/可见光光谱仪	ultravioler/visible optical spectrometer
紫外光	ultraviolet light
自发辐射	spontaneous emission
自聚焦	self-focusing

自体荧光	auto-fluorescence，intrinsic fluorescence
自预测法	self prediction
组织光学	tissue optics
组织扩散光谱技术	diffuse optical spectroscopy，DOS
钻石初始化	diamond initialization
最小范数-最小二乘解	least-squares minimum norm，LSMN